# TRAITÉ

# DE L'ALIMENTATION ET DE LA NUTRITION

## A L'ÉTAT NORMAL ET PATHOLOGIQUE

# PRINCIPAUX TRAVAUX DE L'AUTEUR

### Chez le même Editeur.

Traité des maladies paludéennes à la Guyane. 1883.

Hematimétrie normale et pathologique des pays chauds. 1884.

Etude sur l'étiologie parasitaire du paludisme. 1887.

Manuel de séméiologie technique ou guide pratique de l'examen du malade. 1889.

Traité de l'anémie par insuffisance de l'hématose ou traité de l'hypohématose. 1890.

Traité des maladies de la bouche, suivi d'un précis d'hygiène de cette cavité. 1893.

Recherches expérimentales sur les leucocytes. Huit fascicules, parus de 1890 à 1893.

De la cocaïne, ses propriétés toxiques et thérapeutiques. Aperçu général sur l'anesthésie. 1896.

De la dépopulation de la France. Etude sur la natalité. 1896.

Traitement du diabète arthritique par le dosage de l'alimentation et notamment par le régime lacté. 1897.

Influence des climats et des saisons sur les dépenses de l'organisme. 1901.

Causes de la dépopulation de la France. 1902.

Hygiène alimentaire du nourrisson. Allaitement, sevrage. 1903.

# TRAITÉ

# De l'Alimentation et de la Nutrition

## A L'ÉTAT NORMAL ET PATHOLOGIQUE

PAR

## Le Dr E. MAUREL

Médecin principal de réserve de la Marine,
Professeur à la Faculté de Médecine de Toulouse.

---

## PREMIER VOLUME

---

### NOS ALIMENTS

ORIGINE — ÉVOLUTION — MINÉRALISATION

ÉLIMINATION

---

PARIS

O. DOIN, ÉDITEUR

8, PLACE DE L'ODÉON, 8

—

1900

# ERRATA

| Pages et lignes | Au lieu de : | Lisez : |
|---|---|---|
| p. 13, l. 3...... | elle peut | il peut |
| p. 16, l. 13..... | d'autres collectivités des organes spéciaux | d'autres collectivités, des organes spéciaux, auxquels |
| p. 24, l. 18..... | original | originaire |
| p. 40, l. 31 et 32. | d'oxygène dont six proviennent de la glucose elle-même et six de l'oxygène pulmonaire, reviendrait | d'oxygène, outre les six provenant de la glucose elle-même, reviendrait |
| p. 67, l. 11..... | à laquelle sera consacrée la seconde partie de ce volume | à laquelle sera consacré le second volume de ce traité |
| p. 12, l. 9 et 10.. | que sera consacrée la seconde partie de ce volume, c'est-à-dire celle ayant trait... | que sera consacré le second volume, c'est-à-dire celui ayant trait... |
| p. 93, l. 39..... | est plus favorable, à la dialyse. | est plus favorable à la dialyse |
| p. 107, l. 7..... | , toujours, d'une manière générale | toujours d'une manière générale, |
| p. 152, l. 4..... | graisse son animal | graisse de cet animal |
| p. 166, l. 19.... | expliquée | expliquées |
| p. 172, l. 1..... | 12 à 43 °/₀ | 12 à 13 °/₀ |
| p. 192, l. 34... | leur sommeil | son sommeil |
| p. 253, l. 22... | que parmi ces bases | que parmi les bases |
| p. 302, l. 26.... | étudier les actions | étudier l'évolution |
| p. 303, l. 16... | comme nous avons vu | comme nous l'avons vue |
| p. 310, l. 4..... | se produisent | se produisant |
| p. 319, l. 4..... | éléments anatomiques et le mucus qui reste dans le bol fécal | éléments anatomiques, les mucus ou qui reste dans le bol fécal |
| p. 337, l. 30... | y trouver plus souvent | y trouver le plus souvent |
| p. 348, l. 26... | microbes même anaérobies | microbes anaérobies |
| p. 350, l. 11... | d'air, il met | d'air, met |

# PRÉFACE

Depuis de longues années, soit mes devoirs professionnels, soit mes préférences scientifiques m'ont conduit à
m'occuper de L'ALIMENTATION. Ce fut d'abord celle des pays
chauds qui s'imposa à mes réflexions et à mes recherches.
Dès 1875, en effet, appelé à diriger l'hygiène d'un vaste
pénitencier établi à la Guyane sur les rives du Maroni, je
dus me demander quelle est l'alimentation qui convient
le mieux dans ce climat ; et, dès cette époque, j'en vins à
accorder une grande importance à cette partie de l'hygiène, opinion que, du reste, mes autres séjours coloniaux
aux Antilles et dans l'Extrême-Orient ne firent que confirmer. De plus en plus convaincu de cette importance, à
la lecture des auteurs ayant traité de cette question ou
pouvant l'éclairer, à mes observations cliniques, je joignis
même bientôt l'expérimentation ; et je poursuivis ces
diverses recherches d'une manière d'autant plus sou-
tenue, et en y apportant d'autant plus de soins que les
résultats de ces différentes sources de renseignements ne
faisaient qu'accroître chaque jour le rôle qu'à mes yeux
l'alimentation doit jouer dans l'hygiène intertropicale,
et celui qu'elle joue, quand elle est mal dirigée, dans la
production des maladies de cette région. Je fus donc

ainsi amené peu à peu à ces idées que non seulement l'alimentation est une partie très importante de l'hygiène des pays chauds, mais aussi que celle adoptée d'une manière générale par les européens devait être complètement modifiée; puisque je voyais ces derniers avoir pour principales préoccupations d'augmenter la quantité d'aliments ingérés et donner la préférence aux aliments carnés; tandis que, d'une part, mes recherches scientifiques me conduisaient à des conclusions tout opposées, et que, d'autre part, la clinique me montrait que l'alimentation ainsi mal dirigée entrait au moins, pour une part notable, dans la production de nombreuses affections de ces climats, tels que troubles dyspeptiques, diarrhées, dysenteries, fièvres inflammatoires, affections du foie, etc.

Après mes différents séjours dans les pays chauds, vers 1886, les principales idées qui se dégagèrent le plus nettement de mes observations cliniques et de mes recherches expérimentales furent donc les suivantes :

1° Que d'une manière générale, dans ces pays, l'alimentation doit être moins abondante que dans les pays tempérés ;

2° Que surtout il n'y a pas lieu d'augmenter les azotés et notamment ceux d'origine carnée.

Ces deux premières conclusions que j'exposai dans divers travaux, et qui, aujourd'hui, pourront paraître banales à beaucoup de mes jeunes collègues des colonies, étaient cependant, à l'époque où je les fis connaître, en si complète contradiction avec les principes dont s'inspiraient le monde colonial et au moins la plus grande partie du corps médical, que ces idées loin d'être acceptées, si elles ne m'attirèrent que des plaisanteries bienveillantes de la part de mes amis, furent jugées sévèrement par certains collègues, et qu'elles me valurent même des observations de la part de quelques-uns de mes supérieurs.

A ces conclusions, qui, je le crois du moins, sont aujourd'hui acceptées sans contestation et mises en pratique, d'autres, peut-être encore moins bien établies, étaient venues s'y joindre ; ce furent les suivantes :

1° Que la plupart des maladies du tube digestif, dyspepsies, diarrhées, dysenteries, toutes affections fréquentes dans les pays chauds, relèvent en partie de la suralimentation, c'est-à-dire de l'ingestion d'une quantité d'aliments qui dépasse le pouvoir fonctionnel de l'estomac ou de l'intestin ;

2° Que l'exagération des aliments carnés intervient, pour une part importante, dans les affections du foie observées dans les mêmes pays;

3° Enfin que l'exagération de la richesse sanguine, due à l'absorption d'une trop grande quantité d'aliments, surtout azotés, ce que depuis, j'ai appelé la *surnutrition*, intervient dans l'étiologie de la fièvre dite inflammatoire, souvent observée dans nos Antilles.

Ces diverses idées, sur lesquelles je suis revenu à plusieurs reprises, furent exposées dans des rapports officiels et dans une série de travaux parus de 1881 à 1894.

Mais jusque-là, d'une part, mes observations et mes recherches expérimentales n'avaient porté que sur l'alimentation des pays chauds ; et, d'autre part, dans l'appréciation des quantités, j'avais admis, comme terme de comparaison, celles généralement admises par les divers classiques pour les pays tempérés.

Or, en faisant porter mes observations cliniques sur les maladies de ces derniers pays, d'abord, je ne tardai pas à voir que, sans avoir la même importance que dans la pathologie des pays chauds, les vices de l'alimentation n'en jouaient pas moins un rôle encore important dans celle de nos climats ; et, ensuite, les observations faites sur moi-même en France pendant l'intervalle de mes séjours coloniaux firent naître des doutes dans mon esprit en ce qui concerne nos besoins dans les pays tempérés, en estimant les quantités fixées jusque-là par la plupart des auteurs comme trop élevées.

En ce qui est relatif au rôle des vices de l'alimentation, j'en vins même à soupçonner que peut-être relevaient en partie de ces défauts de l'hygiène alimentaire, non seulement des maladies des organes digestifs et de leurs annexes, comme dans les pays chauds, mais aussi de nombreuses autres affections qui, jusque-là, avaient paru rester en dehors de leur influence. J'entrevis ainsi, dès cette époque, le rôle que peut jouer l'alimentation sur les troubles et les lésions des organes de la circulation, de la respiration, de la sécrétion urinaire et notamment sur tout le groupe des maladies par ralentissement de la nutrition sur lesquelles les remarquables leçons de Bouchard (1879-1880) venaient d'appeler l'attention.

Mais forcément, d'une part, pour arriver à cette conception plus large de l'influence de l'alimentation sur l'état de santé ou de maladie, j'avais dû dépasser les limites que la physiologie assigne à l'*alimentation* et pénétrer dans le domaine encore peu exploré de la *nutrition*.

Pour faire jouer un rôle à l'alimentation sur la production des maladies du cœur, des artères, du poumon, des reins, etc., il ne pouvait plus s'agir de limiter cette influence à des troubles se passant dans le tube digestif, il fallait aussi faire intervenir surtout ceux que peuvent suivre l'absorption des produits d'une alimentation mal réglée et qui s'opèrent dans l'intérieur même de nos tissus, c'est-à-dire les troubles dépendant de la nutrition.

D'autre part, en ce qui est relatif aux besoins de notre organisme et de la ration qui leur correspond, ne pouvant plus accepter avec confiance ceux qui étaient admis par les classiques, je dus chercher à les vérifier. Enfin, je l'ai dit, j'avais été conduit à réunir dans mes études la nutrition à l'alimentation; et la première étant encore moins connue que la seconde, je dus, de même que l'alimentation, la soumettre à mes recherches.

C'était là, je ne pouvais me le dissimuler, deux tâches bien longues et bien difficiles. Mais cependant, d'abord convaincu de la nécessité ou bien de confirmer les données acceptées jusque-là sur nos besoins ou de les remplacer par d'autres mieux établies; et, ensuite, de plus en plus persuadé de l'importance que ces données pouvaient acquérir au point de vue de l'hygiène, de la pathologie et de la thérapeutique, je me décidai, en me donnant le temps qui serait nécessaire, à tenter, sinon de remplir ces tâches d'une manière complète, du moins de contribuer le plus largement possible à la solution des divers points qui en dépendent.

C'est de ce double désir, je pourrais dire de ces deux besoins de connaître d'abord, d'une manière exacte, les quantités des divers aliments nécessaires à l'organisme et ensuite les modifications que subit l'organisme sous l'influence des variations de ces quantités que sont nées la plupart des recherches que j'ai entreprises depuis, en les faisant porter tantôt sur l'état normal et tantôt sur l'état pathologique.

Parmi celles sur l'état normal, je citerai surtout mes recherches sur la ration moyenne d'entretien, en y comprenant celles sur la ration minérale, celles sur les rations de la croissance, de la grossesse, de l'allaitement, celles sur l'influence des saisons sur les dépenses de l'organisme et enfin celles sur l'excrétion de l'urée; et parmi les travaux portant sur l'état pathologique j'indiquerai : l'influence d'une alimentation trop azotée sur le foie, le traitement de la diarrhée et la dysenterie chroniques, l'étio-

logie et le traitement du diabète, les études sur l'albuminurie arthritique, sur l'hydro-albuminurie, sur les mucor-
rhées et enfin, celle sur l'obésité.

Dans ces recherches d'ordre expérimental ou clinique
et dont la plupart ont été publiées depuis dix ans, ainsi
qu'on le verra par l'énumération que j'en donne à la fin
de ce volume, il est peu de points concernant l'alimentation ou la nutrition qui plus ou moins n'aient été examinés. Mais, si j'ai pu ainsi parcourir d'une manière à peu
près complète le cadre très vaste que je m'étais tracé,
d'une part, ces travaux n'ont pas paru dans un ordre
méthodique ; je n'ai pu, en effet, les publier qu'au fur et
à mesure que le temps nécessaire aux expériences ou que
les hasards de la clinique me le permettaient ; et, d'autre
part, leurs publications ont eu lieu non seulement à des
époques assez éloignées les unes des autres, puisque
quelques-unes, des plus importantes, sont séparées par
plus de dix ans, mais, en outre, elles ont paru dans des
périodiques différents en rapport avec la nature de ces
travaux ; de sorte qu'aujourd'hui, il est difficile de réunir
ces publications, de les embrasser dans leur ensemble ; et,
par conséquent, de saisir les liens qu'elles ont entre elles
et aussi d'en dégager les idées principales qui les ont inspirées ou qu'elles tendent à démontrer. J'ai donc pensé qu'il
était indispensable, pour pouvoir utiliser ces diverses
recherches, de les réunir dans un travail d'ensemble, en
les exposant dans un ordre méthodique, de telle manière
que l'on put voir comment elles s'appuient les unes les
autres. De plus, la réunion de ces travaux devait me
permettre de constater les lacunes qu'ils avaient laissées
et de les combler pour présenter une œuvre complète.

Comme on le voit, d'après ce qui précède, dans ce traité,
je ne me suis donc pas limité à l'étude de l'alimentation,

comme l'ont fait d'une manière, du reste, tout à fait satis-
faisante mes devanciers, tels que Laumaunier et surtout
A. Gautier; mais, de plus, j'ai cherché à compléter l'étude
de l'alimentation par celle de la nutrition, au moins dans
ce qu'elle a de plus général. J'ai essayé, en outre, de
mieux utiliser les données fournies par l'état normal de
ces deux fonctions pour passer à l'étude de leur état pathologique, soit qu'il s'agisse de s'inspirer de ces données
pour diriger l'hygiène alimentaire, soit qu'il s'agisse de
faire concourir les divers régimes au traitement des
maladies.

Le rôle important que j'ai été conduit à accorder aux
divers vices de l'alimentation dans la production des
maladies et la plus grande exactitude que j'ai tenté de
mettre dans la fixation des diverses rations à l'état normal,
m'ont permis, d'une part, d'approcher de plus près et
d'augmenter le rôle étiologique de ces vices de l'alimentation, et, d'autre part, de mettre plus de précision dans la
prescription du régime alimentaire à l'état pathologique.

En cherchant à atteindre ce dernier but, auquel
j'attache une grande importance, j'ai pensé pouvoir ainsi
combler une lacune que j'ai cru trouver dans l'éducation
médicale, en permettant aux praticiens de remplacer les
prescriptions, presque banales, concernant le régime,
qui trop souvent sont encore les seules qui soient faites,
par des prescriptions plus précises et inspirées par des
données d'un caractère plus scientifique. J'ai voulu qu'au
lieu de ne pouvoir conseiller à son malade que de se
nourrir peu ou beaucoup, de choisir des aliments légers
ou substantiels, toutes indications auxquelles celui-ci est
dans l'impossibilité de donner une signification exacte, le
praticien eut des notions suffisantes pour lui permettre,
dans chaque cas particulier, de préciser la nature de l'ali-

ment qui convient le mieux, d'en fixer exactement la quantité, et même, en descendant à plus de détails, d'indiquer le mode de préparation, les heures où il faut le prendre, etc.

La pratique m'a appris, en effet, que pour obtenir des divers régimes, et, en général de toutes les prescriptions alimentaires, tout ce qu'ils peuvent donner (et leur rôle peut être considérable), il faut descendre à ces détails et veiller à leur entière exécution. Le succès n'est qu'à ces conditions.

Ce traité qui, tout d'abord, au moins par son premier volume, pourrait paraître une œuvre d'ordre purement scientifique, a donc aussi un but essentiellement pratique, je puis même dire, minutieusement pratique. Mais avant d'arriver à ces détails, à ces minuties de la pratique, il m'a paru nécessaire de les justifier scientifiquement. J'ai voulu les expliquer et donner leurs raisons d'être, pour que le praticien ne les imposât que convaincu de leur utilité, et, qu'en en connaissant le rôle et le but, il put, selon les circonstances, les exiger, les modifier ou les négliger.

En préparant et en écrivant ce traité, je me suis donc inspiré de deux séries de recherches et d'observations, les unes d'ordre scientifique, souvent expérimental, et les autres, d'ordre pratique, souvent clinique ; et si, dans certaines de ses parties, ces deux séries d'études ont dû rester séparées, dans beaucoup d'autres, et autant que je l'ai pu, je les ai rapprochées, pour qu'elles puissent s'expliquer et se justifier réciproquement. En agissant ainsi, outre l'avantage que je viens d'indiquer, d'expliquer la pratique par les données scientifiques, j'ai pensé y trouver celui de satisfaire en même temps le goût des recherches expérimentales, qui, je le constate avec plaisir, grandit de plus en plus, et aussi les nécessités de la pratique qui sont imposées par les besoins professionnels de tous les jours.

C'est au monde médical à dire si j'ai su, en les alliant, atteindre ces deux buts.

La nature des matières qui doivent être exposées dans ce traité et l'ordre dans lequel elles doivent l'être, m'ont conduit à les diviser en trois parties ; et l'étendue respective de ces parties, quoique inégale, étant cependant suffisante pour constituer chacune un volume séparé, ce traité comprendra trois volumes.

Le PREMIER volume est consacré à l'étude de *l'aliment* ; le DEUXIÈME à celle *des diverses rations à l'état normal*, et le TROISIÈME le sera à *l'alimentation pendant la maladie*.

Dans ce *premier volume*, après une introduction, dans laquelle j'ai résumé les principales idées scientifiques qui m'ont inspiré en écrivant ce traité, j'ai essayé d'exposer aussi clairement que possible, en utilisant surtout les travaux de Gautier, comment le végétal constitue les aliments organiques.

Il m'a semblé qu'il y aurait un véritable intérêt à montrer comment le végétal organise l'aliment que, par des modifications en sens contraire, l'animal doit minéraliser. Puis, après avoir donné la composition organique et minérale des divers aliments végétaux, j'ai montré, en y insistant longuement, comment ils sont utilisés par l'animal qui s'en nourrit pour les transformer en ses propres tissus ; et, de nouveau, après cette étude, j'ai donné la composition des aliments animaux, aussi bien en ce qui touche les substances minérales que les substances organiques.

Après avoir ainsi fait connaître la composition des divers aliments tirés des deux règnes, et avoir indiqué la quantité d'azotés, de corps gras, d'hydrates de carbone et de substances minérales qu'ils contiennent, je me suis arrêté quelques instants sur les productions alimentaires totales de la France ; et on verra, dans la suite, tout l'intérêt que peut présenter cette étude au point de vue de *l'hygiène sociale*.

Les aliments les plus employés, ainsi connus, quant à leur origine et à leur composition, j'ai abordé l'étude des modifications qu'ils doivent subir dans leur utilisation par l'homme ; et, après avoir rapidement résumé celles qu'ils subissent dans le tube digestif pour leur permettre d'être absorbés, je me suis longuement arrêté sur l'évolution de chacun d'eux dans notre organisme. J'ai pris chacune de leurs catégories dans l'état où elle arrive dans le torrent sanguin, et je l'ai suivie dans son évolution jusqu'à son élimination.

C'est cette partie sur laquelle je me permets d'appeler plus spécialement l'attention ; c'est celle qui comprend les données générales sur la nutrition.

Il m'a semblé, en effet, que sans les connaissances résumées dans cette partie, l'étude de l'alimentation perdrait beaucoup de son intérêt ; et que sans elles il devenait impossible, soit de diriger l'hygiène alimentaire, soit de se servir de l'alimentation comme moyen thérapeutique. L'extrème importance que j'ai donnée à ces notions, explique donc les longs développements que je leur ai consacrés.

Le *deuxième* volume, je l'ai dit, est consacré à l'examen et à la fixation des différentes rations. Dans le premier, l'évolution des diverses catégories d'aliments a été étudiée seulement d'une manière générale sans tenir compte de la *quantité* qui nous est nécessaire. Dans le second volume, au contraire, c'est cette question de *quantité* qui est presque exclusivement discutée.

L'évolution de chacune des catégories d'aliments dans

notre organisme nous est déjà connue par le premier volume. Nous avons vu que les azotés sont utilisés surtout comme aliments de constitution et qu'ils s'éliminent à l'état d'eau, d'acide carbonique et d'urée; que les hydrates de carbone et les corps gras servent surtout à la calorification, et qu'ils s'éliminent à l'état d'eau et d'acide carbonique; nous avons même vu quelle est la quantité de produits d'élimination que donnent ces divers aliments et aussi la quantité d'oxygène nécessaire à leur oxydation complète; mais, après l'exposé de ces notions, ces autres questions se sont tout naturellement posées :

Quelle est la quantité de ces divers aliments qui nous est nécessaire? Quelle est la quantité de chacune d'elles qui doit le mieux nous maintenir en état de santé? Enfin, quelles sont les conséquences qui peuvent résulter du manque de concordance entre les quantités qui nous sont nécessaires et celles que nous pouvons recevoir en plus ou en moins?

Or, ce sont ces diverses questions qui font l'objet du deuxième volume.

Comme les quantités d'aliments nécessaires sont réglées par les dépenses que nous faisons de chacun d'eux, et comme ces dépenses varient avec les nombreuses conditions d'existence qui peuvent être si différentes pour l'homme, il a fallu, pour fixer ces quantités nécessaires, tenir compte de ces multiples conditions.

Pour y arriver, à l'exemple de la plupart des auteurs, je me suis occupé d'abord de nos dépenses dans les *conditions moyennes* de notre existence; et, après avoir déterminé autant que possible ces conditions, je me suis attaché à fixer de mon mieux nos dépenses dans ces conditions bien précisées. J'ai déterminé ainsi la quantité d'azotés, d'hydrates de carbone, de corps gras, de substances minérales et même d'oxygène qui correspond à ces dépenses; et c'est ainsi qu'a été fixée la ration à laquelle j'ai donné le nom de RATION MOYENNE D'ENTRETIEN. C'est la ration *d'un kilogramme d'homme adulte, vivant dans les pays tempérés, pendant leurs saisons intermédiaires, et n'ayant que les fatigues musculaires qu'exigent d'une manière générale les professions libérales.*

Cette *ration moyenne d'entretien* longuement discutée et ainsi définitivement établie, j'ai cherché à déterminer quelles sont les modifications, en plus ou en moins, que lui imposent les autres conditions d'existence en ÉTAT DE SANTÉ, et dont les principales sont le *sexe*, l'*âge*, le *repos*, le *travail* et la *température extérieure*.

L'influence du *sexe* m'a conduit à examiner des modifications importantes des dépenses chez la femme, celles qui lui sont imposées par la *menstruation*, par la *grossesse* et surtout par le *nourrissage*. Ce sont là des questions, qui, me semble-t-il, n'avaient pas reçu jusqu'à présent le développement qu'elles méritent; et j'ai fait de mon mieux pour le leur donner.

Avec l'influence de l'*âge*, se sont présentées les modifications apportées par la *croissance* et par la *vieillesse*. Ce sont celles dues à la croissance qui m'ont retenu le plus longtemps. Là ont trouvé leur place mes recherches sur l'alimentation du nourrisson, et aussi celles, ayant suscité moins de travaux, mais également très importantes, sur l'alimentation de 2 à 20 ans.

Puis sont venues les influences du *repos* et du *travail*. La ration de *repos*, étudiée dans ce volume, n'intéresse que l'hygiéniste. C'est celle du sédentaire; et, avec moins d'importance, celle de l'alité sans fièvre. La ration du fébricitant, qui intéresse à un si haut point le clinicien, trouvera, en effet, sa place dans le troisième volume.

Avec la ration de *travail*, j'ai étudié d'abord les modifications que le travail mécanique apporte à nos dépenses;

mais, de plus, à côté de cette influence, j'ai placé toutes celles qui à l'état de santé peuvent les augmenter, telles que la sudation, et surtout la ventilation, à laquelle les moyens de transport récents ont donné une si grande importance.

Toutes ces dépenses ont toujours été calculées pour *un kilogramme du poids normal*, de telle manière que les variations provenant de la taille et du poids réel, ont pu ainsi être négligées.

Enfin, après avoir calculé les dépenses d'un kilogramme du poids normal dans les différentes conditions qui viennent d'être énumérées, il a fallu tenir compte de la *température ambiante*. Ces dépenses, en effet, je l'ai dit, ont été calculées en considérant qu'elles correspondent à la température moyenne des saisons intermédiaires des pays tempérés et sans altitude marquée, c'est-à-dire avec une température moyenne annuelle comprise entre 10 et 20° degrés ; or, trois grandes influences pouvant modifier la température ambiante, les *climats*, les *saisons* et *l'altitude*, chacune de ces influences a été successivement examinée ; et ce sont ces études qui ont complété la première partie du deuxième volume.

Mais, on l'a vu, dans toute cette première partie, il ne s'était agi que des dépenses d'un kilogramme du poids normal ; or, il a fallu passer de ces données encore théoriques, aux conditions pratiques, établir les rations moyennes pour chacune de ces conditions, et surtout, point capital pour le but que je poursuis, montrer comment dans les applications de tous les jours on peut établir ces diverses rations.

Pour y arriver, j'ai eu recours à un *régime moyen type*, établi en tenant compte de nos habitudes, et pouvant être facilement modifié.

J'ai pu ainsi, grâce à ce *régime type*, non seulement

établir une ration moyenne pour chaque sujet d'après son poids; mais aussi, montrer comment, par des changements faciles, on peut la mettre en accord avec les variations de ses dépenses. Cette seconde partie, d'ordre tout à fait pratique, me parait devoir présenter une grande utilité pour faciliter l'application des idées théoriques exposées jusqu'ici, et par conséquent pour les faire ainsi pénétrer dans la pratique de tous les jours.

J'ai cru devoir même, toujours dans la pensée de faciliter ces applications, descendre à de nombreux détails qui pourront paraître superflus à ceux qui sont déjà familiarisés avec les diverses questions de l'alimentation; mais qui, j'en ai acquis la conviction par les examens, rendront sûrement des services à de nombreux confrères parmi les jeunes.

Enfin, pour compléter ce qui a trait à l'alimentation, à l'état normal, j'ai envisagé la question de l'alimentation en commun : notamment celle de l'armée, de la marine, des lycées, des prisons, etc., toutes conditions dans lesquelles, on doit se départir de l'exactitude à laquelle peut arriver l'hygiène alimentaire d'une personne et même d'une famille, pour se contenter d'une moyenne plus largement approximative. Mais, même en s'en tenant à une évaluation moins exacte, il m'a semblé que l'on pourrait apporter des modification, et des plus utiles, aux rations actuelles en s'inspirant mieux surtout des conditions dans lesquelles vivent les personnes qui doivent y être soumises.

Le *troisième volume*, enfin, est tout entier consacré à l'alimentation à l'ÉTAT DE MALADIE; mais il est lui-même divisé en trois parties. La première est consacrée à l'étude des différents *régimes*, tels que la clinique les a constitués. En ce qui concerne les quantités, ce sont : le régime *insuffisant* comprenant la diète, le régime *de surnutri-tion*; et en ce qui concerne la nature des aliments : le *régime lacté*, le *régime végétarien*, le *régime carné*, le *régime sec*, etc.

Après l'exposé de chacun de ces régimes, exposé dans lequel, outre les questions de quantité, je suis descendu aux détails de la pratique, j'ai cherché à préciser ce que j'ai appelé leur *rôle physiologique*; et, en m'appuyant sur ce rôle, j'en ai déduit leurs *indications* et leurs *contre-indications*.

La seconde partie, consacrée à l'*alimentation dans les différentes maladies*, a été ainsi grandement simplifiée; il m'a suffi souvent d'indiquer le régime qu'il convenait le mieux d'appliquer, quelques mots étant seuls néces-saires pour justifier cette application.

Enfin, de même que je l'avais fait pour l'état de santé, j'ai envisagé, dans une troisième partie, l'alimentation des *malades vivant en commun*, c'est-à-dire celle des hôpitaux; et je pense avoir donné, à cet égard, certaines indications dont les médecins qui en sont chargés appré-cieront peut-être l'utilité.


Tel est le traité que je présente en même temps à l'hy-giéniste et au clinicien. En le soumettant à leur juge-ment, je ne me fais, du reste, aucune illusion sur ses mérites. Il est possible qu'ils y trouvent des parties insuffisamment traitées et même qu'ils aient des erreurs à me signaler. Ce serait de la prétention de ma part de croire qu'un travail d'aussi longue haleine puisse ne rien laisser à désirer. D'avance, au contraire, je de-mande leur indulgence, et je les remercie de leurs obser-vations. Mais, tel qu'il a été conçu, et même avec ses imperfections, il me paraît encore devoir présenter une réelle utilité. Il me semble répondre à des besoins que j'ai souvent entendus exprimer ; et c'est la pensée que ce traité répond à ces besoins, qui, jointe à la bienveillance que j'ai toujours trouvée dans le corps médical, me le fait soumettre avec confiance à son appréciation.

Puisse-t-il y trouver quelques mérites à côté de ses imperfections ; et me laisser croire ainsi, ce qui serait pour moi une grande satisfaction, que les longues heures, je puis dire, les longues années de travail que j'y ai consacrées, ne sont pas perdues.

# INTRODUCTION

## ÉVOLUTION DE LA MATIÈRE VIVANTE

### Synthèse et Analyse

LA MATIÈRE ORGANIQUE ET LA VIE

*Composition, états et formes de la matière organique*

### I

La vie a pour substratum indispensable la matière
organique. Elle ne peut pas exister sans elle. Il en est
ainsi même de ses manifestations les plus élémentaires.
Mais elle n'en est pas une conséquence forcée. La matière organique peut exister sans être vivante.

L'organisme vivant, végétal ou animal, utilise bien la
matière minérale ; celle-ci lui est même indispensable ;
mais c'est la matière organique qui la met en œuvre ;
c'est donc en elle que réside réellement la vie.

### II

La matière organique n'est, du reste, composée que
par des corps minéraux ; et encore ces corps sont-ils peu
nombreux. Une partie importante de cette matière n'est

composée que de trois corps simples : le *carbone*, l'*hy-drogène* et l'*oxygène*. Les corps organiques ainsi consti-tués ont reçu, des physiologistes, le nom de *ternaires* ; et ces ternaires se divisent en deux groupes importants au point de vue de l'alimentation et de la nutrition, les *hy-drates de carbone* et les *graisses*.

Pour une autre partie des composés organiques, à ces trois corps vient s'ajouter l'*azote*, qui entre dans leur constitution en notables proportions. Ce sont là les com-posés *azotés* ou *quaternaires*. De plus, dans ces composés entrent souvent le *soufre*, le *phosphore* et le *fer*. Mais ces derniers corps, outre qu'ils ne sont pas constants dans les substances quaternaires, n'y figurent jamais que pour de faibles quantités.

Ainsi, la matière organique, avec l'extrême variété de sa composition et de ses propriétés si remarquables, n'est composée que de six corps simples ; *ce qui constitue l'état organique, c'est donc seulement le mode de grou-pement de ces divers corps.*

Tous les corps organiques peuvent concourir d'une manière active à la vie ; tous peuvent aider à sa conser-vation ; on peut même dire que, pris dans leur ensemble, ils lui sont si indispensables qu'elle ne pourrait exister sans eux ; mais, néanmoins, l'observation nous prouve qu'elle ne réside réellement que dans une de leurs caté-gories, celle des quaternaires, celle des substances *albu-minoïdes*.

Il n'y a pas, en effet, de formes vivantes qui en soient complètement dépourvues. Ces formes, végétales ou ani-males, en contiennent plus ou moins ; mais toutes en con-tiennent.

Le siège de la vie réside donc dans la matière albu-minoïde ; cette matière constitue son foyer. La vie ne sau-rait donc exister sans elle. Mais, cependant, de même que pour la matière organique en général, elle n'en est pas une conséquence forcée ; la matière albuminoïde peut exister sans être vivante ; toutefois dans ces cas, sauf quelques rares produits de laboratoire, elle a cessé de l'être.

Mais si la matière albuminoïde est bien réellement et exclusivement le foyer de la vie, les autres matières organiques ne lui sont pas moins indispensables. La matière albuminoïde vivante les met en œuvre pour son entretien et ses fonctions ; et, sans elles, cet entretien, ces fonctions, au moins pratiquement, paraissent impossibles. En admettant donc que sans elles la vie puisse éclore dans la matière albuminoïde, on peut affirmer que sans elles la vie ne saurait continuer.

## III

Les lois qui régissent la matière minérale exercent également leur action sur la matière organique.

La pesanteur, la chaleur, la lumière, l'électricité agissent sur elle, comme sur le minéral. Mais, de plus, son *groupement* lui donne d'autres propriétés qui lui sont propres et que l'on peut réunir sous le nom de propriétés *biologiques*. Mais ces propriétés, dont quelques-unes, je l'ai déjà dit, sont si remarquables, sont passagères comme ces groupements. Elles en dépendent d'une manière complète : elles apparaissent avec eux, se modifient avec eux, et aussi disparaissent avec eux.

Aucune de ces propriétés de la matière organique n'a d'existence par elle-même. Toutes sont liées d'une manière inséparable avec ces groupements, et, par conséquent, aucune d'elles ne peut leur survivre.

## IV

La matière organique vivante se présente sous deux séries de formes bien distinctes, si distinctes même que, par quelques-unes de leurs propriétés les plus essentielles, elles sont opposées l'une à l'autre. Un de ces groupes vit de la *vie végétale* et l'autre de la *vie animale*.

*Ces deux formes de vie*, si différentes dans leurs espèces les plus élevées, paraissent, au contraire, avoir des points communs et, pour ainsi dire, une commune origine, quand on rapproche leurs formes les plus simples, celles qui sont monocellulaires. Il est possible cependant que l'avenir nous démontre que leur différence est aussi nette pour ces formes primitives que pour les plus élevées des deux règnes.

V

La substance organique vivante peut se présenter sous deux états : elle peut être *amorphe* ou *figurée*.

L'état amorphe est de beaucoup le moins abondant ; mais c'est dans cet état que se présentent ces substances qui jouent un rôle si important dans l'évolution des êtres vivants, et que, sans donner une signification trop précise à ce mot, on peut désigner sous le nom de substances *diastasiques*.

Ces *diastases* existent dans les deux grands groupes des manifestations de la vie : le végétal et l'animal. Dans le végétal, elles sont surtout *organisantes*, comme la chlorophylle ; et, dans l'animal, elles sont, au contraire, surtout *minéralisantes*.

A l'état *figuré*, la matière organique vivante se présente soit sous forme d'un être monocellulaire, soit sous forme d'une *agglomération*, d'une *collectivité* constituée par des éléments plus ou moins nombreux et presque toujours plus ou moins différenciés.

Dans ces collectivités, outre sa vie propre, chaque élément participe de la vie de la collectivité. Il bénéficie souvent de la vie et des fonctions des autres, de même qu'il fait bénéficier les autres de sa vie et de ses fonctions. Les propriétés et aussi l'existence de chacun de ces éléments dépendent même souvent des propriétés et des existences des autres. C'est un véritable état social, dans lequel, comme dans toute société bien organisée, toutes les parties constituantes sont solidaires les unes des autres.

## VI

Dans les deux règnes, le perfectionnement des collectivités marche de pair avec la différenciation de plus en plus grande de leurs diverses parties constituantes, et en grande partie il dépend d'elle. C'est le principe de la division du travail mis en pratique par la Nature.

### MATIÈRE VÉGÉTALE VIVANTE

*Constitution de la matière organique par la substance végétale vivante.*

## I

Mais quelle que soit sa forme, fait considérable en biologie, et qui doit dominer tout ce travail, *la matière organique provient toujours de la cellule végétale.* Nous le verrons, en effet, seule, cette cellule peut faire passer la matière minérale à l'état organique.

Le végétal seul peut prendre, séparément ou deux à deux, chacun des six corps dont se composent les matières organiques, et les *grouper*, de manière à constituer les ternaires et les quaternaires.

Cette propriété de constituer la matière organique ne lui est pas seulement exclusive; elle n'est pas facultative pour elle. Cette constitution est une nécessité de son existence : *La cellule végétale ne vit qu'à la condition d'organiser la matière minérale.*

Aucun végétal vivant, depuis le plus primitif jusqu'au plus élevé de ce groupe, n'échappe à cette loi. Tous constituent ainsi surtout des hydrates de carbone et plus ou moins des azotés, d'autres y joignent des corps gras ; *mais tous organisent.*

Une partie de cette substance organique, constituée par chaque végétal, est dépensée c'est-à-dire de nouveau minéralisée par lui pour son propre entretien ; mais une autre partie sert à son accroissement ou est mise en réserve.

## II

Ce passage du carbone, de l'hydrogène, de l'oxygène, de l'azote, du soufre et du phosphore de l'état minéral à l'état organique, le végétal l'effectue sous une double influence : sous celle d'une de ces substances organiques amorphe, dont j'ai déjà parlé, la *chlorophylle*; et sous celle de la *lumière* donnant l'activité à cette dernière. Ces deux influences semblent indispensables.

La chlorophylle, quoique conservant toujours les mêmes propriétés, doit cependant présenter certaines modifications. Selon les plantes, en effet, elle est plus ou moins sensible à la lumière et à la chaleur. Certaines chlorophylles, actives sous l'équateur, perdent leurs propriétés dans les pays tempérés ; et, dans ces pays, pour le même végétal, la chlorophylle, active au printemps et en été, reste inactive en automne et en hiver.

## III

A la condition d'être impressionnée par la lumière, la chlorophylle peut, probablement, combiner l'acide carbonique $CO_2$ avec l'eau $H_2O$, et constituer un corps organique des plus simples *l'aldéhyde formique* $CH_2O$ avec dégagement de deux molécules d'oxygène : $CO_2 + H_2O = CH_2O + 2\,O$. L'action de la chlorophylle continuant à s'exercer sur ce premier corps organique, ou plus probablement sous l'influence d'autres substances diastasiques, ce corps organique si simple peut, en se polymérisant, constituer le type des hydrates de carbone $C^6H^{12}O^6$, la glucose et, par des déshydratations, par des réductions ou par des polymérisations ce corps, $C^6H^{12}O^6$, arrive lui-même à constituer tous ceux de ces composés que nous verrons plus tard exister dans le végétal.

Parmi ces hydrates de carbone, la plupart sont insolubles et peuvent rester intacts dans les tissus du végétal; mais aussi, sous l'influence de quelque autre substance diastasique, ils peuvent passer à l'état soluble et être repris par le végétal pour assurer son entretien ou sa reproduction.

D'autres, au contraire, résultant également de la condensation et de la deshydratation de la glucose, arrivent à la composition de $C^{12}H^{22}O^{11}$, passent d'abord à l'état de cellulose et ensuite de ligneux, pour concourir à l'accroissement du végétat dont ils forment les éléments anatomiques constitutifs.

C'est, en effet, la cellulose et le ligneux qui, réunis à quelques substances azotées et minérales, constituent les parties solides du végétal, celles qui lui donnent sa forme et sa résistance.

Mais les hydrates de carbone ne sont pas les seuls corps constitués dans le végétal, soit directement soit en passant par les hydrates de carbone, la chlorophylle ou de nouveau une autre substance diastasique peut constituer les corps gras. Leurs acides peuvent l'être soit par une simple oxydation de l'aldéhyde formique $CH^2O^2$, acide formique, soit par la condensation de cet aldéhyde; $2 (CH^2O) = C^2H^4O^2$, acide acétique, ou $3 (CH^2O) = C^3H^6O^3$, acide citrique.

Ces acides gras peut-être se forment-ils directement

par la combinaison de l'acide carbonique et de l'eau, sans
passer par les hydrates de carbone, comme l'expliquerait
la formule suivante donnée par A. Gautier :

$$34\ CO^2 + 34\ H^2O = C^{18}H^{36}O^2 + 16\ CH^2O^2 + 68\ O$$
acide stéarique    acide formique

Quant à leur glycérine, elle pourrait également se former par une combinaison directe de ces deux mêmes substances minérales : l'acide carbonique et l'eau :

$$3\ CO^2 + 4\ H^2O = C^3H^8O^3 + 7\ O$$
glycérine

Enfin, la glucose, et nous savons que tous les hydrates
de carbone arrivent facilement à cet état en se combinant avec l'oxygène ou avec l'eau ou même simplement
en se condensant, pourra donner des acides gras, de la
glycérine et aussi des corps gras neutres. C'est, en effet,
ce que pourraient expliquer les formules suivantes :

Pour les *acides gras*, l'oxydation incomplète de la glucose donnerait :

$$C^6H^{12}O^6 + 2\ O = C^4H^8O^2 + 2\ CO^2 + 2\ H^2O$$
glucose       acide butyrique

Pour la *glycérine*, l'hydratation de la glucose nous
donnerait :

$$2\ (C^6H^{12}O^6) + 4\ H^2O = 4\ (C^3H^8O^3) + 4\ O$$
glucose       glycérine

Enfin, sa condensation seule pourrait expliquer la formation des *corps gras neutres :*

$$14\ (C^6H^{12}O^6) = C^{57}H^{110}O^6 + 24\ CO^2 + C^2H^4O^2 + CH^2O^2$$
glucose     tristéarine       acide      acide<br>                                          acétique   formique

Ainsi, par la combinaison de $CO^2$ et de $H^2O$, sous l'influence d'une diastase et de la lumière, le végétal peut
former non seulement cette première molécule organique,

CH²O, mais soit directement avec ces mêmes corps $CO^2$ et $H^2O$, soit en passant par la glucose résultant de CH²O, elle peut déjà donner naissance à tous les ternaires : aux hydrates de carbone et aux corps gras.

Mais ces derniers, contrairement aux premiers, n'entrent que pour une bien faible part, comme substance structurale, dans la composition du végétal. Ils ne servent qu'à son entretien et surtout comme aliments de réserve. Dans leur groupement, ils ne passent jamais à l'état d'éléments durables, comme le font les hydrates de carbone, passant à l'état de cellulose et de ligneux.

Enfin, c'est encore à l'état minéral que la cellule végétale emprunte l'azote au milieu ambiant, soit qu'elle décompose les azotites, soit qu'elle le prenne à l'état isolé dans le sol ou dans l'atmosphère.

Cette combinaison de l'azote minéral avec les trois corps composant les ternaires doit probablement se faire aussi sous l'influence d'agents diastasiques,

Enfin, sous les mêmes influences, à ces quatre corps, le végétal réunit aux corps précédents, suivant les cas, le soufre ou le phosphore qu'il tire de leurs sels; et ainsi se trouve constituée cette substance albuminoïde, véritable foyer de vie, avec ses compositions variées, mais toujours complexes et dont une des plus fréquentes est représentée par la formule suivante :

$$C^{72} H^{112} Az^{18} O^{22}S.$$

Parmi ces matières azotées, ainsi formées par le végétal, une partie entrera dans sa propre substance structurale, et l'autre, comme beaucoup d'hydrates de carbone et les graisses, ne servira que d'aliments de réserve.

C'est ainsi, par ces diverses synthèses, dans lesquelles, comme je l'avais fait prévoir, les substances diastasiques ou des analogues jouent un rôle des plus importants, que le végétal arrive à constituer les trois types de matières organiques, dont nous aurons à nous occuper pendant toute l'étendue de ce traité, *les hydrates de carbone, les graisses* et *les azotés*, et que seul, du reste, je le répète, il a le pouvoir de demander au règne minéral.

Il paraît même probable que tous ceux qu'il contient ne peuvent avoir que cette origine. Il devrait toujours, ou du moins, c'est ce qui a lieu le plus souvent, n'utiliser les corps devant composer la matière organique qu'à l'état minéral. Quand la substance organique est mise à sa disposition, certaines recherches laissent supposer qu'il devrait, pour les utiliser, toujours commencer par les minéraliser.

### *Propriétés de la matière végétale vivante.*

#### I

Le végétal constitue donc sa propre matière organique ; il n'en reçoit pas de formée ou du moins il peut s'en passer ; et, de cette matière organique, nous l'avons vu, une partie est utilisée pour son entretien, une autre pour son accroissement, et enfin une autre est mise en réserve pour assurer certaines fonctions et surtout sa reproduction.

#### II

Les formes de la vie végétale sont, on le sait, des plus variées. Mais depuis les formes monocellulaires, qui n'ont qu'une existence éphémère, jusqu'aux formes gigantesques des tropiques, et jusqu'à celles dont la durée se compte par des siècles, toutes obéissent aux mêmes lois : toutes font passer la matière minérale à l'état de matière organique ; toutes ne s'accroissent et même ne conservent leur existence qu'à cette condition.

Toute matière végétale vivante :

1° Est soumise à des échanges avec le monde minéral ambiant. *elle se nourrit*;

2° Au moins pendant une période de son existence, ces échanges se traduisent par un excès de recettes, elle *s'accroit*;

3° Après avoir atteint un certain développement, *elle se reproduit.*

Ces trois propriétés, *se nourrir*, *s'accroître* et *se reproduire*, suffisent pour constituer la vie végétale; mais aussi elles sont nécessaires pour constituer la vie, même dans ses manifestations les plus simples.

Dans les formes monocellulaires, les substances organiques dont relèvent ces trois propriétés sont réunies et confondues dans le protoplasma d'un même élément.

Dans les formes agglomérées, dans les collectivités, tous les éléments constituants ont aussi leurs échanges. Ces échanges ont d'abord pour but leur *entretien*, leur conservation. Mais, de plus, ils se font d'après la spécialité de la fonction de chaque espèce d'éléments et par conséquent, ils varient pour chacun d'eux.

Quant à l'*accroissement* dans la collectivité, il se présente dans deux conditions différentes. D'abord, chaque élément a une période de croissance, mais limitée pour chacun d'eux à certaines dimensions. En outre, l'accroissement de la collectivité ne se fait pas seulement par l'augmentation en volume des éléments préexistants, mais surtout par l'adjonction d'éléments nouveaux; et ceux-ci ne proviennent que de certains autres éléments auxquels la nature semble avoir dévolu cette fonction. L'accroissement, dans le végétal, se fait donc d'une manière différente selon qu'il s'agit de chaque élément considéré séparément, ou selon qu'il s'agit de la collectivité. Ce dernier, du reste, nous allons le voir, se confond avec la reproduction.

Le pouvoir de se *reproduire*, en effet, s'affirme, chez le végétal, également de deux manières. Chaque élément, au moins pendant une partie de son existence, peut donner naissance à un autre élément semblable à lui-même sans cesser lui-même de vivre. Il peut se dédoubler ; et si, placés dans certaines conditions de milieu ou d'âge, beaucoup d'éléments n'utilisent plus cette propriété, ils ne l'ont pas perdue d'une manière complète. Ils la reprennent dans certaines autres conditions, comme dans le cas d'excitation directe par un traumatisme. Mais, de plus, les collectivités élevées ont un autre procédé de reproduction. Elles constituent, dans ce but, d'autres collectivités des organes spéciaux auxquels cette mission est dévolue.

Dans la plupart même la nature a mis cette reproduction à une condition : le conflit de deux de ces organes reproducteurs, portant, l'un une substance que l'on peut assimiler à une diastase, et l'autre la matière organique destinée à recevoir son influence.

Toutefois, d'une manière générale, même parmi ces dernières collectivités végétales ayant des organes reproducteurs spéciaux, beaucoup conservent le pouvoir de se reproduire à l'aide de leurs différents éléments anatomiques, c'est ce que nous voyons s'effectuer dans la bouture, le marcottage et la greffe. C'est là une différence marquée avec ce que nous aurons à constater chez l'animal. Chez celui-ci, nous trouverons l'unification de la collectivité et la division du travail, en ce qui concerne la reproduction, poussées beaucoup plus loin que chez le végétal.

Trois propriétés, je viens de le dire, suffisent donc pour constituer la vie végétale, se nourrir, s'accroître et se reproduire. Ces propriétés existent, en effet, dans toutes les formes végétales même les plus simples. Mais, en

outre, dans certaines formes, il est possible de trouver
les traces de quelques autres qui, tout d'abord, semblent
n'appartenir qu'au règne animal. N'est-ce pas par un mécanisme qui se rapproche de celui de nos réflexes que le
végétal dirige ses sucs nutritifs vers telle ou telle de ses
parties? N'est-ce pas par une incitation semblable que
ses branches se dirigent vers les parties de l'atmosphère
les plus ensoleillées et les plus riches en oxygène? N'est-ce
pas surtout par une incitation de cette nature que ses racines se dirigent dans le sol et ses tiges en sens inverse?
N'est-ce pas aussi par un mécanisme qui se rapproche
sensiblement de nos reflexes que le végétal établit l'équilibre entre ses dépenses et ses recettes; et qu'il met des
aliments en réserve quand celles-ci l'emportent ou qu'au
contraire il leur fait appel quand elles deviennent insuf-
fisantes? On peut donner à ces incitations le nom que
l'on voudra; mais il me paraît impossible de nier qu'il
s'agit ici d'une influence régulatrice, et que certains éléments anatomiques interviennent dans cette régulation.

Enfin, n'est-on pas forcé d'admettre une substance contractile chez certains végétaux pour expliquer les déplacements des organes reproducteurs de quelques-uns d'entre eux parmi les plus inférieurs et aussi les mouvements
de certaines parties, feuilles et fleurs, d'autres plus élevés? L'existence des réflexes dans la mise en jeu de cette
contractilité, au moins dans ces derniers cas, me semble
même bien près d'être démontrée, quand on voit ces
mouvements obéir rapidement à certaines impressions.

Ainsi la vie dans les végétaux, au moins dans certaines de leurs formes, outre les trois propriétés indispensables pour la constituer, peut donc en comprendre, au moins à l'état rudimentaire, quelques autres d'un
ordre plus élevé, et qui, plus développées, sont l'apanage
exclusif de la matière animale. Les deux grands groupes

de manifestations de la vie, les végétales et les animales, auxquelles nous allons bientôt reconnaître des rôles si différents dans les plans de la nature qu'ils sont nettement opposés l'un à l'autre, se toucheraient par ce point que leurs perfectionnements successifs auraient de la tendance à les conduire aux mêmes spécialisations.

### *Retour de la substance végétale à l'état minéral.*

Les formes végétales ne peuvent donc vivre sans *organiser* la matière minérale, et cette matière organique tendrait donc à devenir de plus en plus abondante, puisque le végétal en élabore plus qu'il n'en dépense pour son entretien. Pour juger avec quelle activité, le végétal se livre ainsi à l'élaboration de la matière organique, il faut l'étudier, non dans les régions dans lesquelles l'homme a soumis la végétation à sa volonté et l'a réduite à ses besoins, mais sur un sol vierge, surtout lorsque ce dernier est favorisé, comme dans la zone intertropicale, par les deux conditions de chaleur et d'humidité. Là, sous l'effort puissant de la substance végétale, aucune partie du sol ne reste libre. Les formes variées de cette substance le couvrent tout entier. Le sol ne leur suffit même plus. Le végétal vit sur le végétal ; et souvent sur ce premier parasite, plusieurs vivent successivement les uns sur les autres. Ces parasites, surtout ces derniers qui sont souvent des formes inférieures, vivent presque exclusivement par leur partie atmosphérique qui leur fournit l'eau, l'acide carbonique, l'oxygène et l'azote dont ils ont besoin pour se livrer à leur œuvre de synthèse organique. Sur ces terres, vierges de toute culture, s'étend constamment une épaisse couche d'humus contenant toujours une riche proportion de matières organiques en voie plus ou moins avancée de désagrégation. C'est là le cimetière du végétal ; c'est le laboratoire de son analyse.

Tout organisme végétal, en effet, comme tout ce qui vit, est soumis à la loi inéluctable de la mort. Lorsque ses échanges sont supprimés, ses différentes parties peuvent bien se désagréger sous la seule influence de l'hydratation et de l'oxydation dépendant des agents atmosphériques et revenir ainsi à l'état minéral, mais ce n'est que bien rarement que la minéralisation se fait par ce procédé. Presque toujours, le retour à l'état minéral est considérablement activé par l'intervention d'une autre forme de la vie, que la nature semble avoir créée pour cette mission, tant cette mission est étroitement liée à son existence et à son activité. Cette autre forme de la vie est la *cellule animale* dont je vais m'occuper.

## MATIÈRE ANIMALE VIVANTE

*Constitution et origine de la substance animale vivante.*

La matière animale, je l'ai dit, comme la matière végétale est composée surtout par la matière organique. Ce sont donc, principalement, les mêmes corps simples qui entrent dans sa constitution. Toutefois, les substances quaternaires y prennent une place beaucoup plus importante. Ce sont ces substances quaternaires ou albuminoïdes, celles dans lesquelles réside réellement la vie, comme je l'ai dit, qui composent le protoplasma des différents éléments anatomiques et la partie la plus active des liquides de l'animal.

Ces matières albuminoïdes sont donc indispensables à la vie animale, puisqu'elles constituent ses éléments anatomiques et ses liquides ; mais, de plus, les substances organiques ternaires le sont également, puisque les albuminoïdes ne peuvent rester le siège de la vie qu'en dépensant, en détruisant ces dernières.

Or, fait qui devra rester constamment présent à l'esprit dans cette étude, la cellule animale à laquelle la matière organique est indispensable pour sa constitution et son entretien, est absolument impuissante pour constituer cette matière organique. Les éléments anatomiques animaux, quelles que soient leur forme et leur spécialisation, sont incapables de prendre les corps simples à l'état minéral et d'en constituer la moindre molécule soit albuminoïde, soit ternaire. De là découlent donc ces conséquences : Que toute la matière organique contenue dans l'animal et utilisée par lui provient du végétal ; et que, par conséquent, la vie animale est, en cela, subordonnée à la vie végétale. Elle en dépend ; elle n'a pu commencer qu'après elle, et elle ne se maintient que par elle.

D'après les plans de la nature, la cellule animale devient ainsi la contre-partie de la cellule végétale : *la végétale organise et l'animale minéralise.*

### *Etats et formes de la substance animale vivante. — Spécialisation de ses éléments constituants.*

La matière animale vivante, comme la végétale, peut se présenter sous deux états : *l'état amorphe* et *l'état figuré.*

Le premier, *l'état amorphe,* comprend les diverses substances diastasiques, telles que les ferments digestifs et aussi probablement un certain nombre d'autres que nous commençons à connaître. Quant à *l'état figuré,* ses formes, nous le savons, sont des plus variables, plus variables même que pour le végétal.

Restant à l'état monocellulaire pour un certain nombre, c'est surtout sous formes d'agglomérations, de collectivités que la matière animale présente son infinie variété. Mais quelque nombreuses et éloignées les unes

des autres que soient ces formes, il est encore facile de
reconnaitre que certaines sont plus perfectionnées que
d'autres, et aussi de constater que les progrès des diverses collectivités ont suivi une marche parallèle à celle de
la spécialisation de leurs éléments.

La nature a appliqué à la matière animale vivante le
même principe de la division du travail qu'au végétal.
Elle a même poussé cette division du travail beaucoup
plus loin. Elle y a été contrainte, du reste, par les conditions même de l'existence de l'animal, et, notamment,
par la facilité de déplacement qu'elle lui a accordée. Sous
l'influence de cette spécialisation, les collectivités, ainsi
de plus en plus élevées, ont vu leurs éléments constituants, au lieu de conserver leurs propriétés communes
et uniformes, devenir des éléments anatomiques distincts
n'ayant plus qu'une fonction spéciale; et le plus souvent,
pour leur faciliter l'accomplissement de cette fonction,
elle les a groupés les uns à côté des autres, formant
ainsi les *organes* et les *appareils*.

Ainsi, dès que la matière vivante est sortie de ses formes les plus primitives, presque dès que ses formes ont
été composées de plusieurs éléments anatomiques distincts, elle a tendu vers la spécialisation de ses éléments;
et enfin, cette spécialisation s'accentuant de plus en plus,
les formes vivantes se sont de plus en plus perfectionnées.

Cette même tendance a existé, nous l'avons vu, pour
les formes végétales comme pour les formes animales;
mais c'est surtout pour ces dernières que la spécialisation a été poussée le plus loin.

Or, je crois utile de faire remarquer que la différenciation des divers éléments anatomiques, correspondant
à la division du travail, est la modification la plus considérable, comme conséquences, que la nature ait fait su-

bir à la matière vivante depuis sa constitution. L'importance de cette spécialisation, dans l'évolution de cette matière, est telle qu'elle dépasse de beaucoup celle que peut acquérir la différence des formes, pourtant si variées, que la nature s'est plu à lui imprimer.

En ce qui concerne la matière animale vivante, en effet, celle pour laquelle, je l'ai dit, la différenciation a été poussée le plus loin, la spécialisation des éléments anatomiques, depuis leur constitution, reste la modification la plus constante au milieu des variations sans nombre et relativement rapides de cette matière. Les formes de ces collectivités naissent et disparaissent ; et l'élément anatomique reste. C'est dans lui que la nature, depuis qu'elle l'a constitué, paraît avoir mis le caractère le plus persistant de son œuvre.

La spécialisation semble même être devenue la base principale, et peut-être définitive, de ses progrès.

La fibre musculaire lisse, par exemple, présente la même constitution et surtout les mêmes propriétés, qu'elle existe dans une des formes animales les plus primitives ou dans une des plus élevées. Il en est de même de la fibre musculaire striée, de la cellule conjonctive, etc. Il y a mieux, c'est qu'ainsi que l'avait déjà vu Cl. Bernard, ces divers éléments anatomiques, quel que soit l'organisme dont ils fassent partie, sont influencés de la même manière par les agents physiques et chimiques. L'électivité d'un de ces agents pour un élément anatomique donné, reste la même dans toute la série animale. Après avoir constaté chez un animal quelconque que l'ergotine, l'émetine, ont la fibre lisse pour élément anatomique électif, c'est-à-dire que cet élément est plus sensible que tous les autres à ces agents, on peut affirmer que cette électivité se retrouvera dans toutes les collectivités animales possédant cet élément. La chaleur et le froid ont pour élément électif le leucocyte ; or. cette électivité constatée chez un animal se retrouvera dans tous les autres. Enfin. ce que Cl. Bernard avait vu pour *l'élément anatomique le plus sensible*, je crois l'avoir établi pour *l'ordre de sensibilité de ces divers éléments :*

*Pour chaque agent toxique ou médicamenteux, les divers éléments anatomiques se placent dans un ordre donné qui reste le même au moins pour tous les vertébrés.*

Les formes que revêtent les collectivités animales et qui servent de base pour les grouper en espèces, en familles, en embranchements même. n'exercent donc sur l'ensemble de leurs fonctions et des manifestations qui en dépendent. qu'une influence de second ordre. Cette forme qui, je l'ai dit, peut varier à l'infini, a bien son importance, mais elle est largement dominée par la différenciation.

Toutes les collectivités animales, en effet. depuis la différenciation, ne sont constituées que par les mêmes éléments anatomiques et ne diffèrent les unes des autres que par les proportions variables de ces éléments et leurs modes de groupement.

Mais ces éléments. ainsi nettement différenciés, conservent, d'une manière autrement durable que la collectivité ne garde sa forme, leurs caractères physiques, leur composition chimique et leurs propriétés spéciales. C'est là. je l'ai dit. ce qu'il y a de plus persistant dans la matière animale vivante ; et ce qui différencie ses différentes collectivités, ses différentes espèces. Ce qui les place dans les degrés les plus bas ou les plus élevés de ce groupe, c'est d'abord la proportion de ces divers éléments entrant dans leur composition. et surtout le degré de perfectionnement auquel sont arrivés ceux qui en font partie.

Mais ces éléments anatomiques, eux-mêmes. sont-ils arrivés à une forme définitive ? Leurs propriétés sont-elles immuables? Certes non ; rien n'est définitif, rien n'est immuable dans la matière vivante ; seules, les lois qui la régissent, le sont. Quant à cette matière, quant aux éléments anatomiques, formes sous laquelle je l'envisage en ce moment, elle est indéfiniment perfectible et, par conséquent, incessamment variable.

Aussi, me suis-je contenté de dire que ces éléments représentent ce qui, dans l'évolution de cette matière, est le plus persistant, et non qu'ils sont arrivés à un état définitif et constant.

Tout au contraire, ces éléments anatomiques évoluent. Nous en avons déjà des preuves en les suivant dans la série animale, même avec le peu que nous en connaissons. Nous les trouvons, en effet, de plus en plus perfectionnés au fur et à mesure que ces diverses formes représentent un degré plus avancé de l'animal. Nous pouvons même voir des éléments si éloignés de leur type original et spécifique qu'ils nous apparaissent comme des éléments nouveaux et distincts.

La matière contractile, par exemple, qui est représentée par une seule substance au début de l'animalité, dans l'être monocellulaire, présente déjà quatre variétés bien distinctes : celle de la fibre lisse, celle de la fibre striée, celle du cœur et celle des leucocytes ; et ces différentes substances contractiles sont si bien différenciées, qu'elles ont des électivités tout à fait distinctes.

Il en est de même des cellules nerveuses préposées aux différents sens. Elles ont fini par se spécialiser à ce point, qu'elles ne peuvent plus traduire qu'une catégorie d'impressions, quelle que soit la nature de l'agent qui provoque ces dernières.

Les éléments anatomiques se modifient donc, mais ils le font en se perfectionnant ; et ces perfections s'accomplissent en affirmant de plus en plus le principe de la

spécialisation. La matière animale n'a eu qu'une substance contractile à ses débuts; et, je viens de le dire,
elle en a maintenant au moins quatre.

Plus nombreuses sont encore les cellules sécrétantes et
tout aussi nettement différenciées, soit qu'elles ne relèvent que de la fonction de l'élimination des produits usés,
soit qu'elles aient pour mission la formation de ces substances diastasiques dont j'ai déjà signalé plusieurs fois
l'importance. N'en est-il pas de même de la cellule conjonctive, dont le type primitif persiste, mais que nous
voyons en suivant l'évolution la plus probable de la matière animale devenue adipeuse, fibreuse, cartilagineuse
et plus tard osseuse?

Enfin, n'en est-il pas également ainsi de la cellule nerveuse dont j'ai déjà parlé? Que de modifications, dans le
sens de la spécialisation, n'a-t-elle pas déjà reçues! Outre
les modifications qui l'ont adapté à la perception des diverses impressions, lumière, son, odeur, saveur, etc.,
l'élément nerveux primitif est devenu, selon les besoins:
un élément conducteur, tous les éléments du système
sympathique, tous ceux de l'axe rachidien, cellule sensi-
tive et motrice, et enfin par une de ces modifications les
plus élevées, les éléments auxquels sont dévolus les ad-
mirables attributs de l'animal supérieur, c'est-à-dire la
mémoire, le comparaison, l'abstraction, en un mot tout
ce qui constitue la pensée et ses divers modes d'expression.

Que nous sommes déjà loin de la forme animale monocellulaire dans le protoplasma de laquelle se trouvaient
réunies et confondues toutes les substances qui se sont
isolées ensuite dans les éléments différenciés, et aussi forcément, quoique à l'état rudimentaire, toutes leurs propriétés! Or, tous ces perfectionnements, je le répète, se
sont accomplis par la spécialisation et n'auraient pu s'ac-

complir sans elle. C'est, du reste, encore sous ce régime que vit et continue à progresser la matière animale vivante ; et tout nous fait supposer, qu'au moins pendant longtemps, c'est encore en suivant cette voie de la spécialisation qu'elle fera les progrès que son passé nous permet d'espérer.

### *Fonctions de la matière animale vivante.*

La matière animale vivante, comme la végétale, reste soumise aux mêmes lois que la matière minérale : pesanteur, lumière, chaleur, etc. ; de plus, comme le végétal, elle se *nourrit*, s'*accroît* et se *reproduit*.

Ces trois propriétés sont chez l'animal, dans leur généralité, tout à fait les analogues de celles du végétal.

Pour la *nutrition*, les échanges ont lieu pour tous les éléments anatomiques isolément. Chacun d'eux a sa nutrition propre, et règle son assimilation et sa désassimilation suivant ses besoins et suivant ses fonctions.

La *croissance*, comme pour le végétal, s'opère pour l'élément anatomique et pour la collectivité. Tous les éléments anatomiques ont connu une période pendant laquelle leurs dimensions se sont accrues ; et, par conséquent, pendant laquelle, pour cet élément, les recettes dépassaient les dépenses. Puis ils sont restés à une dimension donnée, qu'ils ne dépasseront plus. Ils se contentent, dès lors, d'assimiler des quantités de substances suffisantes pour leur entretien et leurs fonctions.

Quant à la croissance de la collectivité, elle est du domaine surtout de la reproduction.

Pour les formes monocellulaires, car la nature semble avoir suivi la même voie pour les deux règnes, la *reproduction* appartient, d'une manière uniforme, à tout leur protoplasma. On peut diviser, par exemple, des amibes,

et voir chacune de leurs parties continuer à vivre de la
même existence. Dans certaines collectivités d'ordre inférieur, le même pouvoir de reproduction est commun à
tous leurs éléments. Mais quand on s'élève, comme pour
le végétal, nous voyons cette fonction importante être
confiée à des éléments anatomiques spéciaux, et de nouveau avec le conflit nécessaire de deux substances organiques, l'une amorphe, assimilable à une diastase, et
l'autre figurée.

De même que pour le végétal, enfin, un certain nombre de ces éléments, arrêtés dans leur développement par
l'âge adulte, peuvent, sous l'influence de certaines excita-
tions, donner naissance à un autre semblable.

Pour ces trois propriétés, l'animal se rapproche donc
du végétal. Mais d'autres importantes l'en séparent. C'est
ainsi que les *mouvements* qui n'existaient qu'à l'état d'é-
bauche et de rares exceptions, dans le règne végétal,
constituent un des caractères dominants de l'animal.
Toute matière animale vivante peut au moins changer de
forme ; il en est ainsi même des monocellulaires. Mais,
de plus, pour peu qu'on s'élève, il ne s'agit plus seulement de mouvements, mais de *déplacements* permettant
même, pour certaines espèces, des parcours des plus
étendus. On conçoit quelles modifications considérables
la nature a dû faire subir à la matière vivante pour permettre à ces collectivités un jeu régulier de leurs fonctions, malgré ces déplacements ; et combien, à partir de
ce moment, l'organisation des collectivités animales a
dû s'éloigner des végétales.

Une de ces différences les plus importantes, outre le
mouvement, est celle qui a trait à la calorification.

Tandis que le végétal reçoit surtout le calorique du
milieu ambiant et même qu'il l'emmagasine en constituant la matière organique, la matière animale vivante

est condamnée à produire celui dont elle a cependant un besoin indispensable ; or, elle ne peut se procurer ce calorique qu'en le demandant à la matière organique constituée par le végétal, et elle ne peut l'obtenir d'elle qu'à la condition de la ramener à l'état minéral. Ainsi, cette matière animale vivante qui a déjà besoin de la matière organique pour sa constitution et pour ses échanges d'entretien, en a également besoin pour faire le calorique dont ses éléments anatomiques ne peuvent se passer.

Nous verrons bientôt toute l'importance de cette modification apportée dans les conditions d'existence de la vie végétale et de la vie animale. La nécessité de faire son calorique domine, en effet, la physiologie animale. Toutes les fonctions, d'une manière plus ou moins immédiate, se groupent autour de la calorification et en dépendent. Toutes les autres s'accompliront bien, si chacune d'elles fournit à l'organisme les substances nécessaires à la production de ce calorique, et réciproquement chacune d'elles s'accomplit bien si le calorique ainsi produit met ses éléments anatomiques dans de bonnes conditions de fonctionnement. C'est surtout à la production de ce calorique que sont consacrées deux des plus grandes fonctions de la vie animale : la digestion et la respiration. Faire du calorique, en faire assez et ne pas en faire trop, est, pour l'animal, la condition *sine qua non* de son existence et de sa santé. C'est la fonction qui, je le répète, par son caractère impérieux et pressant, domine toutes les autres.

Les conditions nouvelles dans lesquelles la nature s'est proposée de faire vivre la matière animale, en ce qui concerne la calorification, sont si éloignées de celles dans lesquelles vit le végétal, qui se contente de la température ambiante, que la nature semble avoir, à ses débuts, hésité dans le choix des procédés à adopter.

L'animal, d'après ses plans, a toujours dû, il est vrai, produire son calorique ; c'est là une condition essentielle de sa vie. Mais, pour tout un groupe nombreux, la matière animale a reçu une constitution telle que les meilleures conditions de son fonctionnement se trouvent être celles de la température du milieu ambiant. L'animal, pour tout ce groupe, peut se contenter de faire une quantité de calorique suffisante pour se mettre en équilibre avec son milieu ; et, pour ce groupe, le protoplasma des divers éléments anatomiques a reçu la possibilité de conserver ses fonctions à des températures encore assez éloignées les unes des autres. Les écarts de ces températures comprennent facilement 15 à 20 degrés, s'il s'agit de la conservation de la fonction ; et ils sont presque doublés, s'il ne s'agit que de la conservation de la vie.

Mais, malgré ces écarts, comme on le voit, assez étendus, vu les différences de température encore beaucoup plus grandes qu'offre la surface terrestre sous l'influence des climats et des saisons, l'habitat de chacun de ces groupes de formes animales restait forcément assez restreint. Leurs déplacements et surtout leurs migrations étaient limités par la température ambiante. C'est le groupe des animaux à température variable.

Pour laisser aux formes animales l'entière liberté du déplacement, et enlever toute limite à leur habitat, la nature a dû entrer dans une autre voie. Elle a restreint l'étendue des températures auxquelles les divers éléments anatomiques animaux peuvent exercer leurs fonctions et aussi celles auxquelles leur vie est possible ; mais, en échange, elle a donné à ces collectivités une organisation telle qu'elles puissent presque, quelle que soit la température ambiante, maintenir la leur à celle qui est la plus favorable aux bons fonctionnements de leurs éléments anatomiques constituants. Elle en est arrivée ainsi aux formes animales dites à température constante.

Mais, cette fois encore, il semble qu'elle n'a pas adopté ce nouveau plan de la vie animale sans hésitation. C'est ce qu'on pourrait induire de l'existence de ces formes intermédiaires qui tiennent des deux plans : *Les animaux à température constante hibernants.*

Ceux-ci ont reçu une organisation telle qu'ils peuvent, lorsque le température ambiante est encore assez élevée, produire une quantité de calorique suffisante pour mettre la leur sensiblemenf au niveau des autres animaux à température constante au moins dans les environs de 30° à 40°. Mais, dès que la température ambiante s'abaisse, d'une manière approximative pour le hérisson, au-dessous de 10°, ils semblent devenir impuissants à produire la quantité de chaleur qui leur est nécessaire. Leurs foyers sont insuffisants ; et, pour compenser cette infériorité, la nature a fait bénéficier leurs éléments anatomiques de la résistance qu'offrent à la mort ceux des animaux à température variable, de telle sorte que ces animaux homéothermes hibernants, s'ils ne peuvent plus fournir une quantité de calorique permettant à leurs éléments anatomiques d'exercer leur fonction, ont au moins des éléments anatomiques tels que, dans une large mesure, pour vivre, ils se contentent de la température de leur milieu.

C'est qu'en effet, nous le verrons, la nouvelle organisation adoptée par la nature, et qui, seule, semble-t-il, pouvait permettre aux formes animales de jouir sans limite de la facilité de se déplacer, les oblige, dans certaines conditions de milieu, à produire du calorique en quantité si considérable que tout, dans leur plan, a dû être subordonné à cette fonction. Faire du calorique, je l'ai dit, est devenu, pour ces formes animales jouissant d'une manière presque indéfinie de la faculté de se déplacer, leur fonction la plus importante. C'est cette fonction qui absorbe les neuf dixièmes de leurs dépenses.

En ce qui concerne l'homme, sur les 2.500 calories correspondant à sa ration moyenne d'entretien, le travail mécanique ne dépasse pas 250 calories, et toutes les autres, soit les neuf dixièmes, sont dépensées presque exclusivement pour faire du calorique, qui, je le rappelle, provient en totalité de la minéralisation de la matière organique.

On peut donc dire qu'au point de vue du rendement mécanique, les formes animales homéothermes sont des machines peu économiques. Le travail produit est en disproportion avec les dépenses. Mais, par contre, quand on embrasse l'évolution de la matière vivante dans son ensemble, comme je cherche à le faire ici, on est conduit à ce rapprochement, que si, ainsi que je l'ai fait entrevoir, en constituant la matière animale, la nature, entre autres buts, s'est proposée celui de limiter la quantité de la matière organique constituée par le végétal et de hâter sa destruction, l'organisation des formes animales homéothermes répond admirablement à ce but; car ces formes ne peuvent vivre qu'en minéralisant beaucoup de matière organique; et souvent, elles en minéralisent d'autant plus qu'elles appartiennent à un ordre plus élevé.

La distance entre le végétal et l'animal s'accentue donc sous ce rapport, comme, du reste, pour le mouvement, au fur et à mesure que, pour chacun de ces deux règnes, leurs représentants se sont perfectionnés.

Enfin, une autre différence résulte des *réflexes*. Cette propriété qui se laisse à peine soupçonner chez le végétal, prend, au contraire, chez l'animal, une importance prépondérante.

Si, en effet, la production du calorique est indispensable pour l'existence de la matière animale, si elle domine chez elle les propriétés qui lui sont communes avec la végétale, nutrition, accroissement, reproduction, le réflexe, en donnant à ce mot son sens le plus large, devient la base, le point de départ tout aussi indispensable de toutes les fonctions les plus élevées de ces formes de la vie, et même de ces fonctions qui, par leur élévation, semblent échapper à la nécessité d'un substratum anatomique.

C'est le réflexe, en effet, qui d'abord règle la vie intime de chaque élément anatomique soit pour ses propres besoins, soit en tenant compte des besoins des autres. C'est le réflexe aussi qui règle la calorification, la modérant ou l'activant non seulement pendant l'état normal, mais aussi comme moyen de défense de la collectivité, quand elle est menacée par une cause morbide. Mais, de plus, et surtout, c'est le réflexe qui, par un de ses éléments, met la collectivité en rapport avec le milieu ambiant, qui le lui fait connaître, et lui permet de l'apprécier avec ses qualités multiples, chaleur, lumière, vibrations sonores, etc. Le premier élément du réflexe, en effet, n'est-ce pas celui qui perçoit l'impression?

Tous les éléments anatomiques participant de la vie animale jouissent, en effet, de cette propriété d'être *impressionnés*, c'est-à-dire de manifester par une modification de leur forme extérieure ou de leur distribution protoplasmique d'un changement quelconque survenu à leur surface ou dans leur intimité. Cette propriété est commune à toute substance animale figurée. Mais, tandis que, au moins pour la plupart de ses formes, ce changement reste limité à l'élément impressionné, et que, pour un certain nombre d'autres, leur sensibilité est obtuse, la nature poursuivant son œuvre de spécialisation a doué certains éléments anatomiques d'une sensibilité plus grande que tous les autres; elle a ébauché ainsi le premier élément nerveux.

Cet élément, après sa constitution, comme les autres

éléments anatomiques différenciés, s'est perfectionné à
son tour. Il s'est même, dans la suite, de nouveau spécia-
lisé lui-même en une série d'autres qui, tout en conservant certains caractères communs, ont acquis cependant
des propriétés très éloignées.

D'une part, certains de ces éléments sont devenus sensibles : les uns, au contact ; les autres, aux sons ; à la
lumière ; aux saveurs ou aux odeurs ; et cela, je l'ai déjà
dit, avec une spécialisation telle, que, quelle que soit la
nature de l'agent impressionnant, il ne provoque, de leur
part, que des sensations en rapport avec le genre d'impressions à la perception desquelles ils sont destinés.

D'autre part, évoluant dans des voies différentes, d'autres de ses éléments nerveux sont devenus, les uns des
organes de conduction, et les autres des organes de
transformation, recevant l'impression par ces derniers
et provoquant le mouvement.

Enfin, par des spécialisations encore plus perfectionnées, un certain nombre de ces éléments en sont arrivés
à conserver le souvenir des impressions, à pouvoir les
comparer avec d'autres présentes ou anciennes ; et, de ces
comparaisons, résultent des phénomènes d'un ordre plus
complexe, la réflexion, la détermination. Les impressions,
dont ces dernières dépendent cependant d'une manière
exclusive, étant anciennes et le moment de leur réception
étant oublié, ces réflexions et ces déterminations pourront sembler tout d'abord ne relever en rien de la matière
impressionnée ; tandis qu'une étude plus attentive nous
ramène à cette conclusion forcée qu'en réalité même les
manifestations de la pensée qui semblent en être le plus
dégagées, et attester le mieux leur indépendance de la
matière impressionnée, ne lui restent pas moins entièrement subordonnées.

Je dois même ajouter que ces manifestations, quelque

élevées qu'elles soient, de même que toutes celles qui résultent des autres éléments anatomiques, sont soumises à cette loi générale, qu'elles ne peuvent être produites par leurs éléments anatomiques qu'à la condition que celui-ci minéralise une certaine quantité de substance organique. De sorte que, d'une manière générale, nous pouvons dire que sentir, se souvenir, penser et vouloir, comme se nourrir, c'est minéraliser.

## *Adaptations et suppléances.*

ADAPTATIONS. — Outre la faculté de graduer la production de leur calorique à leurs besoins et pour régler cette production, la nature a donné aux collectivités animales la propriété de *s'adapter*, au moins dans une certaine mesure, aux conditions différentes du milieu ambiant, surtout en ce qui touche la température, en leur permettant d'augmenter les éléments anatomiques dont un surcroît de fonctions est devenu nécessaire par la modification de ce milieu ; et aussi, par une sage économie, de laisser disparaître, par atrophie, ceux qui, par des modifications inverses du milieu, étaient devenues inutiles.

Le végétal peut, lui aussi, s'adapter à son milieu, mais seulement plus lentement et dans une mesure très restreinte. Pour changer d'habitat, il lui faut ces deux conditions importantes, un sol sensiblement de même composition et une température sensiblement la même. A ces deux conditions, on peut transporter un végétal d'un point quelconque du globe à un autre. Mais, en somme, je le redis, sauf dans une mesure restreinte, le végétal ne sort pas de son habitat ; il ne s'adapte, au sens propre du mot, que difficilement et surtout très lentement.

Il en est, tout autrement de l'animal. Ses différentes formes sont en voie incessante d'adaptation. Elles s'adaptent d'abord aux besoins de leurs différents âges. J'ai montré que la plupart des organes se modifient, que, rapportés au kilogramme de l'animal, le plus souvent ils deviennent moins volumineux de la naissance à l'âge adulte ; quelques-uns même de ces groupes d'éléments anatomiques disparaissent complètement. D'autres, au contraire, augmentent de nombre ; presque nuls à la naissance, ils se développent même après l'âge adulte.

Ces adaptations se font par l'augmentation ou l'atrophie des éléments anatomiques. L'augmentation a lieu par la reproduction d'un élément par un autre élément semblable ou par un retour localisé à l'état embryonnaire. Quant à l'atrophie physiologique, elle a lieu par un processus de régression, dans lequel nous voyons disparaitre d'abord le protoplasma et ensuite le noyau.

Ce sont là des adaptations dues à l'évolution normale de toute collectivité ; et celles-ci, quoique plus ou moins marquées, sont constantes. Mais, de plus, il en existe d'autres qui se développent sous l'influence de conditions contingentes ; mais qui, dès que ces conditions existent, s'imposent à l'organisme d'une manière tout aussi impérieuse. Ce sont celles qui dépendent du milieu ambiant et plus spécialement de sa température. Sous ces influences, toutes ces collectivités animales, quelle que soit la période de leur évolution, jeunes, adultes ou à leur déclin, sont condamnées à augmenter l'activité de certains de leurs éléments anatomiques, et même d'augmenter leur nombre. Ce sont les variations de la température, je l'ai dit, qui constituent les causes les plus puissantes de ces modifications. C'est qu'en effet j'ai déjà insisté sur ce point, pour l'animal, l'obligation de se maintenir à une température constante, quelle que soit celle de son milieu.

a donné, chez lui, à la fonction de la calorification, une importance telle que la plupart des autres semblent avoir pour principal but d'assurer son jeu régulier. L'hématie, par exemple, qui est chargée de transporter dans l'organisme, l'oxygène nécessaire aux combustions, diminue dans les pays chauds et pendant nos étés, et augmente dans les conditions contraires. L'absorption est plus active en hiver qu'en été. Dans d'autres conditions, nous savons que tous les muscles se perfectionnent au fur et à mesure que nous leur demandons un travail plus actif. Dans ce cas, l'organisme appelé à faire produire, à quelques-uns de ses muscles, un travail qui dépasse celui qu'ils produisaient avant, se voit forcé de les augmenter.

Enfin, à côté de ces adaptations, se passant à l'état normal, il y a celles de causes pathologiques. Déjà, la clinique en a relevé quelques-unes, telles que l'hypertrophie du muscle cardiaque dans les cas de gêne de la circulation. Mais, j'ai lieu de croire qu'une étude attentive des causes de l'augmentation de volume d'autres organes, montrera que, dans un certain nombre de cas, ces augmentations de volume, de même que celle du cœur, sont des hypertrophies d'adaptation. J'ai pu m'en convaincre déjà pour le foie, et il est devenu probable, pour moi, qu'il en est de même parfois pour la rate. N'est-ce pas ce qui a lieu notamment dans certaines maladies infectieuses, comme la fièvre typhoïde, la fièvre jaune, etc. ?

Ainsi l'animal est en voie incessante d'adaptation, c'est-à-dire que ses divers organes peuvent, dans un espace de temps relativement court, augmenter ou diminuer de volume, non seulement en restant normaux, mais même dans le but évident de maintenir à l'état normal l'organisme tout entier.

SUPPLÉANCES. — La spécialisation des éléments anatomiques, en les perfectionnant de plus en plus au point de vue de la fonction spéciale qui leur a été dévolue, restreint également de plus en plus leurs autres propriétés fonctionnelles. Tandis, en effet, que dans une collectivité à éléments peu différenciés, ces éléments pourraient assez facilement se suppléer les uns les autres, dans les collectivités plus avancées dans la voie du perfectionnement ou autrement dit de la spécialisation, toutes les fonctions étant devenues l'attribut exclusif d'éléments anatomiques spéciaux, ces éléments anatomiques, ainsi différenciés, sont devenus de moins en moins aptes à remplir les fonctions des autres.

D'autre part, par le fait même de l'augmentation du nombre des éléments à fonction spéciale, et, par conséquent, aussi par l'augmentation des fonctions ainsi divisées, la collectivité est devenue un organisme de plus en plus compliqué, dont le jeu régulier n'est assuré que par celui de toutes ces espèces d'éléments anatomiques à fonctions différentes. Le jeu régulier de beaucoup de ces fonctions est devenu, dans un temps plus ou moins long, nécessaire à son existence ; et de là est né, pour cet organisme, sinon la nécessité, du moins l'utilité des *suppléances*.

La nature ne pouvant plus, d'après ce nouveau plan, faire remplir la même fonction à deux protoplasmas qu'elle s'était attaché elle-même à différencier, s'est adressée à un autre procédé pour remplir une fonction dont les éléments anatomiques seraient compromis. Elle a cherché à arriver au même but à l'aide d'autres éléments, quoiqu'ils aient assez souvent des fonctions différentes.

S'agit-il par exemple d'assurer à l'organisme l'absorption des aliments ingérés ?

Elle a assuré la digestion des hydrates de carbone

au moins par deux substances diastasiques provenant des deux parties différentes des organes digestifs, la salive et l'amylase pancréatique. Pour la digestion des corps gras, ils peuvent être émulsionnés ou dédoublés; enfin, pour les azotés, ils peuvent être peptonisés par le suc gastrique et par la trypsine.

Il en est de même pour l'ensemble de la fonction de l'élimination. Les reins peuvent être suppléés, dans certains cas, par la surface cutanée, et dans d'autres par la surface intestinale et même par la surface pulmonaire.

La médecine s'est heureusement emparée de ces suppléances relevant de la fonction éliminatrice. Ne fait-elle pas, en effet, appel à ces suppléances, quand, dans les conditions d'insuffisance rénale, elle s'adresse aux purgatifs et aux sudorifiques?

Les progrès de la matière animale dans la voie de la spécialisation l'ont donc conduite aux suppléances; et si, pour certaines fonctions, elles sont encore imparfaites, il faut reconnaître que pour d'autres la nature les a déjà assez largement assurées.

Ainsi, les grandes étapes franchies par la matière animale vivante, depuis sa constitution jusqu'à son état actuel le plus perfectionné, peuvent être placées dans l'ordre suivant : l'*état monocellulaire*; la *collectivité* ou le groupement de ces monocellulaires; la *différenciation* de ses éléments constituants, conséquence naturelle de ce groupement; la *suppléance* découlant elle-même, ainsi que je viens de le dire, de la différenciation; et enfin l'*adaptation* nécessitée par la facilité que la nature a donnée aux formes animales de vivre dans les ambiances les plus différentes.

## *Minéralisation de la substance organique par la matière animale vivante.*

### I

La matière animale vivante, comme la végétale, a besoin, pour assurer son existence, de certaines matières minérales. Mais ces substances minérales, même quand elles entrent dans la constitution des éléments anatomiques ou des liquides de l'organisme, restent à l'état minéral. Elles ne passent pas à l'état organique au sein de l'animal ; elles le quittent à l'état minéral, souvent même dans l'état de leur pénétration.

Mais si ces substances minérales sont utiles et même nécessaires à l'animal, je l'ai dit, ce dernier a surtout besoin des matières organiques ; et celles-ci, au lieu de rester dans l'état de leur pénétration, ne quittent l'organisme qu'après avoir été ramenées, pour la plus grande partie, à l'état minéral. La vie animale, nous le savons, en effet, ne se maintient que grâce à cette minéralisation.

### II

Une fois constituée, qu'elle soit végétale ou animale, la matière organique est détruite presque exclusivement par l'animal lui-même, qui lui demande son entretien. Les agents physiques, et surtout l'hydratation, peuvent bien en minéraliser une partie, mais c'est de beaucoup la plus faible. La plus grande partie est détruite par les formes animales elles-mêmes ; et dans ce rôle d'agents minéralisateurs, il faut, comme importance, sûrement placer en première ligne les formes les moins perfectionnées. Ce sont ces formes, les plus simples de la matière animale vivante, qui, vu leur nombre, arrivent à minéraliser le plus de substances organiques, soit végétales, soit animales. Les microorganismes animaux interviennent, même souvent de la manière la plus active, dans des cas où les agents physiques semblent agir seuls. Ce sont eux qui minéralisent la presque totalité des substances organiques privées de vie.

Mais, fait important, quelle que soit la forme animale qui minéralise la matière organique, qu'il s'agisse des microorganismes ou des géants de ce règne, le processus de la minéralisation reste le même; et quand on l'étudie seulement au point de vue de la biologie générale, il est des plus simples.

L'animal utilise, ou ce qui est la même chose, minéralise, la substance organique dans deux buts, qui lui sont aussi indispensables l'un que l'autre. Il en emploie une partie pour faire son calorique, et l'autre pour remplacer ses parties constitutives usées.

Pour le premier but, il peut utiliser à peu près indifféremment les trois catégories d'aliments ; pour le second, au contraire, il ne peut s'adresser qu'à des substances ayant la même composition que ses parties constitutives, c'est-à-dire surtout aux substances azotées.

Au point de vue de la calorification, les hydrates de carbone, au moins chez les formes un peu élevées, arrivent probablement toujours à l'état de glucose $C^6H^{12}O^6$, et c'est directement sous cette forme ou après un certain degré d'hydratation qu'ils sont oxydés, ainsi que l'expliquerait cette formule hypothétique :

$$C^6H^{12}O^6 + 12\ O = 6\ CO^2 + 6\ H^2O.$$

Une molécule de glucose, en se réunissant à douze molécules d'oxygène, dont six proviennent de la glucose elle-même et six de l'oxygène pulmonaire, reviendrait à l'état minéral sous les deux formes de $CO^2$ et de $H^2O$.

Ce sont ces mêmes corps, je le rappelle, dont la combinaison sous l'influence de la chlorophylle et de la lumière
a été probablement au moins le point de départ de la plus
grande partie de la matière organique :

$$CO^2 + H^2O = CH^2O + 2\,O$$

aldéhyde<br>formique.

Pour ramener un gramme de glucose, contenant :
$C = 0^g400$, $H = 0^g067$ et $O = 0^g533$, à l'état d'eau et d'acide
carbonique, il faudra environ $1^g603$ d'oxygène sur lesquels, on vient de le voir, $0^g533$ proviennent de la glucose elle-même et dont le reste, $1^g070$, sera demandé à la
respiration. Ce gramme de glucose, en s'oxydant fournira $1^g470$ d'acide carbonique et $0^g600$ d'eau ; et, en même
temps, produira une quantité de calorique égale à 4 calories 100.

La minéralisation des *graisses* les conduira également
à ces deux mêmes substances : l'eau et l'acide carbonique. Quelles que soient les modifications de composition
que subissent ces graisses, on peut dire, d'une manière
générale, qu'elles ne seront revenues à l'état minéral que
lorsqu'elles seront ramenées à un de ces deux corps.

Pour y arriver, la quantité d'oxygène nécessaire varie
pour la molécule de chacun des corps gras ; et il en est
de même, bien entendu, des quantités d'eau et d'acide
carbonique qui résultent de cette oxydation. Mais ces variations, au contraire, disparaissent presque, si, au lieu
d'envisager les molécules si différentes de ces corps, nous
nous basons sur le poids. Un gramme de chacun d'eux,
pour s'oxyder, exige à peu près la même quantité d'oxygène et fournit la même quantité de produits.

Un gramme de tripalmitine, $C^{51}H^{96}O^6$, qui contient
$0^g760$ de carbone, $0^g121$ d'hydrogène et $0^g119$ d'oxygène,
exigera pour être ramené en totalité à l'état d'eau et

d'acide carbonique $2^g999$ d'oxygène, sur lesquels, je viens de le dire, $0^g119$ proviendront de sa propre désagrégation. C'est donc $2^g880$ qui devront être demandés à l'oxygène pulmonaire. Ce gramme de tripalmitine, après sa combinaison avec ces $2^g880$ d'oxygène extérieur, donnera $2^g780$ d'acide carbonique $1^g100$ d'eau et fournira environ 9 calories.

L'animal ramène donc les ternaires, hydrates de carbone et graisses, en totalité à l'état d'eau et d'acide carbonique; et cela quelles que soient les modifications intermédiaires.

Ce que nous savons de la désintégration des *albuminoïdes* fait supposer qu'elle commence toujours par l'hydratation. De même que pour être absorbés, les azotés alimentaires avaient été ramenés à un état soluble, à l'état de peptones par l'hydratation, de même les albuminoïdes fixes de l'animal, qu'ils fassent partie de ses protoplasmas ou de ses liquides, s'hydratent de nouveau quand ils sont usés; et il semble qu'ils aient besoin de cette hydratation pour s'oxyder. L'oxygène, en effet, ne parait pas pouvoir se combiner à la molécule albuminoïde intacte. Il ne le fait qu'avec les composés résultant de sa désagrégation, commencée sous l'influence de l'hydratation.

L'albuminoïde, non dialysable, liquide ou protoplasmique, passe à l'état d'abord de propeptone, puis de peptone, états dans lesquels il conserve sa constitution albuminoïde, si bien que la déshydratation, surtout en passant dans un autre organisme, peut de nouveau le faire revenir à son état primitif d'albumine non dialysable et lui permettre de redevenir un aliment de constitution.

Mais si l'hydratation continue à s'exercer sur les peptones, celles-ci perdent leur constitution albuminoïde, leur molécule se désagrège et de sa désagrégation résulte une série de composés sur lesquels l'action de l'oxygène devient facile et qui ne peuvent plus servir qu'à la calorification. Ce sont d'abord des hydrates de carbone ou des composés pouvant le devenir ; des corps gras qui seront minéralisés comme je viens de l'indiquer ; le soufre, le phosphore et le fer, selon la substance albuminoïde, mis en liberté par sa désagrégation, reviendront également à l'état minéral, le soufre en se combinant avec l'oxygène ou l'hydrogène et le phosphore ou le fer avec le premier.

Toutefois, toute la molécule albuminoïde ne sera pas minéralisée. Même dans les meilleures conditions de minéralisation, l'azote retiendra une certaine quantité d'oxygène, de carbone et d'hydrogène et quittera l'organisme à l'état d'urée, $COAz^2H^4$, ou avec une quantité encore plus importante de carbone et d'oxygène, $C^5O^3Az^2H^4$, à l'état d'acide urique.

Une des phases de cette désintégration de la molécule albuminoïde sous l'influence de l'hydratation peut être représentée par les formules suivantes :

$$C^{72}H^{112}Az^{18}O^{22}S + 14\,H^2O = 9\,(COAz^2H^4) +$$

Albumine　　　　　　　　　　　　　　　　　Urée

$$6\,C^{51}H^{96}O^6 + C^3H^6O^3 + 9\,CO^2 + S.$$

Tripalmitine　　Acide
acétique

Ou bien encore :

$$C^{72}H^{112}Az^{18}O^{22}S + 3\,H^2O = 4\,(C^3O^5Az^2H^4) + COAz^2H^4 +$$

Albumine　　　　　　　　　　　Acide urique　　　　　　Urée

$$C^{51}H^{96}O^6 + SO^3H^2 + 3.0.$$

Tripalmitine

Dans la première formule, une faible quantité de carbone est déjà sous forme de $CO^2$ ; le soufre passera facilement à l'état d'hydrogène sulfuré ou d'acide sulfurique ; la tripalmitine donnera dans la suite de l'eau et de l'acide carbonique ; il en sera de même de l'acide acétique, soit qu'il se combine directement avec l'oxygène, soit qu'avant il passe en se doublant à l'état de glucose ;

44  INTRODUCTION.

enfin l'azote, retenant avec lui une faible quantité des autres corps, s'éliminera sous forme d'urée.

Dans la seconde formule, nous retrouvons la tripalmitine et l'urée ; mais, de plus, nous voyons apparaître un autre composé, l'acide urique $C^5O^3Az^2H^4$, encore plus riche en carbone que l'urée, s'éliminant souvent dans cet état, et représentant, par conséquent, une minéralisation encore moins complète de la molécule albuminoïde.

Dans les conditions d'une bonne minéralisation, un gramme de substance albuminoïde, $C^{72}H^{112}Az^{18}O^{22}S$, qui contient 0 gr. 536 de carbone, 0 gr. 070 d'hydrogène, 0 gr. 156 d'azote, 0 gr. 218 d'oxygène et 0 gr. 020 de soufre, exige pour se minéraliser 1 gr. 748 d'oxygène, sur lesquels 0 gr. 218 proviennent de sa propre molécule, et le reste 1 gr. 530, doit être demandé à l'oxygène extérieur. Ce gramme d'albuminoïde donne 0 gr. 336 d'urée, et par l'oxydation, 1 gr. 721 d'acide carbonique, 0 gr. 424 d'eau et 0 gr. 049 d'acide sulfurique. Enfin, cette oxydation jusqu'à l'état d'urée, fournit 4 calories 807 ; et les 0 gr. 336 d'urée, s'ils étaient complètement oxydés, en donneraient 0 calorie 847, soit en tout 5 calories 654 (1).

L'albuminoïde, je viens de le dire, peut être utilisé à faire directement du calorique, comme les ternaires, ou bien conserver sa constitution un certain temps, en remplaçant ceux de l'organisme qui sont usés. Mais, même dans ce cas, son sort final reste le même ; car, après être passé à son tour à l'état de matière usée, cet albuminoïde n'en sera pas moins minéralisé ; et, de plus, son gramme exigera à peu près la même quantité d'oxygène et fournira sensiblement les mêmes quantités d'eau, d'acide carbonique, d'acide sulfurique, d'urée ; et enfin, fait important à signaler, il donnera la même quantité de calories.

(1) Ces divers renseignements m'ont été fournis par mon ami le D$^r$ de Rey-Pailhade, et je lui en adresse tous mes remerciements.

Ainsi, d'une manière sûre pour les formes animales élevées, et d'une manière probable pour les autres, la matière animale ne peut vivre qu'en ramenant les ternaires à l'état d'eau et d'acide carbonique, et les albuminoïdes, outre ces deux corps, à l'état d'urée et d'acide sulfurique ou phosphorique, selon sa composition. Mais, en outre, et j'insiste sur ce point, cette minéralisation, qu'il s'agisse de la forme primitive ou de la plus perfectionnée, ne pourra se faire que dans les conditions que je viens d'indiquer : l'oxydation de ces diverses substances ne pourra s'achever qu'avec ces quantités d'oxygène ; elle ne pourra donner que ces quantités d'eau et d'acide carbonique ; enfin, elle ne pourra donner que cette quantité de calories ; rien de plus, rien de moins. Ces différentes transformations sont soumises à des lois physico-chimiques que l'organisme animal est impuissant à modifier. Enfin, elles pourront se faire rapidement ou lentement, sans que ces rapports puissent être modifiés. Quelle que soit leur durée, quelles que soient leurs modifications intermédiaires, elles exigeront la même quantité d'oxygène, elles donneront les mêmes quantités de leurs produits et aussi la même quantité de chaleur.

L'activité de cette minéralisation est réglée surtout par les besoins de l'organisme en calorique ; et ces besoins sont eux-mêmes réglés surtout par la température ambiante. D'autres causes interviennent également, telles que les mouvements, l'âge. etc.. mais la température ambiante n'en reste pas moins la cause prépondérante. Or, cela étant, il en résulte que l'activité des combustions, toutes conditions égales d'ailleurs, est en rapport surtout avec la surface ; et comme d'après les lois géométriques, la surface rapportée au poids de l'animal est d'autant plus grande que celui-ci est plus petit. nous arrivons à cette conclusion que. pour des animaux ayant à conserver la même température normale, la production du calorique doit être toujours d'autant plus élevée que l'animal est plus petit. Cette loi, du reste, est complètement confirmée par l'observation et l'expérimentation. Les différences dans les combustions qui résultent de cette influence sont, même en pratique, des plus importantes. Elles sont assez marquées pour se retrouver même chez un sujet donné à ses différents âges. C'est ainsi que pour l'homme, le nourrisson, sans comprendre les aliments nécessaires à la croissance, en dépense une quantité donnant 65 calories par kilo, tandis que l'adulte peut se contenter d'une quantité d'aliments ne lui en fournissant que 35 à 40. Cette loi reste sûrement exacte pour toutes les formes animales à températures constantes ; et il en est probablement de même pour ceux à températures variables. Mais, pour ces dernières, surtout pour celles qui occupent le bas de l'échelle zoologique, pour les raisons que j'ai indiquées, les dépenses en calories doivent être beaucoup moindres. Toutefois, même pour les formes microscopiques, la nécessité de minéraliser la matière organique pour vivre, et le dégagement de calorique pour cette minéralisation, reste vraie. Nous voyons, en effet, toutes les fermentations être accompagnées de chaleur et souvent de la manière la plus appréciable.

*Circuit de la matière organique. — Considérations pratiques.*

Le circuit le plus court de la matière minérale et de la matière organique consisterait donc dans l'organisation du minéral par le végétal ; puis, son ingestion par l'animal et sa minéralisation par ce dernier.

C'est ce qui a lieu dans le cas des herbivores s'alimentant avec la matière organique végétale et aussi dans la destruction de la matière organique d'origine végétale par les microorganismes. Mais, dans d'autres cas, la substance organique animale, au lieu d'être minéralisée, est reprise à l'état organique par un autre animal, qui en fait ses parties constitutives. La durée de la matière organique à l'état vivant est ainsi prolongée; elle peut appartenir, avec des modifications légères, successivement à plusieurs collectivités animales. C'est ce qui a lieu pour l'homme qui, actuellement, demande une partie importante de son entretien aux herbivores. La matière organique de ces derniers, au lieu de revenir directement à l'état minéral, est ainsi maintenue, dans nos tissus, à l'état organique pendant une durée qui dépasse, semble-t-il, celle des prévisions de la nature. Or, on peut, à juste titre, se demander si cette prolongation d'existence de la matière organique avant sa minéralisation ne se fait pas au détriment de l'animal qui l'utilise. Les propriétés calorifiques et même nutritives de cette matière organique paraissent bien rester les mêmes; mais ne se pourrait-il pas qu'elle fut plus difficilement maintenue dans les conditions organiques ? Que son usure fut plus ou moins facile ? Ou bien, enfin, qu'elle fut plus ou moins propre à certaines fonctions? Ce sont là autant de questions que les partisans du régime végétarien résolvent volontiers en faveur de leur opinion, et peut-être que cette opinion n'est pas sans quelque fondement.

Dans tous les cas, il semble que ce n'est pas indéfiniment que la matière organique, surtout l'albuminoïde, peut passer d'un organisme animal dans un autre. Au moins pour l'homme, c'est ce qui semble résulter de ses habitudes. Ce n'est, en effet, que rarement qu'il accepte, comme aliment, la matière organique animale ayant déjà passé successivement par plusieurs organismes animaux.

Nous mangeons peu de carnivores; et il est reconnu que d'une manière générale leur viande s'altère plus rapidement.

Cette conclusion se dégage donc de ce qui précède, que si peut-être il n'y a pas d'inconvénients pour l'homme à utiliser la matière organique animale provenant directement de la matière organique végétale, comme chez les animaux herbivores ou granivores, il y a lieu d'être circonspect en ce qui concerne la matière animale ayant déjà passé par plusieurs organismes animaux.

### *Lois générales des échanges au sein de la matière animale vivante.*

1º Pour la cellule animale, il y a un rapport nécessaire entre ses besoins et la quantité de matière organique qu'elle minéralise. ·

Sa vie ne peut se prolonger qu'à la condition d'en trouver assez à sa disposition pour bien accomplir sa fonction; et il y a aussi des inconvénients à ce que cette quantité soit dépassée.

La nature a donné à l'organisme animal une série de procédés pour que ce rapport reste exact et constant.

La collectivité, par les réflexes dont j'ai déjà fait entrevoir toute l'importance, peut d'abord, dans une mesure encore assez étendue, augmenter ou diminuer les dépenses, et ensuite mettre le surcroît des apports en réserve ou reprendre ces réserves au moment du besoin.

Ces réserves, nous le savons, pour l'animal, sont constituées par le glycogène, quand il ne s'agit que de celles qui doivent être immédiatement disponibles, destinées à l'équilibre de chaque instant, et par les corps gras pour les réserves plus considérables et pouvant être conservées plus longtemps.

2° L'organisme animal, j'y suis déjà revenu plusieurs fois, ne peut pas constituer la matière organique, mais avec les substances azotées, il peut élaborer des hydrates de carbone et des matières grasses. Il peut également faire passer les hydrates de carbone à l'état de corps gras et réciproquement ; mais il ne peut pas réunir l'azote à ces deux catégories d'aliments pour arriver aux albuminoïdes. Ceux-ci ne peuvent provenir que des azotés alimentaires.

3° Ces transformations des albuminoïdes en ternaires et d'une catégorie de ternaires en l'autre, peuvent avoir lieu dans les conditions normales ; mais elles peuvent également s'opérer sous l'influence de causes pathologiques.

4° C'est là un des exemples des suppléances, dont j'ai déjà parlé. Ces diverses catégories d'aliments se suppléent, d'une manière complète, au point de vue de la calorification ; mais, au point de vue de la constitution des éléments anatomiques, les ternaires sont impuissants pour remplacer les azotés.

L'équivalence de ces suppléances est basée sur la valeur calorifique de chacun de ces aliments. D'une manière approximative, un gramme d'hydrates de carbone, donnant 4 calories. un gramme de corps gras 9 et un gramme d'azotés 5, si l'organisme a besoin de 100 calories, il pourra les demander à 25 grammes d'hydrates de carbone, à 20 grammes d'azotés ou à 11 grammes de corps gras.

5° Dans tout organisme animal à l'état d'équilibre, les excreta, pris dans leur ensemble ou séparément, sont égaux aux ingesta.

J'ai montré précédemment quelles sont les quantités d'eau, d'acide carbonique et d'urée qui correspondent à la minéralisation d'un gramme de chacune des trois catégories d'aliments. ainsi que la quantité d'oxygène néces-

saire à l'oxydation des composés résultant de leur désagrégation. Or, on l'a vu, *le poids des substances organi-*
*ques, ajouté à celui de l'oxygène, est toujours égal à ce-*
*lui de l'eau, de l'acide carbonique et de l'urée résultant*
*de leur combinaison.* Dans ces conditions, le poids de
l'organisme doit donc rester constant.

6° Dans tout organisme animal dont le poids augmente,
comme pendant la croissance ou chez l'adulte sous l'influence de l'engraissement, l'augmentation est toujours
égale à l'excédant des ingesta sur les excreta. .

Cet excédant peut porter sur les azotés ou les ternaires.
Dans le premier cas, l'augmentation du poids est due à
celle des albuminoïdes ; et alors la totalité de la molécule des azotés alimentaires étant appelée à faire partie
de l'organisme, l'augmentation des albuminoïdes correspond exactement à l'excédant des azotés des aliments.
Quand l'excédant des ingesta porte sur les ternaires, il
reste toujours bien égal à l'augmentation du poids, mais
ce dernier n'est plus égal au poids total des hydrates de
carbone ou des graisses en excès, mais seulement à la
quantité de glycogène ou de corps gras que ces ternaires
peuvent donner.

7° Dans tout organisme dont le poids diminue, comme
dans l'alimentation insuffisante, la diminution est toujours égale à l'excédant des excreta sur les ingesta. Dans
ces conditions, les excreta sont, au moins le plus souvent,
réduits à leur minimum.

La perte de poids subie est alors réglée par la différence entre la quantité de calories nécessaires à l'organisme et celle que donnent les aliments. Si cette différence
est couverte par l'organisme à l'aide de ses corps gras
en réserve, ce qui a lieu tant que ceux-ci sont en quantité suffisante, chaque gramme perdu représente sensiblement 9 calories. Plus tard, lorsque l'organisme devra

s'adresser à ses albuminoïdes, la perte d'un gramme de
poids ne représentera plus que 5 calories, de sorte que,
pour couvrir la même insuffisance de l'alimentation, la
perte de poids sera presque doublée.

8° Les trois catégories de substances organiques, pouvant fournir à l'animal la chaleur qui lui est nécessaire,
malgré leur diversité, ont donc, au point de vue de la calorification, une commune mesure, *c'est leur valeur en
calories*.

Cette commune mesure conduit donc à cette loi *qu'au
point de vue de la calorification, une alimentation vaut
le nombre de calories qu'elle donne.*

### *Notions générales sur le thermogenèse.*

1° La calorie est en même temps une unité de chaleur
et une unité mécanique.

Au point de vue de la chaleur, elle représente la quantité nécessaire pour élever un litre d'eau d'un degré. Au
point de vue mécanique, elle correspond à 425 kilogrammètres, c'est-à-dire à la force nécessaire pour élever
425 kilogrammes à un mètre, ou 1 kilogramme à
425 mètres.

2° Je l'ai déjà dit, les aliments de chacune des trois
catégories établies par la physiologie, ont, pour la même
catégorie, sensiblement la même valeur au point de vue
de la calorification pour un gramme de chacun de ces
aliments. La moyenne pour les hydrates de carbone est
de 4 calories 100 ; pour les corps gras, 9 calories 200,
et pour les azotés, déduction faite de la valeur calorifique de l'urée, 4 calories 800. Mais pour la pratique
on peut arrondir ces chiffres et admettre 4 calories pour
les hydrates de carbone, 9 pour les corps gras et 5 pour
les azotés. Je montrerai plus tard que ces chiffres arrondis

se rapprochent beaucoup des quantités correspondantes aux aliments que nous employons le plus communément.

3° Le pouvoir calorifique de nos aliments, et d'une manière plus générale, des substances organiques, représente d'abord le calorique absorbé au moment de leur constitution et ensuite celui produit par leur oxydation.

4° Chaque substance organique a deux valeurs : une thermique et l'autre mécanique.

5° Au point de vue *thermique*, la valeur comparative de chaque substance organique est fixée par la quantité de calories que donne un gramme de ces substances au calorimètre. Un gramme d'hydrate de carbone vaut donc les $4/5^e$ d'un gramme d'azoté, et les $4/9^e$ d'un gramme de corps gras ; enfin, un gramme d'azoté vaut $5/4^e$ d'un gramme d'hydrates de carbone, et les $5/9^e$ d'un gramme de corps gras. Ces chiffres, 4, 5 et 9 sont donc des équivalents *isothermiques*.

Cela étant, pour obtenir 100 calories, un organisme animal peut, au point de vue exclusif de la calorification, s'adresser indifféremment, ainsi que je l'ai déjà dit, à 25 grammes d'hydrates de carbone, à 20 grammes d'azotés ou à 11 grammes de corps gras.

6° Mais, au point de vue mécanique, ces équivalents doivent être considérablement modifiés. Le travail mécanique étant toujours représenté par un effort musculaire, et le muscle ne pouvant dépenser que de la glucose, les trois catégories d'aliments, ou même, d'une manière plus générale, toutes les substances organiques, ne valent, à ce point de vue, que la quantité de glucose qu'elles peuvent donner. Or, un gramme d'azoté n'en donnant que 0 gr. 80, ce gramme d'azoté ne fournira donc que 3 calories 200 comme travail mécanique, le reste de sa valeur thermique, 1 calorie 800, n'étant utilisé que pour la calorification. Un gramme de corps gras, ne donnant, en moyenne, que

1 gr. 65 de glucose, ne fournira que 6 calories 440 utilisables par le muscle ; et le reste de son pouvoir calorifique, 2 calories 560, ne servira également que pour la calorification.

Les équivalents *mécaniques* des azotés et des corps gras deviennent donc 3 calories 200, au lieu de 5, et 6 calories 420 au lieu de 9. Ce n'est que pour les hydrates de carbone que les coefficients mécaniques restent les mêmes que les thermiques. Les équivalents mécaniques, étant donné qu'ils sont basés sur la quantité de glucose que peuvent fournir les divers aliments, ont reçu de Chauveau, qui les a établi, le nom d'*isoglucosiques*.

7° Tout ce qui précède, notamment ce qui a trait aux équivalents thermiques et mécaniques s'applique également à toutes les substances organiques, qu'elles proviennent directement du végétal ou bien qu'elles aient passé par un organisme animal.

Ces indications données, les faits généraux concernant la production de chaleur dans l'organisme animal peuvent être résumés dans les propositions suivantes :

1° D'une manière pratique, on peut estimer que tout le calorique produit dans l'organisme animal provient des substances organiques.

2° La valeur calorifique de tout composé organique est égale à la quantité de calorique absorbée aux diverses périodes de sa constitution, et à celle provenant de l'oxydation des corps simples qui le composent, pris isolément.

3° Les substances organiques conservent leur calorique à l'état *potentiel*, tant qu'elles gardent leur constitution normale, même en passant de l'état végétal à l'état animal, ou en passant d'un animal dans un autre.

Ce calorique passe à l'état *actuel*, quand la molécule

organique commence à se désintégrer ; et il continue à le faire à chaque nouvelle période de sa désintégration ou par l'oxydation de ses corps simples.

4° Un composé organique n'a donné tout le calorique qu'il renferme que lorsque tous les corps simples qui le composaient sont revenus à l'état minéral.

5° La quantité de calorique produit par un composé organique est indépendante du temps que met ce composé à se minéraliser.

6° Cette quantité de calorique est également indépendante des modifications intermédiaires que peut subir ce composé avant sa complète minéralisation.

7° Lorsqu'un composé organique, en tendant vers la minéralisation, donne lieu à deux ou à un plus grand nombre d'autres composés organiques, la quantité de chaleur déjà cédée à l'organisme est représentée par la différence entre la valeur calorifique totale du composé primitif et celle de ses divers dérivés.

8° Lorsqu'un composé organique, après son introduction dans un organisme animal, subit une modification qui nécessite l'absorption d'une certaine quantité de calorique, ce dernier est bien demandé à l'organisme, mais ce calorique s'ajoute à celui qu'avait déjà ce composé, de telle sorte que, par sa minéralisation, il restitue à l'organisme, en plus de sa valeur calorifique première, celle qu'il lui avait empruntée.

9° Lorsqu'un composé organique est employé en partie à produire un travail mécanique, le calorique cédé à l'organisme est représenté par la différence entre le calorique total et celui correspondant au travail mécanique évalué en calories.

10° Lorsque les corps gras ou les albuminoïdes sont utilisés pour un travail mécanique, leur valeur, à ce dernier point de vue, est représentée par la quantité de

glucose qu'ils peuvent fournir ; mais la différence est
cédée à l'organisme comme calorique.

11° La quantité de chaleur produite par un composé
organique par sa minéralisation complète, est la même
que cette minéralisation se fasse dans le calorimètre ou
dans l'organisme.

12° Dans le calorimètre, l'équivalence des diverses
substances organiques s'établit d'après les équivalents
thermiques et non d'après les équivalents isoglucosiques.

## APPLICATION DES DONNÉES PRÉCÉDENTES A L'HOMME

### I

L'homme est incontestablement la collectivité animale
la plus avancée dans la voie de la spécialisation des divers éléments anatomiques, et, plus particulièrement, en
ce qui concerne celle portant sur les éléments nerveux.
C'est même sûrement à cette évolution heureuse qu'il
doit d'avoir établi sa suprématie sur toutes les formes
animales et d'en avoir mis un grand nombre à son ser-
vice, si bien qu'on pourrait croire, tout d'abord, qu'elles
ont été créées pour lui. Mais ses éléments anatomiques,
même les plus élevés dans la voie de la spécialisation
nerveuse, n'en restent pas moins soumis à cette loi générale que leur fonction ne s'exerce qu'à la condition de
minéraliser la matière organique. La contraction musculaire, la perception des impressions et le travail céré-
bral lui-même correspondent toujours à une certaine
quantité de substances organiques minéralisées.

### II

Cette nécessité qu'ont tous nos éléments anatomiques
de minéraliser, s'impose à eux d'abord pour assurer leur

entretien : ils ne vivent qu'à cette condition. Ensuite, cette nécessité s'impose également à eux pour l'accomplissement de leur fonction spéciale; et, sous ce rapport, les quantités dépensées sont en rapport avec leur activité fonctionnelle. Enfin, la minéralisation leur est nécessaire, parce que, ainsi que je l'ai déjà dit, nos éléments anatomiques ont besoin, pour exécuter leurs fonctions, d'une certaine quantité de calorique, et que la minéralisation de la matière organique peut seule la leur procurer.

### III

L'homme, comme toute autre collectivite dépendant de l'animalité, ne vit donc qu'en minéralisant. C'est là une condition indispensable de son existence. Mais, de plus, la spécialisation si avancée de ses divers éléments anatomiques, ayant forcément comme contre-partie la nécessité du fonctionnement régulier de tous les éléments auxquels sont dévolues ces diverses fonctions spéciales, a pour conséquence la nécessité non moins impérieuse d'un rapport constant et exact entre les besoins de chacun de ces éléments et la quantité de matière organique mise à leur disposition.

J'aurai à insister beaucoup sur ce point dans l'étude des rations. Pour assurer le bon fonctionnement de nos divers éléments anatomiques, il ne suffit pas, en effet, de mettre à leur disposition des matières organiques en quantités quelconque, il faut que ces quantités soient en proportion avec leurs besoins.

Il faut que les aliments azotés, qui ont surtout pour mission de remplacer les protoplasmas albuminoïdes usés, arrivent à la collectivité en quantités juste suffisantes pour compenser l'usure. Il faut aussi que les ternaires, qui ont plus spécialement pour mission de fournir le calorique, arrivent dans les proportions voulues. Il faut que l'oxygène se rencontre aussi dans l'organisme en proportion avec ces ternaires. Enfin, nous le savons, d'autres matières minérales étant également nécessaires à notre existence, il faudra que nos aliments les contiennent en quantités suflisantes et sans toutefois dépasser sensiblement ces quantités.

Ce n'est qu'à cette condition qu'au sein de nos divers éléments anatomiques, comme dans les milieux liquides de l'organisme, la matière organique sera minéralisée dans des conditions qui correspondent à la santé.

Or, qu'on le remarque, les quantités de matières organiques et minérales nécessaires à l'organisme variant avec les besoins, et ces besoins eux-mêmes variant avec le milieu ambiant, la possibilité qu'a l'homme de vivre dans les milieux les plus différents vient singulièrement compliquer le problème, quand il s'agit de déterminer ces quantités. C'est là une des questions qui nous occuperont le plus longtemps dans ce traité. Mais, pour le moment, où l'homme n'est considéré, au point de vue de la biologie générale, que comme la forme la plus avancée, la plus perfectionnée des collectivités animales, je me contenterai de faire connaître les dépenses d'un kilogramme d'un adulte normal dans les conditions moyennes de son existence; et je ferai suivre ces indications de quelques conclusions.

## IV

Un kilogramme d'adulte, dans les conditions correspondant à la ration moyenne d'entretien, peut sûrement se suffire avec $1^g50$ d'albuminoïdes, 1 gramme de corps gras, $0^g50$ d'alcool et $4^g50$ d'hydrates de carbone.

Or, je vais donner, ci-après, pour chacun de ces aliments : leur composition, la quantité d'oxygène nécessaire pour les oxyder, la quantité de produits résultant de cette oxydation, et, enfin, le nombre de calories qu'ils cèdent à l'organisme.

Azotés. — Les $1^g50$ d'azotés, compris dans cette ration, contiennent : $0^g804$ de carbone, $0^g105$ d'hydrogène, $0^g234$ d'azote, $0^g327$ d'oxygène et $0^g030$ de soufre, soit en tout $1^g50$.

Pour les oxyder, il faut en tout $2^g622$ d'oxygène, sur lesquels $0^g327$ sont contenus dans ces azotés eux-mêmes.

Les résultats de cette oxydation sont : $0^g636$ d'eau, $H^2O$ ; $2^g5815$ d'acide carbonique, $CO^2$ ; $0^g504$ d'urée, $COA3^2H^4$ ; et $0^g0635$ d'acide sulfurique.

L'ensemble de ces produits donne un poids total de $3^g795$, égal à celui des azotés, $1^g50$ et de l'oxygène extérieur réunis, $2^g295$. Enfin, cette oxydation produit 7 calories 500.

Corps gras. — En assimilant les corps gras de la ration à de la tripalmitine, et nous savons qu'au point de vue de la calorification, à poids égal, les divers corps gras se valent, nous trouvons, comme composition pour 1 gramme de ces corps : carbone $0^g760$ ; hydrogène, $0^g121$ ; oxygène, $0^g119$ ; total : 1 gramme.

Pour oxyder ce gramme de corps gras, il faut $2^g999$ d'oxygène, sur lesquels $0^g119$ font partie de la tripalmitine.

Cette oxydation donne : $1^g100$ d'eau et $2^g780$ d'acide carbonique, soit un total de $3^g880$, total égal à celui du corps gras et de l'oxygène extérieur réunis. Enfin, cette oxydation fournit 9 calories.

Hydrates de carbone. — Les $4^g50$ d'hydrates de carbone contiennent : $1^g800$ de carbone, $0^g3055$ d'hydrogène et $2^g3985$ d'oxygène, soit en tout $4^g50$.

Pour les oxyder, il faut en tout $7^g2135$ d'oxygène, sur lesquels $2^g3985$ sont contenus dans ces corps.

Leur combustion donne : 2ᵍ700 d'eau et 6ᵍ615 d'acide carbonique, soit un total de 9ᵍ315, égal à la réunion des 4ᵍ50 d'hydrates de carbone et des 4ᵍ815 d'oxygène extérieur.

Enfin, ces 4ᵍ50 d'hydrates de carbone donnent 18 calories.

ALCOOL. — Les 0ᵍ50 d'alcool contiennent : carbone, 0ᵍ2605; hydrogène. 0ᵍ0655; et oxygène, 0ᵍ1740, soit en tout 0ᵍ50.

Pour brûler ces 0ᵍ50 d'alcool, il faut 1ᵍ214 d'oxygène, sur lesquels 0ᵍ174 sont contenus dans l'alcool.

Cette oxydation fournit : 0ᵍ585 d'eau et 0ᵍ955 d'acide carbonique donnant un total de 1ᵍ540, qui est égal à celui de l'alcool et de l'oxygène extérieur.

Enfin ces 0ᵍ50 d'alcool fournissent 3 calories 500.

Si maintenant nous totalisons cette ration, nous trouvons, pour la composition : 3ᵍ6245 de carbone; 0ᵍ4970 d'hydrogène; 3ᵍ0185 d'oxygène; 0ᵍ234 d'azote et 0ᵍ03 de soufre.

La combustion de ces corps exige 14ᵍ0485 d'oxygène, sur lesquels 11ᵍ030 extérieur et 3ᵍ0185 intérieur.

Leur oxydation complète produirait 5ᵍ021 d'eau, 5ᵍ021 d'acide carbonique, 0ᵍ504 d'urée et 0ᵍ0635 d'acide sulfurique; et enfin, le nombre total de calories s'élèverait à 38.


*Résumé des indications relatives à l'homme.*


1· L'homme est soumis aux mêmes lois de biologie générale que toutes les autres formes animales. Il en est ainsi pour la nécessité de minéraliser pour vivre, qui est la loi qui domine toute la matière animale vivante. Il en est également ainsi pour la quantité d'oxygène qui, chez lui, est nécessaire pour conduire à l'état minéral une quantité donnée de substance organique. Il en est également ainsi pour les quantités d'acide carbonique, d'eau et d'urée que donnent ces quantités ; et, enfin, il en est ainsi pour les quantités de calorique qui en résultent. Je rappelle que ces diverses quantités sont invariables, et que notre organisme, comme tout autre organisme animal, est·impuissant à les modifier.

2° La spécialisation des éléments anatomiques, au moins d'une manière générale, est arrivée chez l'homme à un degré plus avancé que chez aucune autre forme animale. Il en est sûrement ainsi en ce qui concerne les éléments nerveux. C'est au perfectionnement plus avancé de ces éléments qu'il faut attribuer sa supériorité sur les autres espèces animales.

3° Ses réflexes doivent être aussi plus perfectionnés, au moins en donnant à ce mot, son acceptation la plus large qu'il puisse recevoir.

4° Sous l'influence de ces réflexes, il est en voie incessante d'adaptation. Ses divers organes augmentent ou diminuent, sous l'influence de l'âge, des températures ambiantes, de l'alimentation, et, en un mot, sous toutes les influences normales ou morbides modifiant les conditions de son existence.

5° Comme dans toute la série animale, l'*unification* de la collectivité, c'est-à-dire le rapport étroit et nécessaire entre les divers éléments anatomiques à fonctions spéciales, marche parallèlement avec la *spécialisation*. Plus la nature a poussé loin la division du travail des éléments anatomiques et plus la fonction de chacun de ces éléments est devenue indispensable à la collectivité. Aussi est-ce chez lui que les suppléances semblent le mieux assurées.

6° Enfin, les lois des échanges et celles qui régissent la production du calorique, que j'ai exposées pour la matière animale en général, restent aussi exactes pour lui que pour toutes les autres formes relevant de la même matière.

## RÉSUMÉ

### I

1° La vie a pour substratum indispensable la matière organique et surtout la matière albuminoïde.

2° Cette matière organique n'est composée que par quelques corps simples, peu nombreux, dont les principaux sont le carbone. l'hydrogène, l'oxygène, l'azote, le soufre, le phosphore et le fer.

3° Ce qui constitue l'état organique, ce n'est donc pas la nature des corps simples, mais surtout le groupement spécial de ces divers corps.

4° Les manifestations de la vie, quoique dépendant toutes des matières organiques, se divisent en deux groupes distincts, et sous certains rapports, même opposés l'un à l'autre, les manifestations *végétales* et les manifestations *animales*.

### II

1° La matière organique est tirée du règne minéral par la substance végétale vivante.

2° Cette substance végétale vivante peut se présenter sous deux états : un état amorphe et un état figuré.

Ce dernier, à son tour, peut n'être constitué que par un élément. être monocellulaire, ou être composé par plusieurs et constituer ainsi une collectivité.

3° La vie à l'état de collectivité, conduit à la spécialisation de leurs divers éléments constituants. Cette spécialisation est déjà assez avancée chez le végétal, mais c'est dans les collectivités animales qu'elle le devient le plus.

4° Toute substance végétale vivante possède au moins les propriétés de se nourrir, de s'accroître pendant un certain temps et de se reproduire. De plus, quelques-unes de ses formes possèdent, en outre, à l'état rudimentaire. l'impressionnabilité et le mouvement.

5° La substance organique végétale peut revenir à l'état minéral sous la seule influence des agents physiques ; mais, presque toujours. ce retour a lieu par l'animal.

### III

1° La substance organique animale est composée sensiblement des mêmes corps simples que la végétale, toutefois avec une proportion plus grande des substances albuminoïdes.

2° C'est de cette substance que dépendent les manifestations les plus importantes de sa vie.

3° La substance animale vivante, comme la végétale, peut se présenter sous deux états : l'état amorphe et l'état figuré. Sous ce dernier état la substance animale peut également n'être composée que par un élément, être monocellulaire, ou être composée par plusieurs et constituer des collectivités.

4° La substance animale vivante jouit d'abord des mêmes propriétés fondamentales que la végétale : elle se nourrit, s'accroit jusqu'à une certaine limite et se reproduit. Ce sont là des propriétés sans lesquelles la vie ne peut exister. Mais. de plus. grâce à la spécialisation s'opérant sur les éléments constituant les collectivités, elle en possède beaucoup d'autres d'un ordre plus élevé, si élevé même qu'il semble difficile tout d'abord de les considérer comme dépendant de la matière organique.

5° La spécialisation des éléments constituant les collectivités animales. en s'accentuant de plus en plus. est arrivée à les transformer en nombreux éléments anatomiques à fonctions spéciales entièrement distinctes.

6° La transformation des éléments constituant les collectivités animales en éléments anatomiques distincts,
sous l'influence de la spécialisation, représente la plus
grande modification qu'ait subi la matière vivante depuis
sa constitution. Tous les phénomènes biologiques, normaux
et pathologiques qu'il nous est permis d'observer, sont
sous sa dépendance.

7° Les grands perfectionnements que nous pouvons
déjà constater dans l'évolution de la matière animale
vivante, se sont faits par la voie de la spécialisation; et
c'est encore par cette voie que semblent devoir se faire
ceux qu'il nous est permis d'espérer.

8° Outre cette spécialisation beaucoup plus avancée
chez l'animal que chez le végétal, le premier se distingue
de ce dernier par ce fait capital qu'il est condamné à
faire du calorique pour vivre, tandis que le végétal se
contente de la température ambiante.

9° L'animal étant forcé de faire du calorique, et ne
pouvant demander ce calorique qu'à la matière organique, celle-ci enfin ne pouvant donner du calorique qu'en
revenant à l'état minéral, il en résulte que l'animal ne
peut vivre qu'à la condition de minéraliser de la substance organique.

10° La spécialisation avancée des éléments constituant
les collectivités animales élevées, a conduit ces dernières,
pour les raisons que j'ai fait valoir, à recourir aux *suppléances*.

11° D'autre part, les conditions si différentes dans
lesquelles ces collectivités peuvent vivre, les obligent à
se modifier d'une manière incessante pour faire face aux
besoins variables qui résultent de ces conditions, c'est-à-
dire qu'elles s'*adaptent* au milieu ambiant.

12° La vie de l'animal est si étroitement liée à la
nécessité de minéraliser la matière organique, qu'il

semble que ce soit là au moins une de ses missions dans
les plans de la nature.

Sous l'influence de toute substance animale vivante,
les hydrates de carbone et les graisses sont ramenées à
l'état d'eau et d'acide carbonique et les albuminoïdes,
outre ces deux corps, sont ramenés à l'état d'urée.

## IV

1° Le circuit le plus court de la matière organique
serait donc : d'être constituée par le végétal, et d'être
prise ensuite par un organisme animal qui la minérali-
serait. Il semble que l'hygiène s'accommode mal d'un
circuit beaucoup plus prolongé. Si, en effet, l'homme se
nourrit d'animaux végétariens, herbivores ou granivores,
ce n'est que rarement qu'il utilise des animaux nourris
eux-mêmes avec de la substance animale, comme les car-
nassiers, et la chair de ces derniers, comme celle des
poissons, s'altèrent plus facilement que celle des herbivores.

2° L'organisation de la substance organique par le
végétal et la minéralisation de la substance organique,
quelle que soit son origine, par l'homme, sont soumises
à des lois physico-chimiques absolument inflexibles. Ces
lois règlent : les besoins de l'organisme animal, la quantité de substances organiques nécessaires pour couvrir
ces besoins, et la quantité de calorique que ces substances
doivent donner.

3° Tout ce qui précède relativement à la substance
animale vivante s'applique exactement à l'homme. C'est
lui qui sûrement, au moins d'une manière générale,
représente la différenciation des éléments anatomiques
la plus avancée, mais ses éléments anatomiques, quelque
élevés qu'ils soient au point de vue de leurs fonctions,
n'en restent pas moins soumis à cette loi qui domine

la vie de toute substance animale; ils ne s'entretiennent et ne fonctionnent qu'à la condition de minéraliser.

4° En somme, on le voit donc, l'évolution complète de la matière organique vivante peut se résumer dans ces quelques mots :

*Le végétal organise et l'animal minéralise.*

# PREMIÈRE PARTIE

## NOS ALIMENTS

---

### DÉFINITIONS

L'ALIMENTATION *est cette partie des sciences médicales ayant pour objet l'étude des diverses substances qui doivent ou qui peuvent concourir à notre entretien et à notre développement.*

Son étude doit comprendre non seulement la nomenclature, aussi complète que possible, de ces substances avec leur nature, leur mode de constitution, leur composition chimique, etc.; mais aussi l'évaluation des quantités de chacune de ces substances qui sont nécessaires pour remplir ces deux buts. Cette seconde partie, une des plus importantes pour nous, correspond à l'étude des *rations* à laquelle sera consacrée la seconde partie de ce volume.

Cette définition ne s'applique qu'à l'homme; mais il suffit d'en modifier seulement quelques termes pour pouvoir l'étendre non seulement à tous les animaux, mais aussi aux représentants des deux règnes, au végétal comme à l'animal.

Pour la comprendre ainsi dans le sens le plus large, il suffit, en effet, de définir l'alimentation : *cette partie des sciences biologiques ayant pour objet l'étude des diverses substances devant ou pouvant concourir à l'entretien et à la croissance de tout être vivant.*

Bien entendu, avec un sens aussi étendu, les substances nécessaires à l'alimentation varient avec les divers groupes.

Nous verrons bientôt, en effet, qu'elles diffèrent d'une manière complète pour les deux règnes, le végétal s'alimentant surtout et peut-être exclusivement avec des substances minérales, et l'animal ayant, en outre, un besoin indispensable de substances organiques. De plus, avec des différences moins tranchées, quelques espèces végétales et animales réclament, d'une manière spéciale, certaines substances dont d'autres peuvent se passer.

Si donc, au point de vue de la biologie générale, on peut envisager l'alimentation d'une manière aussi large, et si elle reste soumise aux mêmes lois, quand on arrive à la pratique, il devient indispensable de limiter son étude à une espèce déterminée ; et cette nécessité, qui apparaît déjà, même quand il ne s'agit que de déterminer les substances qui doivent entrer dans l'alimentation de cette espèce végétale ou animale, s'impose à plus forte raison, quand il s'agit de fixer quelles sont les quantités de chacune de ces substances qui lui sont exactement nécessaires.

C'est donc en limitant ainsi notre étude à l'homme que nous allons nous occuper de notre propre alimentation.

En ce qui le concerne, LA DIGESTION comprend l'ensemble des modifications subies par les diverses substances, après leur ingestion, pour pouvoir être absorbées. Toutes ces modifications se passent dans le tube digestif, à l'aide de son plan musculaire et surtout de son plan glandulaire, ainsi qu'avec celui des glandes digestives qui lui sont annexées.

C'est par cette voie que pénètrent d'abord toutes les substances de nature organique, et aussi, sauf l'oxygène, toutes les minérales.

La *voie digestive* est donc indispensable, mais la *voie respiratoire* par laquelle arrive l'oxygène, ne l'est pas moins. Les deux doivent se compléter nécessairement. Aucune d'elles ne peut se passer de l'autre. Les substances organiques, introduites par la voie digestive, ne peuvent, en effet, être utilisées par l'organisme qu'à la condition de se combiner avec l'oxygène ; et celui-ci, de son côté, ne trouve son utilité que dans ces combinaisons.

L'étude de la NUTRITION prend les substances nécessaires à l'organisme au moment de leur pénétration dans les vais-

seaux sanguins ou lymphatiques, et suit les modifications
multiples et si diverses qu'elles y subissent ainsi que dans
nos tissus et organes jusqu'à leur élimination. Elle offre un
gros intérêt, non seulement au point de vue de l'hygiène,
mais aussi au point de vue de la pathologie. Au moins,
autant que pour tout autre point de physiologie pathologique,
tout ce qui touche à la nutrition pendant la maladie doit être
éclairé par la connaissance de son état normal. Sans la connaissance complète de la nutrition normale, la maladie restera toujours incompréhensible. Sa pathogénie, nous restera
inconnue ; et nous la verrons se dérouler devant nous sans
que nous puissions nous expliquer, ni ses diverses expressions symptomatiques, ni ses modalités ni ses différentes
terminaisons.

Plus on pénètre dans l'intimité des phénomènes morbides,
et plus on se convainct de la nécessité, pour saisir les liens
qui les unissent, soit à leur cause, soit entre eux, de connaître les échanges normaux des éléments anatomiques. La
maladie, en effet, qu'elle qu'en soit la cause et la nature, et
je ne fais pas d'exceptions pour les microbiennes. est toujours
constituée surtout par des troubles de ces échanges ; et comment apprécier ces troubles, comment les éviter, comment
les combattre, si nous ne savons pas comment ces mêmes
éléments fonctionnent à l'état de santé ?

Au point de vue de ses applications à l'hygiène et à la pathologie, l'étude de l'alimentation doit donc être suivie de
celle de la nutrition. Ces deux études se prêtent une mu-
tuelle utilité. Celle de la nutrition ne saurait être comprise
sans la connaissance préalable de l'alimentation ; et cette
dernière, si elle n'est pas suivie de l'autre, perd de son utilité et manque de sa sanction pratique la plus importante.

Aussi, pour bien marquer combien sont étroits les liens
qui les unissent, et combien les notions relatives à chacune
d'elles sont utiles pour l'intelligence de l'autre, contrairement
à ce qui a lieu dans les traités de physiologie, je les con-
fondrai dans une seule étude. Chaque catégorie d'aliments.
après avoir indiqué leur nature et la forme sous laquelle
ils pénètrent dans l'organisme, sera suivie, sans interruption,
dans toutes ses modifications successives, jusqu'à son élimination.

Je pourrai ainsi, pour chacune de ces substances les prendre à l'état minéral, montrer comment et sous quelles formes
elles sont absorbées, préciser le rôle qu'elles jouent dans l'organisme après leur absorption, suivre les modifications diverses qu'elles y subissent ; puis, enfin, indiquer par quelle voie
et sous quelles formes elles le quittent. Je pense qu'ainsi
rapprochées l'une de l'autre, l'alimentation et la nutrition
pourront être mieux comprises ; et que leur état normal étant
ainsi mieux connu, sa connaissance pourra beaucoup faciliter
l'étude des troubles qui peuvent résulter de la première et
ceux qui dépendent de la seconde dans les divers états pathologiques.

ALIMENTS. — D'après ce qui précède, je suis donc conduit,
dans ce traité, à considérer comme *aliment*, toutes les
substances, quelles que soient leur origine et leur composition
chimique, qui sont nécessaires à notre entretien ou à notre
croissance.

L'aliment étant ainsi défini, je suis également conduit à
considérer comme tel non seulement les matières organiques contenues dans les diverses substances que nous ingé-
rons, mais aussi toutes les substances minérales ; et cela
quelle que soit leur voie de pénétration. Je vais ainsi jusqu'à
considérer comme un aliment, même l'oxygène. Cette extension paraîtra peut-être exagérée à quelques-uns ; et cependant,
étant donnée la manière dont je fais l'étude de l'alimentation
et de la nutrition, cette extension me paraît des plus logiques :
elle me semble même forcée. Si, en effet, l'oxygène ne joue
aucun rôle dans les phénomènes relevant de l'alimentation ;
et si, par conséquent, on ne pouvait pas le faire entrer parmi
les aliments, quand cette fonction était étudiée isolément, il
n'en est plus de même, quand on réunit dans une même
étude l'alimentation et la nutrition. Cette dernière, en effet,
ne peut s'accomplir sans lui ; et nous devons, par conséquent,
lui reconnaître ce caractère d'être indispensable au maintien
de la vie, caractère qui, d'après la définition même que j'ai
donnée, suffit pour faire considérer comme un aliment, une
substance quelconque qui le présente.

L'aliment ainsi compris ne serait donc plus limité aux
substances *pénétrant par la voie digestive*. Ce qui constituerait

le caractère *indispensable et suffisant* d'une substance quelconque pour être considérée comme un aliment, serait de
pouvoir concourir à l'entretien de notre organisme ou à sa
croissance.

On verra, du reste, dans la suite, qu'il y a de sérieux
avantages à le comprendre ainsi.


## CORPS SIMPLES CONSTITUANT NOTRE ORGANISME


Les divers tissus de l'organisme ne peuvent non seulement
exercer leur fonction, mais encore vivre qu'à la condition de
s'user. A chaque instant, quelques-unes de leurs parties constituantes, ainsi usées et devenues impropres à leur entretien,
les abandonnent, soit pour faire partie d'autres éléments anatomiques, pour lesquels les précédents les ont préparés, soit
pour être rejetés d'une manière définitive de l'organisme. Aucune substance organique ou minérale faisant partie d'un animal
n'échappe à cette loi. Cette usure se fait plus ou moins rapi-
ment; et nous verrons que les différents corps composant
l'organisme présentent, à cet égard, des différences considérables; mais tous ne lui restent pas moins strictement soumis. Dès lors, il devient évident que l'alimentation doit contenir tous les corps simples qui entrent dans la composition
de l'organisme auquel elle est destinée.

Mais, de plus, étant donné que la résistance à l'usure de
ces divers corps varie, cette conclusion s'impose également
que la quantité de chacun d'eux, que l'alimentation doit contenir, est forcément en rapport, non avec la quantité totale
qui entre dans l'organisme, mais avec celle que ce dernier
perd chaque jour. Or, cela étant, voyons d'abord quels sont
les corps simples qui entrent dans la composition de notre
propre organisme.

Les progrès de la chimie pourront peut-être en faire dé-
couvrir d'autres, mais, jusqu'à présent, ceux qui ont été
reconnus comme en faisant partie normalement, et par conséquent comme devant y jouer un rôle au moins utile, sinon
indispensable, sont les suivants : Le *carbone*, l'*hydrogène*
l'*oxygène*, l'*azote*, le *soufre*, le *phosphore*, le *chlore*, le *fluor*,

le *sillicium*, le *potassium*, le *sodium*, le *calcium*, le *magnésium*, le *fer*, le *manganèse* et l'*arsenic*.

C'est donc, en tout, seize corps simples, qui, avec des proportions différentes, suffisent pour constituer notre organisme (1); mais qui, par conséquent, comme un corollaire forcé, doivent se trouver dans notre alimentation.

Quant aux quantités, elles dépendent, je viens de le dire, de celles que perd l'organisme; et, nous le savons, c'est à la fixation de ces quantités que sera consacrée la seconde partie de ce volume, c'est-à-dire celle ayant trait à la ration d'entretien et à ses diverses modifications.

Ces corps simples sont contenus dans l'alimentation sous deux états différents : à l'*état organique* ou à l'*état minéral*. De plus, même dans ce dernier état, aucun d'eux, sauf l'oxygène, n'est isolé. Tous s'y trouvent combinés avec d'autres, le plus souvent à l'état de sels.

Le *carbone*, un des corps simples les plus répandus dans notre organisme et en même temps un de ceux dont nous faisons la consommation la plus large, existe dans de grandes proportions dans toutes les substances organiques végétales et animales. Il nous arrive aussi dans les divers carbonates ainsi que les oxalates de quelques légumes. L'*hydrogène* se trouve également en grandes proportions dans les composés organiques, dont il constitue souvent le corps dominant; et, à l'état minéral, dans l'eau et certains sels. L'*oxygène*, outre la quantité qui pénètre dans l'organisme par la voie respiratoire, est contenu dans les mêmes matières organiques, et, à l'état minéral, dans l'eau et dans toutes les matières salines. L'*azote*, qui joue également un rôle si important dans les phénomènes de la vie, n'arrive guère à l'organisme animal que dans les substances organiques; et sa présence dans ces substances sert à en constituer un groupe bien distinct : celui des azotés ou albuminoïdes. Le *soufre* et le *phosphore* entrent dans la constitution de certaines de ces dernières substances azotées, et, probablement, ce sont

______

(1) En outre, le brome et l'iode existent dans les tissus des poissons, le cuivre dans le sang des céphalopodes et le zinc dans certains organismes inférieurs.

ces quantités qui sont le plus facilement utilisées par l'organisme; mais, de plus, le soufre est contenu dans notre alimentation sous forme de sulfures ou de sulfates, et le phosphore à l'état de phosphates. Ces diverses matières salines peuvent enfin être à l'état purement minéral ou à l'état de combinaisons avec les albuminoïdes. La plus grande partie du *chlore* et du *sodium* nous arrive à l'état minéral, à l'état de chlorure de sodium pris en nature ou contenu dans l'eau et les liquides végétaux ou animaux. Nous trouvons le *fer*, en combinaison organique dans l'hémoglobine, mais aussi à l'état minéral dans la plupart des végétaux. Quant aux autres corps simples, le *calcium*, le *potassium*, le *fluor*, le *silicium*, le *magnésium*, le *manganèse* et l'*arsenic*, ils existent dans nos aliments ordinaires à l'état de combinaisons salines, carbonates, sulfates, phosphates, silicates, arséniates, sulfures et chlorures, soit qu'ils s'y trouvent seulement dissous, soit qu'ils rentrent en combinaison avec certains produits organiques.

Ainsi donc, sauf l'oxygène, dont une partie, celui d'origine pulmonaire, qui nous arrive à l'état isolé, tous les autres corps sont contenus dans les substances qui servent à notre alimentation à l'état au moins de combinaisons salines. Mais ces combinaisons, je l'ai dit, peuvent être réparties en deux groupes biens distincts : les unes sont de nature organique, et les autres de nature minérale.

Ces matières minérales existent souvent dans nos aliments dans le même état qu'elles conserveront dans notre organisme, ou subissent, dans ce dernier, des modifications qui sont soumises aux lois de la chimie minérale. Toutes sont solubles et pénètrent dans l'organisme par simple endosmose ; enfin, toutes, jusqu'à leur élimination, conservent l'état minéral. Or, il en est tout autrement pour les composés organiques. Tous ces derniers doivent subir des modifications avant de pouvoir être absorbés ; tous, même quand ils restent dans le même groupe qu'en dehors de l'organisme, subissent cependant certaines modifications pour remplir les rôles qui leur sont dévolus ; enfin, fait capital, tous perdent leur caractère organique avant leur élimination. Entrés à l'état organique dans nos tissus, utilisés comme tels, ils sont éliminés à l'état minéral.

Aliments organiques simples. — Compositions, divisions

Les composés organiques existant dans nos tissus sont déjà nombreux : mais, bien plus nombreux encore sont ceux qui, contenus dans nos aliments, peuvent servir à les former; et cependant, sept corps simples suffisent pour tous les constituer. Ce sont le *carbone*, l'*hydrogène*, l'*oxygène*, l'*azote*, le *soufre*, le *phosphore* et le *fer*. Mais, de plus, le phosphore et le fer n'entrent dans la composition que de quelques-uns d'entre eux, les nucléines pour le phosphore et l'hémoglobine pour le fer ; le soufre n'entre que dans la compositiou des albuminoïdes et n'existe même pas dans tous; l'azote ne fait partie que de ces derniers. Quant aux trois autres, le carbone, l'hydrogène et l'oxygène, on les trouve avec des proportions variables dans tous. Ce sont eux qui entrent, pour la plus large part, dans la constitution des composés organiques.

Or, malgré leur extrême variété, même au point de vue de leur composition chimique seule, ces divers corps peuvent être répartis en divers groupes des plus naturels.

Nous trouvons d'abord le groupe de ceux composés au moins par quatre de ces corps simples : le carbone, l'hydrogène, l'oxygène et l'azote. C'est le groupe des *azotés* ou *albuminoïdes*, et également désignés sous le nom de *quaternaires*, quoique souvent le soufre vienne s'y adjoindre et qu'il en soit de même pour d'autres composés, pour le phosphore ou le fer.

Un second groupe ne comprend que trois de ces corps : le carbone, l'hydrogène et l'oxygène ; et tous ces composés ont été réunis sous le nom de *ternaires*. Mais, de plus, ces composés ternaires doivent eux-mêmes subir une nouvelle division. Les corps riches en carbone et en hydrogène, et généralement pauvres en oxygène, constituent les *corps gras* ; et les autres, ayant le plus souvent des molécules plus simples, présentent fréquemment ce caractère de contenir l'hydrogène et l'oxygène dans les proportions de l'eau, de sorte qu'ils semblent être une combinaison de ce corps, $H^2O$, avec un nombre variable de molécules de carbone. C'est ce qui a valu à ces corps le nom d'*hydrates de carbone.*

Au point de vue chimique, tous les corps organiques utilisés pour notre alimentation peuvent donc se diviser d'abord en deux groupes, les quaternaires et les ternaires ; ces derniers se divisant eux-mêmes en deux sous-groupes, les corps gras et les hydrates de carbone.

Or, circonstance des plus importantes pour nous, cette division, basée sur des données chimiques, se maintient au point de vue biologique.

D'une part, en effet, ces trois groupes de composés organiques subissent les mêmes modifications, et de la part des mêmes ferments, pour pouvoir être absorbés. Tous les azotés sont transformés en peptones par le suc gastrique et la trypsine ; tous les corps gras sont émulsionés par la lipase pancréatique, et tous les hydrates de carbone ou leurs analogues sont transformés en glucose par la diastase salivaire et par l'amylase pancréatique. De plus, tous les composés du même groupe peuvent se substituer l'un à l'autre pour les besoins de l'organisme. Celui-ci peut demander ses divers albuminoïdes à une substance azotée quelconque, végétale ou animale ; il peut également demander ces corps gras à tous les corps gras alimentaires ; enfin, tous les hydrates de carbone peuvent lui fournir ceux qui lui sont nécessaires, et, notamment, la glucose et la lactose.

Circonstance non moins importante, les composés de chacun de ces groupes peuvent fournir à l'organisme, en passant à l'état minéral, la même quantité de chaleur qui, approximativement, peut être évaluée à 4 calories pour 1 gramme d'hydrates de carbone, à 9 calories pour 1 gramme de corps gras, à 5 calories pour 1 gramme d'azotés. De sorte que les divers représentants de chacun de ces groupes, non seulement peuvent se remplacer l'un l'autre, au point de vue de la réparation de nos éléments anatomiques et de leurs attributions fonctionnelles, mais aussi au point de vue de la fonction si importante de la calorification.

Enfin, après avoir subi les mêmes modifications pour pénétrer dans nos tissus ; après avoir pu se substituer l'un à l'autre au point de vue fonctionnel ; après avoir donné la même quantité de chaleur en se minéralisant, ces composés du même groupe s'éliminent sous les mêmes formes et par les mêmes voies.

On comprend, dès lors, combien ces heureuses conditions favorisent l'étude de l'alimentation et de la nutrition et quelles facilités elles nous donneront, quand il s'agira de passer des notions théoriques à la pratique. Au point de vue scientifique, il suffira donc de suivre l'évolution de chacun de ces trois groupes de composés organiques, pour avoir embrassé cette étude d'une manière complète ; et, quand il s'agira de la pratique, il n'y aura qu'à savoir combien les substances ingérées contiennent de chacun des composés de ces trois groupes pour connaître leur valeur nutritive et calorifique.

L'étude de l'alimentation et de la nutrition se trouve ainsi, on le voit, considérablement simplifiée.

Cette division des composés organiques établie, et étant donné ce que j'ai dit sur l'impossibilité dans laquelle se trouve l'animal de constituer les composés organiques, voyons comment ces divers composés sont constitués par le végétal.


# CONSTITUTION DES ALIMENTS ORGANIQUES SIMPLES PAR LE VÉGÉTAL

## ASSIMILATION PAR LE VÉGÉTAL DES CORPS SIMPLES CONSTITUANT LES ALIMENTS TERNAIRES

Ces corps simples, on le sait, sont au nombre de trois : le *carbone*, l'*oxygène* et l'*hydrogène*.

CARBONE. — Le carbone contenu dans les plantes provient toujours de l'acide carbonique, mais ce dernier peut lui-même avoir trois origines.

1° Il peut provenir de l'atmosphère ; et, dans ce cas, ou bien il est absorbé directement à l'état libre, ou bien il arrive au contact des feuilles, dissous dans l'eau de pluie ou dans la rosée ;

2° L'acide carbonique peut également tirer son origine du sol, où il existe en très grande quantité, provenant soit des couches géologiques profondes, soit des eaux de pluie, soit aussi, pour une large part, des fermentations qui se produisent dans toute terre couverte de végétation. Dans ce cas, bien entendu, l'acide carbonique pénètre par les racines et se trouve contenu dans la sève ;

3° Enfin, une partie provient aussi de la vie propre du végétal. Pour son entretien, en effet, celui-ci dépense des hydrates de carbone, des graisses ou des substances albuminoïdes ; et, parmi les corps résultant de la désagrégation de ces substances se trouve toujours, nous le verrons dans la suite, l'acide carbonique.

Quelle que soit son origine, qu'il vienne de l'atmosphère, du sol ou qu'il se soit produit au sein même de la plante, cet acide carbonique est éliminé en nature, lorsque la plante est dans l'obscurité. Mais, au contraire, lorsque la plante est éclairée, la chlorophylle en décompose une certaine quantité, et tout le carbone, ainsi mis en liberté, est utilisé pour la constitution des produits ternaires et quaternaires, servant soit à l'accroissement de la plante soit à ses réserves.

Quant à l'oxygène résultant de cette décomposition, une partie est éliminée et une autre partie entre dans la composition des mêmes produits.

Je dirai bientôt quels sont ces produits et comment ils se forment.

Oxygène. — L'oxygène arrive également à la plante par plusieurs voies :

1° Il lui arrive d'abord, comme l'acide carbonique, par l'atmosphère ; et c'est là même la source principale de l'oxygène qui est nécessaire au végétal. Celui-ci, en effet, meurt si cet oxygène lui fait défaut ;

2° L'oxygène provient également du sol par l'eau que le végétal y puise ;

3° De plus, une autre partie résulte de la décomposition de l'eau, et aussi, je viens de le dire, de celle de l'acide carbonique, qui s'opère dans les tissus du végétal sous l'influence de la chlorophylle. Nous verrons, en effet, bientôt que c'est ainsi qu'apparaît un des corps organiques les plus simples, l'aldéhyde formique ;

4° Enfin, une partie provient de la décomposition des nitrates.

HYDROGÈNE. — Quant à l'hydrogène, il n'arrive au végétal que par l'eau, que celle-ci pénètre par les feuilles ou par les racines : et c'est en décomposant cette eau à l'aide de la chlorophylle que le végétal se procure, à l'état libre, l'hydrogène qui entre en si grande quantité dans les produits ternaires dont je m'occupe ici, notamment dans les corps gras. Après cette décomposition, une partie de l'oxygène est éliminée, mais l'hydrogène est utilisé par le végétal.

L'analyse, en effet, a démontré à Boussingault que la quantité d'hydrogène contenue dans les végétaux est supérieure à celle qui serait nécessaire pour constituer de l'eau, même en se combinant avec la totalité de l'oxygène qui entre dans leur composition. Or, comme dans les expériences de Boussingault, cet hydrogène ne pouvait provenir ni des matières organiques, ni des phosphates ou des nitrates, puisque ces différentes substances avaient été écartées ; il faut donc en conclure : 1° Que cet hydrogène provient bien de l'eau, et, 2° qu'une partie de l'oxygène résultant de sa décomposition a été éliminée. C'est donc grâce à cet hydrogène, provenant de la décomposition de l'eau, que le végétal peut constituer tous ses composés, qui en sont si riches, et surtout ses corps gras.

Les formules suivantes, empruntées à A. Gautier, permettent d'expliquer ces formations (1) :

$$3\ CO^2 + 4\ H^2O = C^3H^8O^5 + 7\ O.$$

6 volumes.                    glycérine.     7 volumes.

$$\text{et} \qquad 10\ CO^2 + 8\ H^2O = C^{10}H^{14} + 14\ O^2.$$

20 volumes.                    essence     28 volumes.
de térébenthine.

Ainsi, en résumé, les trois corps simples qui doivent servir au végétal pour constituer les corps ternaires qui entrent dans sa structure ou qui composent ses réserves, et qui peuvent nous servir d'aliments, lui arrivent tous à l'état minéral :

(1) *Chimie organique*, t. III, p. 32.

1° L'*oxygène*, à l'état libre, ou bien à l'état d'acide carbonique, ou d'eau, ou de nitrates ;

2° Le *carbone*, à l'état d'acide carbonique ;

3° Et l'*hydrogène*, seulement à l'état d'eau.

Voyons maintenant comment avec ces trois corps simples, qu'il peut rendre libres, le végétal arrive à constituer les divers ternaires

### CONSTITUTION DES HYDRATES DE CARBONE PAR LE VÉGÉTAL

Le point de départ, le phénomène initial des modifications qui conduiront les trois corps simples, C, H, O, de l'état minéral à une première combinaison organique et de cette combinaison aux différents composés ternaires, est presque sûrement la réunion du *carbone* ou de l'*acide carbonique* avec l'*eau* donnant lieu à un corps organique des plus simples, $CH^2O$, l'*aldéhyde formique*.

On sait, en effet, d'une part, que les parties vertes des feuilles contiennent presque toujours des produits aldéhydiques, très réducteurs, comme l'aldéhyde formique, $CH^2O$ ; et, d'autre part, que dès que la lumière impressionne les cellules à chlorophylle, on voit apparaître dans ces cellules, outre ces composés aldéhydiques, de l'amidon, $C^{12}H^{22}O^{11}$, qui, nous le savons, n'est lui-même que le premier degré de la deshydratation de la polymerisation du glucose ; soit :

$$2 (C^6H^{12}O^6) - H^2O = C^{12}H^{22}O^{11}.$$

Or, ce corps $CH^2O$ étant le corps organique le plus simple et par conséquent probablement le premier formé, cherchons à nous expliquer son mode de formation.

Je rappelle d'abord les faits que je viens d'exposer : que l'acide carbonique existe en abondance dans les plantes ; que sous l'influence de la lumière cet acide est décomposé ; que son oxygène ainsi mis en liberté se dégage en partie ; que le carbone reste donc libre et isolé ; et enfin, il est à peine besoin de le faire remarquer, que ce carbone à l'état naissant arrive en présence de l'eau contenue dans la plante, dans les conditions les plus favorables pour se combiner avec elle.

En s'appuyant sur ces faits, on pourrait donc expliquer la

formation de ce corps $CH^2O$, par la combinaison toute simple du carbone libre avec l'eau

$$C + H^2O = CH^2O.$$

Mais, étant donné les recherches de Boussingault, que j'ai déjà citées, établissant que dans les plantes, même cultivées sans l'intervention d'aucune matière organique, il y a plus d'hydrogène que ne l'exige la quantité d'oxygène pour faire de l'eau, on est conduit à cette conclusion comme forcée, que cet excès d'hydrogène résulte de la décomposition d'une certaine quantité d'eau, l'hydrogène restant dans la plante et un partie de l'oxygène s'éliminant.

Dès lors, pour expliquer la formation de ce premier corps organique $CH^2O$, il faut, avoir recours à cette autre hypothèse qui est moins simple, il est vrai, mais qui rend mieux compte des phénomènes observés, que ce corps résulte de la double réduction de l'acide carbonique et de l'eau, s'opérant sous l'influence de la substance chlorophyllienne et de la lumière. Cette combinaison serait expliquée par la formule :

$$CO^2 + H^2O = CO + H^2 + 2\,O = CH^2O + 2\,O.$$

Ainsi, sans que nous puissions savoir encore par quel mécanisme intime et en vertu de quelle affinité la double influence de la chlorophylle et de la lumière peut réduire $CO^2$ et $H^2O$, c'est là un fait qui nous est démontré par l'observation et par l'expérimentation.

Ces deux réductions sont, en effet, mises en évidence en même temps par l'augmentation de la teneur de la plante en carbone, par la mise en liberté d'une certaine quantité d'hydrogène, par le dégagement d'oxygène dans l'atmosphère et enfin par la présence dans la plante du corps $CH^2O$.

Or, nous allons le voir, la formation de cet aldéhyde expliquée, la présence dans la plante des divers hydrates de carbone est elle-même de l'explication la plus facile.

La *glucose* $C^6H^{12}O^6$ peut n'être considérée que comme la polymérisation de cet aldéhyde formique, $CH^2O$; et il en est de même de la *levulose* $C^6H^{12}O^6$, qui est une isomérie de la glucose.

La glucose peut, en se polymérisant et en subissant un premier degré de deshydratation fournir la saccarhose :

$$2C^6H^{12}O^6 - H^2O = C^{12}H^{22}O^{11}$$

Un degré de deshydratation de plus nous donne les *dextrines*, soit que la modification ait pour point de départ la condensation de deux molécules de glucose comme précédemment :

$$2\ (C^2H^{12}O^6 - 2\ (H^2O) = C^{12}H^{20}O^{10}$$

soit qu'elle parte de la saccarhose

$$C^{12}H^{22}O^{11} - H^2O = C^{12}H^{20}O^{10}.$$

Enfin, ces dextrines, par de simples phénomènes d'isomerie, nous donnent l'*amidon* $(C^6H^{10}O^5)$ " et la *cellulose*, la viscose $(C^6H^{10}O^5)_p$ et même le *ligneux* $(C^6H^{10}O^5)$ " + ᵐ ; et c'est ainsi que partant de ce premier corps simple $CH^2O$, nous pouvons arriver facilement à ces corps qui nous intéressent le plus et aussi à tous les hydrates de carbone ou leurs analogues.

Du reste, je dois ajouter que grâce aux progrès de la chimie, ces explications ne sont plus de simples hypothéses. La possibilité du passage de ces corps, de l'un à l'autre, est démontrée expérimentalement ; et je ne crois pouvoir mieux faire que de reproduire ici un des passages lumineux que A. Gautier consacre à cette question :

« D'autre part, dit le savant chimiste (1), il est acquis au« jourd'hui que cette transformation de l'aldéhyde formi« que en sucre n'est pas une vue théorique et qu'elle « peut être artificiellement produite soit en polymérisant cet « aldéhyde au moyen des alcalis (Law), soit en partant de l'al« déhyde glycosique $C^3H^6O^3$ en glycérose que E. Fischer a « changé par polymérisation en un véritable sucre $C^6H^{12}O^6$, « l'acrose, apte à fermenter et qu'il a transformé au moyen « de l'hydrogène naissant, en passant par un dérivé intermé« diaire d'oxydation, l'acrozone, $C^6H^{10}O^6$, en une vraie le« vulose $C^6H^{12}O^6$, et en mannite $C^6C^{14}O^6$ qui peut donner à « son tour des sucres doués du pouvoir rotatoire.

« L'origine de tous ces hydrates de carbone et de leurs « dérivés hydrogénés (erythrite, arabite, mannite) est donc « certaine ; ils dérivent de la polymérisation de l'aldéhyde « formique. qui tantôt se quadruple pour donner le terme de « passage $C^4H^8H^4$, apte par hydrogénation à former l'éry-

(1) *Chimie biologique*, 3 volumes, p. 50.

« thrite, tantôt se quintuple pour faire naître l'arabinose
« $C^5H^{10}O^5$ d'où dérivera l'arabine $C^5H^{12}O^6$ par hydrogéna-
« tion, tantôt et le plus souvent se sextuple pour donner les
« glycoses $C^6H^{12}O^6$ dont l'hydrogénation produit la man-
« nite et la dulcite $C^6H^{14}O^6$, enfin qui dans un premier stade
« de deshydratation forment les saccarhoses :

$$2C^6H^{12}O^6 = C^{12}H^{22}O^{11} + H^2O.$$

« Par une deshydratation plus avancée, ces glycoses don-
« nent des dextrines :

$$2\ C^6H^{12}O^6 = C^{12}H^{20}O^{20} + 2\ H^2O.$$

« Lesquelles, en se polymérisant, à leur tour, formeront
« les amidons, l'inuline, les celluloses, etc.

$$n\ C^6H^{10}O^5 = (C^6H^{10}O^5)\ n$$
$$\text{dextrine} \qquad\qquad \text{amidon}$$

« Ce ne sont point là des vues théoriques, de simples hy-
« pothèses. Cet ensemble de réactions qui nous permet de rat-
« tacher à l'aldéhyde formique les sucres les plus divers, les
« dextrines, les amidons, les celluloses, etc., dérivés de po-
« lymérisations successives, quelquefois accompagnées d'hy-
« drogénations, on en a réalisé aujourd'hui au laboratoire la
« suite complète et régulière ; quant aux végétaux, nous ver-
« rons que pour accomplir ces mêmes réactions polymérisan-
« tes, hydrogénantes ou deshydratantes, aussi bien que les
« phénomènes inverses, ils possèdent dans leurs cellules et
« dans les ferments qu'elles sécrètent des agents très efficace
« qui leur tiennent lieu de nos réactifs chimiques habituels. »

Et plus loin :

« Parmi ces produits compliqués que le glucose ou les corps
« de sa famille contribuent notoirement à former, il faut
« citer, avant tout, ces composés si répandus dans la plante,
« qu'on a nommés *glucosides*, parce qu'en s'hydratant, ils se
« dédoublent en glycose, levulose, inosite, quercite, etc., et
« un autre composé différent dans chaque cas et dont le ra-
« dical était uni à l'hydrate de carbone dans la molécule pri-
« mitive du glucoside. Dans cette nombreuse classe de corps,

« citons la salicine $C^{13}H^{18}O^7$, de l'écorce de saule et de peu-
« lier, qui se dédouble en saligénine et glycose

$$C^{13}H^{18}O^7 + H^2O = C^7H^8O^2 + C^6H^{12}O^6$$
salicine                    saligenine        glycose

. . . . . . . . . . . . . . . . . . . . . . . . . . . . .

« Il existe des glucosides azotés, et c'est ici un nouveau de-
« gré de complication des dérivés de l'aldéhyde $CH^2O$
« primitive. C'est ainsi que l'amygdaline $C^{20}H^{27}AzO^{11}$ des
« amandes amères se dédouble en glycose, en acide cyanhy-
« drique et essence d'amandes amères.....
« Ce n'est donc pas seulement du sucre, des gommes, de
« l'amidon, de la mamnite, de la cellulose qui peuvent se
« produire et se produisent dans le végétal, grâce aux réac-
« tions très simples dont nous venons de donner la clef, mais
« des glucosides compliqués, des phénols, de l'hydroquinone
« des tannins, des matières colorantes, et l'observation dé-
« montre que dans les feuilles où ils se forment, tous ces
« corps se montrent pour ainsi dire d'emblée, dès le déve-
« loppement des cellules à chlorophylle. »


*Principaux hydrates de carbone ou corps analogues.*


Le propre des hydrates de carbone, ce qui leur a valu leur
nom, je l'ai dit, c'est que l'hydrogène et l'oxygène entrent
dans leur composition dans les mêmes proportions que dans
l'eau, $H^2O$ ; et ces corps, nous allons le voir, sont déjà nombreux. Mais, de plus, l'usage a prévalu de placer dans le
même groupe d'autres corps assez nombreux ne présentant
pas ces caractères, mais n'en différant que par une ou deux
molécules d'oxygène en plus ou en moins, et qui, du reste,
peuvent facilement acquérir ou perdre cet oxygène pour arriver ainsi à l'état d'hydrates de carbone. Ces divers corps
sont les suivants :
Pour les hydrates de carbone :
Avec la formule de la *glucose* $C^6H^{12}O^6$, et qui, par conséquent, pour arriver à cet état n'ont qu'à subir une modification d'isomérie : l'*inose* contenue dans l'écorce du québracho,
de la feuille du noyer ou dérivé de la pinnite ; la *mannose*,

oxydation de la manne ; la *levulose* ou *fructose*, sucre des fruits doux acides ; la *galactose*, action des fruits sur la lactine ; la *formose* ou l'*acrose*, sucres artificiels de synthése ; l'*eucalyne*, résultant de la levure sur la mélitose ; la *sorbinose*, tirée du suc du sorbier ; et la *sorbine*, tirée du fruit du même arbre.

Avec la formule $C^5H^{10}O^5$, l'*arabinose* ou gomme arabique et la *xylose*, le sucre de bois.

Avec la formule $C^6H^{10}O^5$, la *cellulose*, la *viscose*, l'*amidon*, l'*inuline*, bien répandus dans de nombreux végétaux.

Avec la formule $C^4H^8O^4$, l'*érythrose*, produit de synthèse.

Avec la formule $C^{12}H^{20}O^{10}$, formule doublée de l'amidon, la *dextrine*, résultant de l'action des acides sur ces derniers, et le *glycogène*, contenu dans la cellule hépatique et certains épithéliums.

Enfin, avec la formule $C^{12}H^{22}O^{11}$, la *saccharose*, ou sucre de canne ; la *rafinose*, préparation du sucre ; la *mycose*, contenue dans le seigle ergoté ; la *synanthrose*, dans les synanthérées ; la *mélitose*, contenue dans la manne d'Australie ; la *mélezitose*, provenant du suc de mélèze ; la *tréhalose*, contenue dans la manne de Tréhéla ; la *lactose* ou sucre de lait ; et enfin, la *maltose*, due à l'action de la diastase sur l'amidon.

Comme on le voit, dans tous ces corps, l'hydrogène est toujours représenté par un nombre de molécules double de celui de l'oxygène, c'est à-dire dans la proportion de l'eau. Dans les suivants, au contraire, l'oxygène reste toujours inférieur à cette proportion pour une ou deux molecules ; mais par une légère oxydation tous peuvent acquérir les mêmes proportions. Ce sont :

Avec la formule $C^6H^{12}O^5$, la *quercite*, contenue dans le gland du chêne ; la *pinnite*, contenue dans le pin de Californie, et la *rhamnose*, résultant de l'oxydation de la rhamnatine.

Avec la formule $C^5H^{12}O^5$, nous trouvons l'*arabite*, hydrogénation de l'arabinose $C^5H^{12}O^5$, et la *xylite*, hydrogénation de la xylose ayant, nous venons de le voir, la même composition que l'arabinose.

Avec la formule $C^4H^{10}O^4$, l'*erythrite* contenue dans divers lichens.

Avec la formule $C^6H^{14}O^6$, la *mannite* provenant de la manne du frêne ; la *dulcite* contenue dans la manne de Ma-

dagascar; la *sorbite* provenant du jus du sorbier; et la *quer-
cine* contenue dans la feuille du chêne.

Avec la formule $C^7H^{14}O^6$, le *mélhythinose*, sucre synthé-
tique; et enfin, avec la formule $C^7H^{14}O^7$. la *persite*, contenue dans le fruit de l'avocatier (1).

Comme on le voit, les divers hydrates de carbone et les
divers composés qui s'en rapprochent sont déjà bien nombreux; et cependant cette énumération n'est pas complète.
mais si tous peuvent servir à notre alimentation, évidemment, beaucoup, vu la faible part qu'ils peuvent y prendre,
n'ont à ce point de vue qu'une importance secondaire. Ceux
qui nous intéressent le plus à ce point de vue sont : parmi
ceux d'origine végétale, la glucose, la lévulose, la saccharose,
l'amidon, la dextrine et la cellulose; et parmi ceux d'origine
animale, la lactose et le glycogène.

Voyons maintenant, en ce qui concerne ceux d'origine végétale dont nous nous occupons ici, dans quel but la nature
les forme, et dans quelles proportions ils sont contenus dans
les végétaux servant à notre alimentation.


### *But poursuivi par la nature en constituant ces corps.*


Le but poursuivi par la nature en constituant ces corps
nous est révélé par les propriétés physiques des composés
chimiques auxquels elle s'arrête et aussi par les parties de
la plante dans lesquelles elle les forme de préférence.

Après avoir passé par les diverses compositions que j'ai
indiquées, le plus souvent par deshydratation, ces composés
chimiques arrivent pour la plupart à l'amidon $(C^6H^{10}O^5)^n$, à
la cellulose $(C^6H^{10}O^5)$ p. et au ligneux $(C^6H^{10}O^5$ n $+$ m.

Or, tous ces corps sont insolubles, et par conséquent tant
qu'ils conserveront cette composition, ils resteront inaquita-
bles par les liquides du végétal. L'amidon y restera renfermé
dans la cellule sous forme de grains, de formes et de volumes
différents, attendant, pour être utilisé, qu'une modification de

_________

(1) GAUTIER. *Cours de Chimie*, t. III. p. 149.

sa composition et de ses propriétés physiques le rende soluble et dialysable. Cet amidon est réellement la réserve de la plante ; et c'est à cette réserve qu'elle aura recours au moment de ses fortes dépenses, bourgeonnement, fructification et maturation de ses fruits.

Par des modifications en sens inverse de celles qui ont conduit $CH^2O$ à l'état de $(C^6H^{10}O^5)^n$, ce dernier pourra revenir à l'état de dextrine $C^{12}H^{20}O^{10}$ ; et cette dernière, en s'hydratant pourra passer à l'état de glucose $C^{12}H^{20}O^{10} + H^2O = 2\,C^6H^{12}O^6$. Enfin, la glucose pourra être utilisée par la plante soit en fournissant du calorique, soit en se transformant en certains acides, soit enfin en restant dans cet état dans ses fruits en leur donnant leur saveur.

La cellulose, quoique constituée par les mêmes éléments et dans les mêmes proportions, subit moins facilement ces mêmes modifications. Il lui faut, pour revenir à l'état de dextrine et de glucose, des agents modificateurs en général plus puissants que ceux qui se trouvent dans la cellule végétale ; aussi y reste-t-elle en sa forme. Elle fait partie désormais des éléments fixes du végétal ; et, si elle se renouvelle, ce n'est que par un mouvement des plus lents et difficilement saisissable. C'est elle qui forme la paroi de la cellule végétale ; c'est elle qui retient dabord l'amidon, et qui plus tard laissera dialyser la glucose. Sa formation correspond à l'accroissement de la plante ; tandis que l'amidon ne correspond qu'à son entretien, et surtout aux dépenses exagérées qu'exige sa reproduction.

Quant aux ligneux, il représente, par ces propriétés physiques et surtout par sa résistance à ces modifications suffisantes pour transformer l'amidon, les parties les plus fixes du végétal. Une fois constitué, ce corps $(C^6H^{10}O^5)\,n + m$ pourra assister indifférent à toutes les modifications que subissent la dextrine et la glucose ; il pourra rester en contact avec ces corps et leurs agents modificateurs sans subir leur influence. Il est désormais presque en dehors du grand mouvement des échanges de la vie du végétal. Une fois formé, il lui est acquis d'une manière définitive. Plus encore que la cellulose, il correspond donc à son accroissement.

Le but de la nature, en constituant ces divers corps, est donc déjà bien évident : accroissement, quand il s'agit de la

cellulose et du ligneux ; réserve pour les grandes dépenses
nécessitées par la reproduction, quand il s'agit de l'amidon.

Ce dernier but est, du reste, rendu encore plus évident par
les parties dans lesquelles la plante accumule ce dernier.
C'est, en effet, autour de l'organe essentiel de sa reproduction que se fait cette accumulation. Certes, l'amidon existe
partout dans la plante ; aucune de ces parties n'en est entièrement dépourvue ; mais c'est surtout, je le répète, autour des
organes reproducteurs que nous la voyons faire ses plus
grandes provisions. C'est, en effet, dans les fruits des graminées, des légumineuses, des rosacées, etc., et aussi dans
les tubercules qui peuvent se reproduire par bourgeonnement
(pommes de terres, ignames, etc.) que nous trouvons l'amidon ainsi que ses diverses modifications ; et c'est aussi,
nous le verrons, dans ces mêmes parties que l'homme va le
prendre pour son alimentation.

*Quantités d'hydrates de carbone ou de congénères contenus dans
les principaux végétaux utilisés par l'homme et les animaux.*

Je réunis dans les tableaux suivants, au moins la plupart
des substances végétales servant à notre alimentation, ou à
celle des animaux que nous utilisons dans le même but, en
donnant en même temps leur richesse en hydrates de carbone.

Les quantités de ces hydrates de carbone contenues dans ces
végétaux varient forcément un peu selon le terrain qui les a
produits et la période de leur évolution où ils ont été ana-
lysés, c'est ce qui explique que les divers auteurs donnent
des quantités différentes.

Toutefois, on peut s'en rendre facilement compte, les écarts
ne sont jamais bien grands, et les quantités trouvées dans
les différentes analyses se rapprochent assez les unes des
autres pour que l'une quelconque soit considérée suffisamment exacte pour la pratique.

Cependant, dans les divers tableaux suivants, j'ai cru bien
faire en donnant assez souvent plusieurs analyses. On
verra, du reste, comme je viens de le dire, que les écarts
sont en somme négligeables. Dans la pratique même, on

pourra considérer les calculs comme suffisamment exacts en les basant sur ces chiffres arrondis.

C'est ce que je fais le plus souvent dans l'établissement des diverses rations.

### Quantités d'Hydrates de carbone

#### I

#### GRAINES SÈCHES
(Pour 100 grammes de graines sèches)

| NOMS DES GRAINES | RICHET (1) | A. GAUTIER (2) | NOMS DES GRAINES | RICHET (1) | A. GAUTIER (2) |
|---|---|---|---|---|---|
| Riz................. | 83.45 | 78.10 | Orge d'hiver......... | » | 63.60 |
| Froment (farine)...... | 72 39 | 67.90 | Avoine.............. | 55.9 | 61.5 |
| Maïs................ | 67.94 | 59.90 | Sarrasin............ | 55.30 | 54.86 |
| Seigle.............. | 66.38 | 67.5 | | | |

#### II

| SUBSTANCES | CARYOPSE | GLUMELLES | DANS LE GRAIN ENTIER |
|---|---|---|---|
| **AVOINE DE BOURGOGNE** (Pour 100 grammes) | | | |
| Sucre et amidon .............. | 45.47 | » | 45.47 |
| Cellulose saccharifiable........ | 2 11 | 10.47 | 12.58 |
| Cellulose brute et indéterminés. | 1.62 | 8.85 | 10.47 |
| Totaux.............. | 49.20 | 19.32 | 68.52 |
| **AVOINE DE BEAUCE** | | | |
| Sucre et amidon ............. | 38.24 | » | 38.24 |
| Cellulose saccharifiable........ | 2.75 | 10.48 | 13.23 |
| Cellulose brute. ............. | | | |
| Substances indéterminées...... | 1.72 | 11.28 | 13.00 |
| Totaux.. ........... | 42.71 | 21.76 | 64.47 |

(1) Article Aliment du *Dictionnaire de physiologie*, par Richet et Lapicque. D'après Maleschott cité par Pouchet, t. II, p. 233.

(2) A. GAUTIER, *Cours de chimie*. Vol. 3, p. 786. Ces quantités sont un peu différentes de celles données par le même auteur dans son Traité de l'alimentation.

(3) Quantités données par divers auteurs.

| SUBSTANCES | CARYOPSE | GLUMELLES | DANS LE GRAIN ENTIER |
|---|---|---|---|
| **ORGE DE FRANCE** (Pour 100 grammes d'orge) | | | |
| Matière non azotée .............. | 58.80 | 4.79 | 63.59 |
| Ligneux et cellulose............. | 0.45 | 3.78 | 4.23 |
| Totaux............... | 59.25 | 8.57 | 67.82 |
| **ORGE D'AFRIQUE** | | | |
| Matière non azotée............. | 61.95 | 6.51 | 68.46 |
| Ligneux et cellulose ......... | 0.40 | 4.45 | 4.85 |
| Totaux............... | 62.35 | 10.96 | 73.31 |

## III

### LÉGUMES HERBACÉS FRAIS

(Pour 100 grammes de ces légumes)

| LÉGUMES | Quantités 0/0 | Auteurs | LÉGUMES | Quantités 0/0 | Auteurs |
|---|---|---|---|---|---|
| Champignons. | | | Choux Bruxelles....... | 7.80 | K (5) |
|  | | | — Milan.......... | 7.20 | R. |
| Psilliata campestris.. | 4.20 | R (1) | Haricots verts ....... | 7.80 | M E |
| Boletus, adulis........ | 4.30 | R. | Petits pois (en gousses) | 5.78 | |
| Hydnum rependum... | 4.20 | R. | — (en grains). | 6.36 | |
| Morille............. | 5.80 | R. | Epinards............ | 5.30 | M. E. |
| Champ. de couche.... | 3.13 | G (2) |  | 4.44 | G. |
| Champ. dit cèpes .... | 2.98 | G. | Asperges............ | 3.60 | |
| Truffes noires....... | 8.10 | G. |  | 2.63 | G. |
|  | 13.80 | R. | Courge............. | 7.60 | M. E. |
| Choux blanc......... | 6.70 | M.E.(3) |  | 6.50 | G. |
| — vert frisé...... | 7.20 | M. E. | Romaine............ | 4.80 | M. E. |
| — fleur ........ | 5.50 | M. E. | Endive............. | 3.20 | M. E |
|  | 4.55 | G (4) |  | 1.58 | G. |
| — cabus......... | 6.60 | M E. | Laitue............. | 4.30 | M. E. |
|  | 4.87 | G. | Céleri............. | 11.60 | |

(1) R. signifie Richet. Article aliment du *Dictionnaire de physiologie* (quantités souvent prises dans Maleschott ou Kœnig).

(2) G , initiale de Gautier. *Alimentation et Régimes*, pp. 142 et suiv.

(3) M. E., Munk et Ewald, dont les quantités sont souvent empruntées à Kœnig.

(4) Les chiffres de A. Gautier sont inférieurs. parce qu'il n'a pas compris le cellulose dans ces hydrates de carbone.

(5) Abréviation pour Kœnig.

## IV

### RACINES ET TUBERCULES
(Pour 100 grammes de ces substances)

| LÉGUMES | Quantités 0/0 | Auteurs | LÉGUMES | Quantités 0/0 | Auteurs |
|---|---|---|---|---|---|
| Pommes de terre : | | | Raifort cultivé ....... | 11.60 | M. E. |
| Moyenne .... ... | 20.00 | G | Oignons............. | 11.50 | R. |
| Royale bleue...... | 17.30 | G | Chou caraïbe ...... . | 6.50 | Bg. |
| Patates douces....... | 16.50 | G | Malanga ............ | 16.90 | Bg. |
| Manioc............. | 28.30 | G | Topinambour........ | 17.80 | K. |
| | 30.40 | Bg (2) | Patate rouge........ | 12.00 | M.E. 3) |
| Betteraves ......... | 9.20 | R. | — blanche....... | 9.60 | M. E. |
| — comestibles. | 8.90 | G. | Igname ............. | 18.20 | Py. (4) |
| — de sucre ... | 14.50 | G. | | 16.25 | Bg. |
| | 8.38 | G. | Crosne du Japon..... | 16.70 | K. |
| Navets............. | 8 40 | M. E. | Couscous (tubercule de | | |
| | 13.50 | | la Guadeloupe)..... | 16.00 | Bl. |
| Raifort sauvage ...... | 11.60 | M. E. | | | |

## V

### LÉGUMES SECS
(Pour 140 grammes de ces légumes)

| LÉGUMES | Quantités 0/0 | Auteurs | LÉGUMES | Quantités 0/0 | Auteurs |
|---|---|---|---|---|---|
| Lentilles sèches...... | 55.90 | R. | Fèverolles........... | 57 | Bl.(1) |
| | 56 à 62 | G. | Haricots............. | 59.9 | R. |
| Fèves sèches ... .... | 58.13 | R. | | 55.6 | G. |
| | 57.50 | G. | Vesces.... ......... | 52.40 | B |
| Pois secs........... | 52.65 | R. | Fèves de Soja........ | 29.31 | G. |
| | 52 à 61 | G | | 34.0 | R. |
| Pois des champs..... | 58.78 | B (1) | | | |

## VI

### FRUITS FRAIS
(Pour 100 grammes de ces fruits)

| LÉGUMES | Quantités 0/0 | Auteurs | LÉGUMES | Quantités 0/0 | Auteurs |
|---|---|---|---|---|---|
| Figues fraîches....... | 24.7 | K. | Framboise........... | 13.40 | Ml. |
| Cerises............. | 14.92 | Ml. | Poires (moyennes). .. | 8.26 | R. |
| | 15.00 | G. | Oranges........ .... | 9.80 | K. |
| | 14.31 | Ml. | Citrons ............. | 7.20 | M. E |
| Raisins............. | 15 | G. | Melon............... | 7.60 | |
| | 30 | K. | | 9.00 | Ml. |
| Pêches............. | 11.30 | Ml. | Amandes fraîches .... | 7.20 | G |
| Abricots........... | 8.83 | | | 13.8 | Py. |
| | 11.00 | G. | Noix fraîches........ | 14.00 | Pay. |
| Pommes fraîches..... | 7.96 | G | Bananes (moyennes).. | 23.30 | Ml. |
| | 8 00 | G. | — vertes....... | 7.30 | Bg. |
| Groseilles.......... | 14.20 | Ml. | — mûres ...... | 10.00 | Bg. |
| Prunes fraîches...... | 14.1 | Ml. | Sapotilles........... | 8.97 | Bg. |
| | 14.7 | R. | Mangue............. | 7.00 | Bg. |
| Fraises............. | 11.00 | K. | | | |
| | 6.76 | G. | | | |

(1) Abréviation pour Baillet. (3) Abréviation pour Maleschalt.
(2) Abréviation pour Beleurgey. (4) Abréviation pour Payen.

## VII

### FRUITS SECS
(Pour 100 grammes de ces fruits)

| NOMS | Quantités | Auteurs | NOMS | Quantités | Auteurs |
|---|---|---|---|---|---|
| Figues sèches........ | 49.79 | G. | Poires tapées........ | 29.48 | G. |
|  | 60.50 | M. E. | Châtaignes.......... | 35.65 | R |
|  | 65.70 | R | Dattes.............. | 61.40 | R. |
| Raisins secs ....... | 63.20 | K. |  | 61.00 | G. |
|  | 54.56 | G. | Cerises sèches....... | 46.10 | M. E. |
|  | 66.5' | K. | Amandes sèches...... | 13.8 | M. E. |
| Pruneaux.......... | 44.90 | G | Noix sèches.......... | 6.20 | M. E |
|  | 69.30 | M. E. | Noisettes.......... | 12.00 | M. E. |
| Pommes sèches...... | 43.65 | G. | Cacao.............. | 18.00 | G. |

## VIII

### PLANTES SERVANT A L'ALIMENTATION DES ANIMAUX DOMESTIQUES
(Pour 100 grammes de ces plantes)

| PLANTES | SUBSTANCES non azotées (1) | CELLULOSE LIGNEUX | TOTAL |
|---|---|---|---|
| **LÉGUMINEUSES** | | | |
| Luzerne... ............... | 34.65 | 24.08 | 68.73 |
| Sainfoin................... | 35.77 | 26.42 | 62.19 |
| Trèfle des prés ........... ... | 36.16 | 24.45 | 60.61 |
| Trèfle blanc ................ | 35.56 | 22.41 | 60.61 |
| Vesce cultivée ............ ... | 29.75 | 26.45 | 56.20 |
| Lupuline................... | 33.20 | 26.20 | 59.40 |
| **PLANTES DES PRAIRIES NATURELLES (2)** | | | |
| Foin total (Boussingault)....... | 44 20 | 24.20 | 68.40 |
| — (Kuhn)............. | 38.30 | 29.30 | 67.60 |
| — (Grandeau)........ ... | 40.90 | 25.52 | 66.42 |
| **GRAMINÉES** | | | |
| Anthoxanthum odoratum...... | 34.40 | 37.80 | 72.20 |
| Lolium italicum............. | 39.51 | 28.56 | 68.07 |
| Alopecurus pratensis ........ | 31.33 | 40.14 | 71.47 |
| Poa triavilis. ........... | 34.33 | 32.60 | 66.93 |
| Lolium perenne............. | 33 29 | 37.10 | 70.39 |
| Poa pratensis ............. | 34.85 | 35.30 | 70.15 |
| Holcus lanatus ............. | 34 86 | 33.60 | 68.46 |
| Festuca pratensis........ ... | 34.78 | 33.20 | 67.98 |
| Dactylis glomerata.......... | 37.99 | 28.90 | 69.89 |
| Moyennes......... ....... | 35.04 | 34.13 | 69.17 |

(1) Sous le nom de substances non azotées sont compris tous les hydrates de carbone et leurs congénères, sauf le ligneux et la cellulose.

(2 BAILLET. Composition des foins des prairies naturelles. (Société d'agriculture de la Haute-Garonne, 12 mars 1892.)

## IX

### QUELQUES FOINS COMPOSÉS
(Pour 100 grammes de ces foins)

| NUMÉROS d'ordre. | SUCRE | AMIDON et CELLULOSE saccharifiable. | SUBSTANCES indéterminées. | CELLULOSE brute. | TOTAL |
|---|---|---|---|---|---|
| I | 0.89 | 16.08 | 29.47 | 20.98 | 67.42 |
| II | 1.00 | 20.55 | 26.20 | 20.97 | 68.72 |
| III | 1.09 | 17.82 | 28.76 | 21.10 | 68.77 |
| IV | 1.79 | 12.99 | 37.57 | 19.62 | 71.97 |
| V | 1.48 | 16.50 | 34.74 | 15.77 | 68.49 |
| VI | 1.71 | 18.31 | 32.89 | 18.02 | 70.93 |
| Moyennes... | 1.35 | 17.04 | 34 10 | 19.41 | 68 90 |

## X

### FOURRAGES RACINES
(Pour 100 grammes de ces racines) (1)

| NOMS des Substances. | Panais. | Rutabaga. | Topinambours. | Navets. | Carottes. | Raves turneps. | Pommes de terre. | Betteraves. |
|---|---|---|---|---|---|---|---|---|
| Matre non azotée | 8.20 | 7.00 | 13.09 | 11.50 | 7.09 | 5.70 | 20.20 | 10.02 |
| Cellulose...... | 1.00 | 0.40 | 0 85 | 0.50 | 0.80 | 0.30 | 0.40 | 1.08 |
| Total...... | 9.20 | 7.40 | 13.94 | 12.00 | 7.89 | 6.00 | 20.60 | 11.10 |

## XI

### SON DE BLÉ
(Pour 100 grammes de son)

| AMIDON et SUCRE | CELLULOSE saccharifiable. | CELLULOSE brute. | SUBSTANCES indéterminées. | TOTAL |
|---|---|---|---|---|
| 21.84 | 12.39 | 4.51 | 24.10 | 63.10 |

## XII

### DIFFÉRENTES PAILLES [2]
(Pour 100 grammes)

| SUBSTANCES | FROMENT | AVOINE | ORGE | SEIGLE |
|---|---|---|---|---|
| Matières non azotées.......... | 39.12 | 39.03 | 31.50 | 30.23 |
| Cellulose ligneux....... ..... | 37.09 | 35.89 | 43.56 | 47.32 |
| Totaux.............. | 76.21 | 74.92 | 74.96 | 77.55 |

(1) Baillet. Société d'agriculture de la Haute-Garonne, 8 décembre 1894.

(2) Baillet. Note sur la composition des pailles des céréales (Société d'agriculture de la Haute-Garonne 25 février 1893.)

Après cette longue étude sur les hydrates de carbone provenant du règne végétal, et qui font partie de notre alimentation et de celles des animaux, peut-être ne sera-t-il pas sans utilité de la résumer en quelques mots. On peut le faire ainsi qu'il suit :

1° Le point de départ de tous ces corps est la combinaison de $CO_2$ et de $H_2O$, sous l'influence de la chlorophylle et de la lumière, donnant lieu à la formation de l'aldéhyde formique $CH_2O + 2O$ avec mise en liberté de deux molécules d'oxygène ;

2° Ce corps étant constitué, grâce à des oxydations, des hydrogénations, des hydratations, des polymérisations, et des isoméries, ou des phénomènes inverses, qui, les uns comme les autres, s'accomplissent sous l'influence de certaines diastases, tous les hydrates de carbone peuvent se former dans le végétal ;

3° Ces divers corps sont, les uns, immédiatement utilisés par le végétal pour faire face à son entretien, et ceux-ci, dans leurs modifications successives, ne dépassent pas l'état de glucose. D'autres, sont également utilisés dès leur formation par le végétal pour satisfaire à son accroissement. Ceux-ci, subissent les modifications ultimes et arrivent à l'état de cellulose et de ligneux. Enfin d'autres constituent des aliments de réserve pour le végétal, et acquièrent soit une forme non dialysable, soit mieux encore une forme insoluble. Le type de ces formes est l'amidon que le végétal accumule autour des organes destinés à sa reproduction ;

4° L'homme et les animaux peuvent utiliser ces trois catégories d'hydrades de carbone. Mais faiblement pour la deuxième, avec le cellulose ; et, d'une manière plus avantageuses pour la première, avec les divers sucres. Mais c'est surtout le troisième qu'il utilise avec les dextrines et surtout l'amidon ;

5° Ce dernier existe principalement autour des organes de reproduction, les graines, les fruits et les tubercules;

6° Au point de vue de l'utilisation de ces amidons de réserve, surtout pour l'homme, il y a lieu pour chacun d'eux de les chercher surtout dans les cellules jeunes dont la paroi cellulosique est plus favorable, à la dialyse, ou bien qui se laisse plus facilement détruire par les agents soit chimiques, soit physiques.

### CONSTITUTION DES CORPS GRAS PAR LE VÉGÉTAL

*Idée générale des corps gras.*

« Les corps gras, graisses, huiles, cires, etc., propres aux végétaux et aux animaux, dit A. Gautier, sont généralement des mélanges, en proportions variables de principes gras, véritables éthers neutres, formés le plus souvent par l'union de la glycérine à trois molécules d'un acide gras avec élimination de trois molécules d'eau. »

Chacun de ces corps, en effet, peut être dédoublé par hydration en glycérine et en trois molécules d'un acide gras. La stéarine, par exemple, par l'addition de trois molécules d'eau, donnera lieu au dédoublement suivant (1) :

$$C^3H^5(OC^{18}H^{35}O^5) + 3\,H^2O = C^3H^5(OH^3) + 3\,C^{18}H^{35}OH$$

$$\text{Stéarine} \qquad \text{Eau} \qquad \text{Glycérine} \qquad \text{Acide stéarique.}$$

et réciproquement, la réunion d'une molécule de glycérine avec trois molécules d'acide stéarique et l'élimination de trois molécules d'eau reconstituera la tristéarine, c'est-à-dire la stéarine ordinaire. Il en est de même, du reste, des autres corps gras, margarine, oléine, qui tous sont ainsi des trimargarines, des trioléines, etc.

Les acides qui peuvent se réunir à la glycérine sous forme d'éthers sont nombreux ; je puis citer les suivants : stéarique $C^{18}H^{36}O^2$ ; margarique, $C^{16}H^{32}O^2$ ; palmitique, $C^{16}H^{32}O^2$ ; oléique, butyrique, $C^4H^8O^2$ ; valérique, $C^5H^{10}O^2$ ; caproïque, $C^6H^{12}O^2$ ; caprylique, $C^8H^{16}O^2$ ; linoléique, $C^{18}H^{32}O^2$, (graines de lin) ; brassoléique, $C^{22}H^{42}O^2$ (colza) ; ricinoléique, $C^{18}H^{34}O^5$ (ricin) ; myristique, $C^{14}H^{28}O^2$ (noix muscade).

Parmi ces acides, servant à différencier les divers corps gras, les uns existent presque exclusivement dans le règne végétal, tels sont le myristique, le ricinoléique, le brassoléique et le linoléique, etc. D'autres, au contraire, et ce sont de beaucoup les plus fréquents, se trouvent dans les corps gras des deux

---

(1) A. GAUTIER. Chimie organique, p. 57.

règnes. Ce sont surtout : l'acide stéarique, le margarique, le palmitique et l'oléique.

Je dois ajouter, du reste, qu'aussi bien chez l'animal que chez le végétal, les corps gras constitués par ces acides ne se rencontrent presque jamais à l'état isolé. Les corps gras, animaux et végétaux, sont composés par un mélange en parties variables de plusieurs d'entr'eux ; et ce sont les quatre que je viens de citer, qui s'y trouvent le plus souvent.

D'une manière générale, la différence de consistance dépend de la proportion plus ou moins grande d'oléine. Ce dernier corps gras, en effet, est liquide à la température ordinaire, tandis que les autres, à cette même température, sont solides.

Au point de vue de l'alimentation, il n'y a pas de sérieux avantages à différencier ces divers corps gras. Tous subissent les mêmes modifications sous l'influece des mêmes liquides digestifs ; tous servent à la calorification ; et tous, enfin, à poids égal, peuvent être considérés comme donnant le même nombre de calories.

Mais, de même que pour les hydrates de carboné, tous les corps gras qui sont contenus dans les animaux, proviennent des substances organiques d'origine végétale. Voyons, par conséquent, comment le végétal arrive à constituer ces corps.

*Mode de formation des corps gras par le végétal.*

Tout porte à croire que c'est sous l'influence de la chlorophylle que se forment les corps gras. Cette substance que nous avons déjà vue, sous l'influence du soleil, combiner deux composés minéraux, l'acide carbonique et l'eau, pour constituer un corps organique $CH^2O$, avec dégagement d'oxygène, peut aussi, probablement, dans certaines conditions données, ou bien, ce premier corps étant formé, le conduire à la glycérine et aux acides gras par la glucose, ou bien donner lieu, comme première combinaison, à ces mêmes corps.

Cette seconde hypothèse serait expliquée par les formules suivantes que donne Gautier [1] et dans lesquelles on voit, en

(1) Traité de chimie. 3ᵉ vol., p. 58.

effet, avec de l'acide carbonique et de l'eau, se former de la glycérine et des acides gras.

Pour la formation de la glycérine nous aurons :

$$3\ CO^2 + 4\ H^2O = 6^3H^8O^3 + 7\ O$$

6 vol.        Glycérine    7 vol.

et pour la formation des acides gras :

$$34\ CO^2 + 34\ H^2O = 6^{18}H^{36}O^2 + 16\ CH^2O^2 + 68\ O$$

68 volumes       Acide stéarique  Acide formique  68 vol.

En faveur de cette hypothèse, Gautier donne d'abord la constatation fréquente de l'acide formique dans les feuilles des végétaux riches en graisse ; et, d'autre part, l'égalité de volume entre l'oxygène dégagé par les feuilles et celui contenu dans l'acide carbonique absorbé ; ainsi qu'on le voit d'après les formules ci-dessus.

Quant à la première hypothèse, celle qui ferait précéder la formation des corps gras par celle de la glucose dérivant de $CH^2O$, elle pourrait d'abord s'expliquer par la formule suivante :

$$14\ C^6H^{12}O^6 = C^{57}H^{110}O^6 + 24\ CO^2 + C^2H^4O^2 + CH^2O^2$$

Glucose       Tristéarine            Ac. acétique  formique.
                                      Acides gras.

Par une simple désagrégation de sa molécule, sous l'influence d'une oxydation incomplète, due à son oxygène intérieur, la glucose pourrait donc donner lieu, outre de la tristéarine, à deux acides gras, l'acide acétique et le formique.

Ce dernier acide peut, du reste, résulter d'une simple oxydation de l'aldéhyde formique, $CH^2O$ ; et le premier, l'acide acétique, d'une simple polymerisation du même aldéhyde

$$2\ (CH^2O) = C^2H^4O^2.$$

Mais, de plus, la formation des corps gras par les divers hydrates de carbone, nous est démontrée pratiquement, par la constatation de ces hydrates de carbone dans les fruits chez lesquels, sous l'influence de la maturité, on voit se former les corps gras, tandis qu'eux-mêmes disparaissent. C'est notamment ce qui a lieu pour l'olivier. Ses fruits et ses feuilles, en effet, dans les mois qui précèdent la maturité

sont riches en mannite $C^6H^{14}O^6$; et celle-ci disparaît au fur
et à mesure que l'huile augmente dans le fruit. On est donc
conduit à penser que celle-ci se forme par une transformation
de la mannite.

Cette hypothèse, enfin, trouve, de plus, sa justification dans
la formule suivante donnée par A. Gautier :

$$11\ (C^6H^{14}O^6) = C^{51}H^{94}O^6 + 30\ H^2O + 15\ CO^2$$
$$\text{Mannite} \qquad \text{Margaro-oléine}$$

Aussi, en résumé, sans que nous connaissions d'une manière
exacte le mode de formation des corps gras dans les végétaux, ces modes de formation étant, du reste, probablement
multiples, il paraît très vraisemblable :

1° Que c'est sous l'influence de la même subtance ou de
substances analogues à celles qui provoquent la formation
des hydrates de carbone, que se forment également les corps
gras ;

2° Que ces corps gras, glycérine et acides gras, peuvent,
être formés dans ces conditions, soit directement soit dériver
des hydrates de carbone.


### *But du végétal en formant ces corps gras.*


De même que pour les hydrates de carbone, le but évident
de la nature en constituant les corps gras est d'assurer au
végétal des aliments de réserve, au moment de ses plus
grandes dépenses et surtout de fournir aux organes de reproduction ceux qui leur sont nécessaires avant qu'ils puissent les
prendre dans le monde minéral. Aussi, est-ce dans les fruits
que nous voyons ces substances s'accumuler en plus grande
quantité. Nous voyons aussi que, d'une manière, très générale, ces deux ordres de substances, les hydrates de carbone
et les corps gras, tiennent lieu l'un de l'autre. Ces derniers
sont peu abondants dans les fruits des graminées, et les hydrates y sont en grande quantité; et, par contre, dans l'olive,
la noix, l'amande, les corps gras l'emportent de beaucoup sur
les hydrates de carbone, qui n'y sont que faiblement représentés.

Ces deux corps ont donc le même but dans le végétal;

ils sont appelés à remplir les mêmes fonctions et dans les mêmes conditions. Remarquons, en outre, que les corps gras, comme l'amidon, sont insolubles dans l'eau, et que, par conséquent, grâce à cette condition, ils sont très propres à être mis en réserve.

Mais pourquoi dans tel fruit est-ce le corps gras qui domine et pourquoi dans tel autre est-ce l'hydrate de carbone?

Jusqu'à présent, nous ne pouvons faire que des hypothèses. Mais, étant donné que ces corps gras, à poids égal, donnent deux fois plus de calorique que les hydrates de carbone, ne pourrait-on pas admettre que ce sont les fruits qui ont besoin de plus de calorique pour leur germination qui se pourvoient de corps gras? C'est là un point qui reste à l'étude.

*Quantités de corps gras contenus dans les principaux végétaux servant à l'alimentation.*

De même que je l'ai fait pour les hydrates de carbone, je donne ici la quantité de corps gras contenus dans les substances végétales le plus souvent employées par l'homme ou par les animaux dont lui-même se nourrit.

Je dois faire la même observation pour les corps gras que pour les hydrates de carbone, en ce qui concerne les quantités, qui varient d'après les auteurs. Ces écarts, je l'ai expliqué, sont inévitables; et ils n'enlèvent rien de leur utilité pratique à ces chiffres, à la condition de les considérer comme représentant des quantités moyennes et approximatives.

**Quantités de corps gras**

I

| NOMS DES VÉGÉTAUX | RICHET | GAUTIER | NOMS DES VÉGÉTAUX | RICHET | GAUTIER |
|---|---|---|---|---|---|
| GRAINES SÈCHES (Pour 100 grammes de ces graines) | | | | | |
| Froment | 1.85 | 1.2 | Maïs | 4 8 | 7.0 |
| Lentilles | » | 2.5 | Seigle | » | 2.0 |
| Orge | 2.7 | 2.8 | Riz | 0.8 | 0 43 |
| Avoine | 5.5 | 5.5 | Sarrasin | 5.50 | |
| Fèves | » | 1.5 | | | |

## II

### GRAINES SÈCHES
(Pour 100 grammes de ces graines)

| SUBSTANCES | | CARIOPSE | GLUCIELLES | GRAINS ENTIERS |
|---|---|---|---|---|
| Avoine | Bourgogne.......... | 3 89 | 0.44 | 4.33 |
|  | Beauce............. | 5.96 | 0.68 | 6.64 |
| Orge... | France............. | 1.75 | 0.11 | 1.86 |
|  | Afrique............ | 1.50 | 0.26 | 1.76 |

| | AMANDES | TESTA | AKÈNE |
|---|---|---|---|
| Sarrasin............ ............. | 2.06 | 0 18 | 2.24 |

## III

### GRAINES DE LÉGUMINEUSES
(Pour 100 grammes)

| LÉGUMES | Quantités 0/0 | Auteurs | LÉGUMES | Quantités 0/0 | Auteurs |
|---|---|---|---|---|---|
| Fèves........ ....... | 1.5 | R. | Lentilles............. | 2.40 | R. |
| Haricots............. | 1.95 | R. | Vesces.............. | 2.70 | » |
| Pois................. | 1.95 | R. | Fèves de Soja....... | 17.70 | » |
| Pois des champs..... | 2 4 | Bl | Féverolles........... | 1.48 | Bl. |

## IV

### TUBERCULES ET RACINES

| SUBSTANCES | Quantités 0/0 | Auteurs | SUBSTANCES | Quantités 0/0 | Auteurs |
|---|---|---|---|---|---|
| Pommes de terre..... | 0.15 | R | Batate blanche........ | 0.25 | Ml. |
| Oignons.............. | 0 10 | R | — rouge......... | 0.30 | Ml. |
| Navets... .......... | 0.25 | R. | Carottes ... ......... | 0.30 | Ml. |
| Topinambours........ | 0.10 | K. | Betteraves .. ........ | 0.20 | M. E. |
| Crosne du Japon. ... | 0.10 | K. (1) | | | |
| Igname ............. | 0.30 | Ml. | | | |
|  | 0.18 | Bg. | | | |

(1) Abréviation pour Maleschott.

### V

| LÉGUMES | Quantités 0/0 | Auteurs | LÉGUMES | Quantités 0/0 | Auteurs |
|---|---|---|---|---|---|
| **LÉGUMES HERBACÉS** (Pour 100 grammes) | | | | | |
| Choux-raves | 0.30 | R. | Pois verts | 0.50 | M. E. |
| Choux-cabus | 0.20 | K | Pois en gousse | 0.18 | id. |
| Choux-fleurs | 0 30 | M E. | Haricots verts | 0.10 | id. |
| Choux de Milan | 0.07 | » | Fèves vertes | 0.20 | » |
| Choux blancs | 0.20 | M. E. | | | |
| Choux verts | 0.07 | M. E. | Epinards | 0.60 | M E. |
| Choux de Bruxelles | 0.50 | K. | Asperges | 0.30 | M. E. |
| | | | Courges | 0.10 | » |
| Champignons | 0.25 | R. | Concombres | 0.10 | M. E. |
| Psalliata campestris | 0.20 | » | Céleri | 0.08 | M E |
| Boletus edulis | 0.20 | » | Endives | 0.10 | M. E |
| Hydnum repandum | 0.30 | » | Laitue | | |
| Morille | 0 30 | » | Romaine | 0.50 | M E. |
| Truffe | 0.30 | » | | | |

### VI

#### FRUITS FRAIS

| | | | | | |
|---|---|---|---|---|---|
| Bananes | 0.63 | C | Noix | 62.9 | K |
| Châtaignes | 0.85 | R. | Noisettes | 60.00 | R.(1) |
| Melon | 0.30 | R. | Pins pignons | 40.5 | Py. |
| Figues | 0 90 | R. | | | |
| Dattes | 0.20 | K. | Olives | 51.9 | R. |
| | | | Cacao | 48.00 | G. |
| Amandes | 54.00 | R | Colza | 35.00 | R. |

### VII

#### LÉGUMINEUSES DES FOINS
(Pour 100 grammes)

| PLANTES | Matières grasses | PLANTES | Matières grasses |
|---|---|---|---|
| Luzerne | 3.03 | Trèfle blanc | 2.50 |
| Sainfoin | 2.50 | Vesce cultivée | 2.30 |
| Trèfle des prés | 2.18 | Lupuline | 3 50 |
| Moyenne | | | 2.83 |

### VIII

#### FOINS MÉLANGÉS

| Nos d'ordre | I | II | III | IV | V | VI | Moyenne |
|---|---|---|---|---|---|---|---|
| Matières grasses % | 1.31 | 1.43 | 1.27 | 2 28 | 2.41 | 2.22 | 1.82 |

| | BOUSSINGAULT | KUHN | GRANDEAU | MOYENNE |
|---|---|---|---|---|
| Matières grasses % | 3.80 | 3.00 | 2.34 | 3 05 |

(1) Abréviation pour Payen.

## IX

### GRAMINÉES DES FOINS

| PLANTES | Matières grasses | PLANTES | Matières grasses |
|---|---|---|---|
| Anthoxantum odoratum .. .. | 2.66 | Poa pratensis...... ........ | 2.49 |
| Lolium italicum............. | 3.04 | Holcus lanatus.......... ... | 1 84 |
| Alopecurus pratensis ....... | 2.40 | Festuca pratensis.......... | 2.72 |
| Poa triavilis. ........ ..... | 3.27 | Dactylis glomerata......... | 2.71 |
| Lolium perenne....... ..... | 2.08 | | |

Moyenne des graminées................. 2.52

## X

### FOURRAGES-RACINES

| PLANTES | Matières grasses | PLANTES | Matières grasses |
|---|---|---|---|
| Panais.................... | 0 20 | Carotte ... ......... ... | 0.20 |
| Rutabaga....... ........... | 0.05 | Rave turneps............. | 0.20 |
| Topinambour............. | 0.20 | Pomme de terre...... ..... | 0.20 |
| Navet....... ..... ....... | 0.20 | Betterave................. | 0.10 |

Moyenne................. ............. 0.17

Tourteau de colza. . ........... Matières grasses. 9.7 (1)

## XI

### PAILLES DES GRAMINÉES [2]

| PLANTES | Matières grasses | PLANTES | Matières grasses |
|---|---|---|---|
| Paille de froment .......... | 1.22 | Paille de seigle............ | 1.36 |
| — d'avoine ............ | 1.61 | Son de blé...... ......... | 3.79 |
| — d'orge .. ........... | 1.64 | | |

Dans les tableaux précédents, ainsi que je l'avais fait pour les hydrates de carbone, j'ai donné la quantité de corps gras contenus dans 100 grammes des principaux végétaux qui entrent dans notre alimentation ou dans celle des animaux dont nous nous nourrissons. Comme on peut le voir, quelques graminées en contiennent encore en quantité notable. Telles sont : l'avoine et le maïs. A côté des graminées, le sarrasin (polygonées) arrive à 5 gr. 50. Parmi les légumineuses, si riches en hydrates de carbone, et, nous le verrons, aussi en albuminoïdes, toutes, sauf lafève de Soja, restent au-dessous de 2 gr. 50. Les tubercules et racines sont particulièrement pauvres. Parmi les racines des pays chauds que Beleurgey

(1) BAILLET. Note manuscrite.

(2) BAILLET. *Société d'agriculture de la Haute-Garonne*. Séance du 25 février 1893.

a bien voulu analyser à ma demande, seule l'igname en contient une petite quantité. Le manioc, le madère, le malanga et le couscous en sont privés. Quant aux racines et tubercules de nos pays, leur teneur en corps gras ne dépasse pas 0,30 p. 100.

Parmi les fruits, quelques-uns sont, au contraire, très riches en substances grasses. Ce sont ces substances qui font leur valeur comme aliment. Je dois citer d'abord, l'olive qui, sur 100 parties, en contient 51,9 ; le cacao, 48, et le colza, 35.

A côté de ces fruits si riches et même avant eux à ce point de vue, il faut placer : l'amande, qui en contient plus de 50 p. 100 ; la noix et la noisette, plus de 60 p. 100, et enfin, l'amande du pin du pignon, 40 p. 100.

Mais en dehors de ces fruits, si riches en matières grasses, les autres n'en contiennent que fort peu. La banane, la châtaigne, le melon, la figue et la datte n'en renferment pas 1 p. 100 ; et enfin dans beaucoup d'autres ces matières ne se dosent pas. Tels sont : pour nos climats, la pomme, l'orange, la cerise, le raisin, la groseille, la prune, la pêche, la poire, l'abricot, la fraise et la framboise ; et parmi les fruits des pays chauds, la mangue et la sapotille.

Enfin, si presque tous les légumes herbacés en contiennent, il n'en est pas dont la teneur dépasse 0,50 p. 100, quantité tout à fait négligeable au point de vue pratique auquel j'écris ici.

Quant aux végétaux dont se nourrissent les animaux sous formes de fourrage, les légumineuses et les graminées en contiennent encore des quantités appréciables allant de 2 à 3 p. 100 avec une moyenne de 2,83 pour les premières et de 2,52 pour les secondes.

Les pailles de ces dernières dépassent encore souvent 1 p. 100. Mais de tous les aliments destinés aux animaux, celui qui en contient le plus est le tourteau de colza, qui arrive à près de 10 p. 100. Pour les vesces et les féverolles, les corps gras sont compris entre 1 et 2 p. 100. Pour l'orge, la moyenne est de 2,80, pour l'avoine 5,50 et pour le maïs 7 p. 100. Quant aux fourrages racines, qui sont riches en hydrates de carbone, aucun d'eux ne dépasse 0,20 p. 100 et leur moyenne n'est que de 0,17 p. 100.

## CONSTITUTION DES AZOTÉS PAR LE VÉGÉTAL

*Idée générale des aliments azotés simples.*

Ces aliments, ont été divisés en deux groupes : les *albuminoïdes* et les *non albuminoïdes*, et chacun de ces groupes contient un grand nombre de substances, différant entre elles par quelques particularités, soit de composition, soit de propriétés. Mais, grâce à certains caractères communs, on a pu les répartir dans un certain nombre de subdivisions, et je vais indiquer, après avoir donné leur composition générale, celles admises par A. Gautier. Cette division, il est vrai, comprend toutes les substances quaternaires, celles qui sont d'origine animale aussi bien que celles d'origine végétale, qui seules devraient nous occuper ici. Mais il me semble cependant qu'il ne peut y avoir que des avantages, dans ce cas, à embrasser ainsi toutes ces substances dans une étude d'ensemble ; car, ainsi faite, elle permettra de mieux faire ressortir soit leurs différences, soit surtout le grand nombre de leurs caractères communs, ce qui facilitera beaucoup nos exposés, quand il s'agira de la nutrition.

SUBSTANCES ALBUMINOÏDES. — « On nomme albuminoïdes « ou protéiques, dit M. Gautier, des substances azotées com-« plexes, analogues à l'albumine de l'œuf de l'oiseau, à la « fibrine du sang, à la gélatine, au gluten, etc. Elles contien-« nent d'une façon constante du carbone, de l'hydrogène, de « l'azote, de l'oxygène et presque toujours du soufre. Très « nombreuses, souvent différentes d'aspect, de solubilité et « même de composition, etc., elles ont des caractères et un « mode de dédoublement commun qui les ont fait de tout « temps ranger en une même famille.

« Outre les cinq corps précédents, on rencontre chez quel-« ques-unes du phosphore, du fer et même du cuivre.

« Les cinq substances les plus fréquentes s'y trouvent dans « les proportions moyennes suivantes :

Carbone, de 45 à 54,5 p. 100.    Oxygène, de 20,8 à 28.
Hydrogène, de 6,3 à 7,5.    Soufre, de 0,3 à 2,3.
Azote, de 13,3 à 25.

« Dans leurs conditions d'activité (1), les albumines sont
« unies à une grande masse d'eau et à une faible proportion
« (1/2 à 1 p. 100) de sels ou d'alcalis (soude, potasse, chaux,
« phosphates, chlorures alcalins et terreux); quelquefois à
« une petite quantité de gaz (oxygène, acide carbonique), qui
« par leurs variations leur communiquent des propriétés de
« solubilité, de coagulabilité, de neutralité, d'acidité, en un
« mot un ensemble de variations très diverses. »

A Gautier a divisé toutes les substances albuminoïdes en
six familles, qui sont :

1° *Les albumines* comprenant : *a*) l'albumine d'œuf ou
ovalbumine, les sérines du sang ou sérum-albumine, la mus-
culo-albumine, l'albumine végétale, l'hémoglobine et la lac-
talbumine ; *b*) des dérivés par coagulation des matières précédentes.

2° *Les caséines* comprenant : les caséines végétales et
animales, le gluten-caséine, la légumine, la conglutine et les
nucléoalbumines.

3° *Les globulines et fibrines* comprenant : *a*) les globulines,
la vitelline, la myosinogène et la myoglobuline, les substances fibrinogènes, la globuline du cristallin, le sérum-globu-
line (hydropisine), la conglutine, la globuline végétale ; *b*) la
fibrine du sang, la fibrine végétale.

4° *Les glutinogènes ou collagènes* comprenant : *a*) l'osséine,
la cartilagéine ; *b*) la gélatine, la chondrine, l'élastine et
l'hyaline ; *c*) la gliadine et la mucédine.

5° *Les matières kératiniques et muqueuses ou corps albu-
moïdes* comprenant : *a*) les kératines de l'épiderme, de la
corne ; *b*) la matière colloïde ; *c*) la matière amyloïde ; *d*) la
fibroïne, la séricine de la soie, etc.; *e*) les mucines et matières mucoïdes ; *f*) les spongines.

6° *Enfin les dérivés immédiats de transformation des matières
albuminoïdes* comprenant : *a*) les albuminoses ou alcalialbumines ; *b*) les syntonides ou acidalbumines ; *c*) les propeptones
ou albumoses et les peptones.

_______________

(1) A. GAUTIER. *Chimie biologique*, p. 86

*Substances albuminoïdes du règne végétal.*

Parmi ces substances, celles qui appartiennent au règne végétal sont :

*Dans la première famille* : les albumines végétales généralement un peu plus riches en azote que les animales.

Voici quelques-unes de leurs compositions :

1<sup>re</sup> FAMILLE. — *Albumines.*

| Corps simples | BLÉ Boussingault | BLÉ Dumas | BLÉ Ritthausen | ORGE Ritthausen | POIS Ritthausen | FÈVES Ritthausen |
|---|---|---|---|---|---|---|
| C. % | 52.0 | 53 74 | 55.12 | 52.80 | 52.94 | 54.33 |
| H. | 7.0 | 7.11 | 7.18 | 7.23 | 7.13 | 7.19 |
| Az. | 18.4 | 15.05 | 17 60 | 15 75 | 17.14 | 16.37 |
| S. | » | | 1.55 | 1.18 | 1.04 | 0.89 |
| O. | » | 23.50 | 20.53 | 22.98 | 21.75 | 21 22 |

2<sup>e</sup> FAMILLE. — *Caséines végétales* (Ritthausen).

| Corps simples | GLUTEN CASÉINE Blé | LÉGUMINE Fèves | LÉGUMINE Pois |
|---|---|---|---|
| C. % | 50 98 | 52.19 | 51.34 |
| H. | 6.71 | 7.06 | 6.98 |
| Az | 17.31 | 17.76 | 17.48 |
| O. | 24.10 | 22.69 | 25.75 |
| S. | 0.90 | 0.30 | 0.45 |
| $P^2O^5$. | » | » | 3.10 |

3<sup>e</sup> FAMILLE. — *Vitellines végétales ou conglutines.*

| CORPS SIMPLES | COURGE | CHANVRE | RICIN | CONGLUTINE des amandes douces. |
|---|---|---|---|---|
| C. % | 51.52 | 50.98 | 50.88 | 50 57 |
| H. | 7.01 | 6.92 | 6.98 | 6.88 |
| Az. | 19 22 | 18 75 | 18.57 | 18.63 |
| S. | 1.07 | » | » | 0 51 |
| O. | 21.00 | » | » | 23.41 |
| Cendres | 0.18 | » | » | » |

FIBRINES VÉGÉTALES : *Gluten fibrine.* — Celle du blé contient :

C.  54.3.                    Az.  16.89.

H.  7.18.                    S.  1.01.

### 4e Famille. — *Gliadine et mucédine.*

| CORPS SIMPLES | GLIADINE DU BLÉ | MUCÉDINE |
|---|---|---|
| C. | 52.6 | 54.1 |
| H. | 7 0 | 6.9 |
| Az. | 10.1 | 16 6 |
| S. | 0.9 | 0.9 |
| O | 21.5 | 21.5 |

### 5e Famille. — *Spongine.*

C. 48.70.     H. 6.35.     Az. 16.40.

6e Famille. — La plupart des substances végétales des cinq familles précédentes peuvent, par une série d'hydratations, donner lieu à des produits ayant la composition et les propriétés des alcalialbumines, des acidalbumines, des albumoses et des peptones. Ces hydratations successives, j'aurai à le dire plus tard, sont les analogues de celles que subissent les diverses albuminoïdes sous l'influence des liquides digestifs. Ceux-ci ne font qu'activer ces hydratations, sans toutefois leur permettre de dépasser les états qui rendent les substances qui les subissent propres à être absorbées.

Au point de vue auquel j'écris, je dois faire remarquer, en outre, que les substances albuminoïdes comprises dans les cinq premières familles, sont celles que la nature nous offre comme aliments. Qu'elles aient été élaborées par le végétal ou par l'animal, elles se présentent dans nos aliments avec cette constitution et ces propriétés.

La sixième famille, au contraire, ainsi que je viens de le dire, est constituée par la série des composés, qui, partant des états précédents, doivent les conduire à l'état de peptones. Ces divers composés se trouvent donc, surtout, dans le tube digestif, aux diverses périodes de la digestion. Ils peuvent bien aussi se trouver ailleurs, soit dans l'organisme animal, soit même en dehors de lui; mais c'est toujours, au moins dans la grande majorité des cas, après avoir été modifiés par la même influence, l'hydratation, que celle-ci s'opère ou non sous l'influence de ferments. Ceux-ci, du reste, peuvent être soit des ferments solubles, comme les liquides digestifs, soit des ferments animés.

SUBSTANCES AZOTÉES, NON ALBUMINOÏDES. — Ainsi, les substances albuminoïdes des cinq premières familles comprennent, d'une manière générale, les aliments azotés tels que nous les offre la nature ; et la sixième famille, également d'une manière générale, les mêmes substances, devenant ou devenues assimilables sous l'influence de la digestion, ou bien encore en voie de désassimilation. Or, toujours, d'une manière générale, les autres corps azotés, dont il me reste à parler, et réunis sous le nom de *non albuminoïdes*, sont ceux qui, après avoir été assimilés et avoir fait partie de l'organisme animal, sont usés, et sont, par conséquent, en voie de désagrégation. Ils peuvent même être en voie d'élimination ou déjà éliminés. Ces corps en voie d'usure ou usés, se rapprochent de plus en plus de l'état minéral, si bien que, dans leurs formes ultimes, beaucoup d'entre eux sont cristallisables, ce qui, nous le savons, constitue un des caractères importants de cet état.

« Ces substances, dit A. Gautier, contiennent, comme les
« précédentes, du carbone, de l'hydrogène, de l'azote, de
« l'oxygène, quelquefois du soufre ; mais leurs caractères,
« tout différents de ceux des albuminoïdes, indiquent que
« leur édifice moléculaire est beaucoup plus simple. Elles
« donnent, en effet, des substances protéiques par une suite
« de dédoublements, d'oxydations et de simplifications et sont
« souvent cristallisables. »

Ce savant chimiste a reparti ces corps dans les trois familles suivantes :

*A.* — *Uréides* : Acide urique, $C^5H^4Az^2O^3$ ; alloxane, $C^5H^2Az.^2O^4$ ; allantoïne, $C^4H^6Az^4O^3$.

*B.* — *Composés basiques ou leucomaïnes* : Créatine, $C^4H^9Az^4O^3$ ; créatinine, $C^4H^7Az^3O$ ; xanthine, $C^5H^4Az^4O^2$ ; adenine, $C^5H^5Az^5$ ; carnine, $C^7H^8Az^4O^3$.

*C.* — *Amides et acides amidés* : urée $COAz^2H^4$ ; acide hippurique, $C^9H^9AzO$ ; tyrosine, $C^9H^{11}AzO^3$, etc.

Au point de vue qui nous occupe, ces corps diffèrent des substances albuminoïdes par le caractère important suivant.

Toutes les substances albuminoïdes des cinq premières familles peuvent donner les produits de la sixième ; et ceux de cette dernière famille, peuvent également revenir à l'état de quelques-uns des cinq premières. Ce retour se fait probablement le plus souvent par des deshydratations, comme le passage des cinq premières familles dans la sixième se fait par des hydratations. Or, je le répète, caractère important, les substances azotées non albuminoïdes sont bien le résultat de l'hydratation s'exerçant sur les corps de la sixième famille ; mais tout retour vers cette dernière, et par conséquent vers les cinq autres, leur est interdit. Ces corps azotés non albuminoïdes, c'est du moins ce qui paraît probable, sont bien encore des composés organiques pouvant servir à la calorification de l'organisme comme les ternaires ; mais ils ont perdu la propriété de pouvoir redevenir des substances constitives, c'est-à-dire de faire partie des albuminoïdes fixes et vivants d'un organisme animal. Pour arriver à leur état, la molécule albuminoïde a dû se désagréger ; et l'organisme animal ne peut pas plus constituer cette molécule avec ses composés immédiats, qu'avec les corps simples qui forment ces composés. Pour réparer ces albuminoïdes usés, l'organisme ne saurait donc utiliser ni les uréides, ni les leucomaïnes, ni les amides ; ces diverses substances sont désormais vouées, sans espoir de retour, à la minéralisation. Elles ne font plus partie d'un organisme animal que comme produits d'élimination ou comme corps étrangers ; et on doit ajouter que dès que leurs proportions normales sont un peu dépassées, leur présence peut être considérée comme nuisible.

Ces indications générales sur les substances quaternaires une fois données, voyons maintenant comment le végétal les constitue.


*Formation des substances azotées par le végétal.*


D'une manière très générale, les substances azotées que l'on trouve dans le règne végétal sont à l'état albuminoïde, c'est-à-dire qu'elles peuvent par hydratation donner naissance aux substances de la sixième famille.

Cependant, on trouve également chez lui, quoique en plus faibles quantités, des azotés non albuminoïdes. Mais il est probable que ces derniers ont toujours commencé par être albuminoïdes ; et que, de même que chez l'animal, ils ne représentent que des albuminoïdes usés et en voie de désagrégation. Cela étant, ce qui nous intéresse est de savoir comment le végétal constitue les albuminoïdes. Or, outre les trois corps simples, entrant dans la composition de tous les ternaires, les albuminoïdes contiennent toujours de l'azote, et le plus souvent du soufre ; voyons donc d'abord comment la plante se procure ces deux corps, où elle les prend, et nous verrons ensuite par quel mécanisme elle arrive à les combiner avec les trois autres corps pour constituer la molécule albuminoïde la plus fréquente.

Cette étude comprendra donc deux parties.

La première sera consacrée a l'origine de l'azote et du soufre végétal ; et la seconde à la manière dont ces deux corps se combinent avec les trois précédents pour constituer la molécule albuminoïde. Je vais étudier successivement ces divers points.


### A. — *Pénétration de l'azote dans le végétal.*


En étudiant le mode de formation des ternaires, j'ai indiqué comment le végétal se procure l'oxygène, le carbone et l'hydrogène qui lui sont nécessaires pour la formation de ces corps ; voyons maintenant comment il se procure l'azote.

L'azote arrive au végétal par diverses voies et sous différentes formes.

1° L'azote de l'atmosphère peut être absorbé en nature surtout par les feuilles.

Si, en effet, d'après les expériences de Boussingault, un végétal, venu dans des mauvaises conditions expérimentales, est impropre à utiliser l'azote de l'atmosphère, G. Ville a prouvé qu'au contraire, dans de bonnes conditions de végétation, la quantité d'azote absorbée par la plante, dépasse celle provenant des fumures, ainsi que des nitrates et de l'ammoniaque des pluies.

2° Mais si les plantes peuvent utiliser l'azote de l'atmosphère, elles le reçoivent, semble-t-il, surtout par le sol. Celui-ci, en effet, peut en fixer une certaine quantité à l'état gazeux.

Cette fixation de l'azote atmosphérique par le sol a lieu surtout par l'intermédiaire ou sous l'influence de certains microbes spéciaux vivants sur les racines, absorbant cet azote et le transmettant au végétal, pendant qu'eux-mêmes lui demandent les éléments nécessaires à leur entretien.

3° D'autre part, si une partie de l'azote pris par la plante dans le sol arrive dans ce dernier de l'atmosphère, la plus grande partie lui vient soit par les fumures, soit par les racines des plantes non arrachées et qui se décomposent.

Pour ces divers composés azotés, c'est également par l'intermédiaire des microbes que l'azote est mis à la disposition du végétal.

Dans une terre contenant des matériaux azotés et des microbes, mais sans culture, par manque d'eau, ces microbes produisent des nitrates qui s'accumuleront dans le sol. Si, au contraire, des végétaux, grâce à l'eau, se développent dans ce terrain, ils utilisent cet azote nitrique.

4° Toutefois, la plante peut absorber directement et en nature les nitrates et les sels ammoniacaux, et cela sûrement sans le secours d'aucun ferment.

5° Il est même probable qu'il en est de même de certains autres produits azotés, tels que l'urée et les corps amidés ; mais, dans ces cas, ces corps sont décomposés par les racines.

En résumé : 1° les plantes peuvent absorber l'azote par les feuilles, mais c'est surtout par les racines que se fait cette pénétration ;

2° les plantes peuvent le recevoir à l'état libre, ou sous forme de produits ammoniacaux, ou à l'état organique ; mais c'est surtout à l'état de nitrates qu'elles l'absorbent ;

3° pratiquement les ferments spéciaux jouent un grand rôle dans son absorption.


B. — Pénétration du soufre dans le végétal.

Quoique ne figurant qu'en très petite quantité dans la composition des substances albuminoïdes, le soufre pour beaucoup d'entr'elles, leur est cependant indispensable.

Il est donc nécessaire que la plante en ait à sa disposition à l'état libre pour former ces substances.

Le végétal trouve le soufre dans le sol à l'état de sulfures, mais surtout à l'état de sulfates. Ce sont les sels de potasse qui y sont le plus répandus.

Mais, de plus, une fois absorbé à cet état, la cellule végétale peut réduire l'acide sulfurique ; et le soufre ainsi mis en liberté peut apparaître soit sous forme d'hydrogène sulfuré, soit se combiner aux quatre corps précédents pour constituer la molécule albuminoïde, soit même rester momentanément à l'état pur dans quelques cellules.

*Constitution de substances albuminoïdes dans les végétaux.*

Nous avons vu précédemment que dans les conditions ordinaires, l'azote pénètre dans les plantes, surtout à l'état de nitrates ; et c'est là une des conditions les plus importantes à connaître, quand il s'agit de chercher par quel mécanisme, il arrive à se combiner avec le carbone, l'hydrogène, l'oxygène et le soufre, pour constituer les diverses substances albuminoïdes végétales. Du reste, même, pour l'azote qui arrive dans la plante par les feuilles et à l'état libre, on conçoit facilement qu'il puisse s'oxyder ; et, grâce aux substances salines contenues dans les végétaux, comment il peut passer momentanément à l'état de nitrate pour subir ensuite les mêmes transformations que celui qui arrive dans cet état par les racines.

A. Gautier fait d'abord remarquer que l'acide nitrique en présence de corps fortement réducteurs peut passer à l'état d'acide azoteux ; et que cet acide peut lui-même en se combinant avec une aldéhyde donner naissance à l'acide cyanhydrique.

Or, c'est cet acide, qui, d'après les idées de ce chimiste, jouerait le rôle le plus important, peut-être même indispensable dans la formation des composés albuminoïdes.

Pour établir la réduction de l'acide azotique par les corps réducteurs et la formation de l'acide cyanhydrique, il donne l'exemple de l'action réductrice de l'alcool sur l'acide azotique. Je reproduis ses formules :

$$AzO^3H + C^2H^6O = AzO^2H + C^2H^4O + H^2O$$

Acide azotique    Alcool    Acide azoteux    Aldéhyde
méthylique.

Ainsi, par leur mise en contact, d'une part, l'acide azotique passe à l'état d'acide azoteux en perdant une molécule d'oxygène, et l'alcool passe à l'état d'aldéhyde méthylique en perdant deux molécules d'hydrogène qui, en se réunissant à l'oxygène devenu libre, fournissent de l'eau, $H^2O$.

Mais, de plus, l'acide azoteux ainsi formé se combine avec l'aldéhyde methylique et de cette réunion naît l'acide cyanhydrique.

$$AzO^2H + C^2H^4O = CAzH + CH^2O^2 + H^2O$$

Acide azoteux  Aldéhyde        Acide         Acide
              méthylique  cyanydrique  formique.

Or, d'une part, la possibilité de la réduction de l'acide nitrique par des corps réducteurs étant démontrée ; et, d'autre part, la formation de l'acide cyanhydrique par la combinaison de l'acide azoteux avec les aldéhydes l'étant également, A. Gautier fait remarquer :

1° Que les azotates de la plante sont fortement dilués, et par conséquent dans des conditions qui favorisent leur réduction.

2° Que des corps réducteurs, et des plus puissants, aldéhyde, glucose, chlorophylle, se trouvent dans le végétal et tout particulièrement dans sa feuille.

3° Que si sous ces deux influences, grande dilution et corps réducteurs, l'acide azotique passe à l'état d'acide azoteux, les aldéhydes ne manquent pas à ce dernier par donner lieu à la formation de l'acide cyanhydrique.

4° Enfin, qu'en plus, cet acide à l'état naissant a été souvent constaté dans le végétal.

Et, dès lors, faisant aux réactions encore obscures qui précèdent la formation des albuminoïdes dans la plante, une application de ce qui se passe dans les réactions de l'acide azotique et de l'alcool, il arrive à admettre la formation de l'acide cyanhydrique, comme résultat au moins fréquent de la réduction des nitrates.

La formation du groupe CAzH étant admise, par sa tendance à se combiner lui-même avec les aldéhydes, Gautier arrive facilement au groupe albuminoïde, par une des formules suivantes :

$$21\ CH^2O + 21\ H^2O = 21\ CO^2H^2 + 21\ H^2 ;$$

Aldéhyde form.                    Acide formique.

Et :

$$45\ CH^2O + 17\ CAzH + 21H^2 = C^{62}H^{105}Az^{17}O^{22} + 23\ H^2O$$

Aldéhyde       Groupe                     Albumine
formique   cianhydrique.

ou ensemble :

$$66\ CH^2O + 17\ CAzH = C^{62}H^{105}Az^{17}O^{22} + 21\ CH^2O^2 + 2H^2O$$

Aldéhyde        Groupe            Albumine            Acide
formique      cyanhydrique                           formique.

A Gautier fait ensuite suivre cette hypothèse d'une série de considérations chimiques, qui. si elles n'arrivent pas à la démontrer, la rendent au moins très probable, et, en somme, la plus acceptable parmi celles qui ont été proposées.

Après la constitution de ces corps azotés, le *soufre* que nous avons vu pénétrer dans le végétal à l'état de sulfate, mais qui se réduit ensuite facilement, se combine dans des proportions variables avec le groupe albuminoïde ; et, dès lors, une des molécules albuminoïdes serait constituée :

$$C^{72}H^{112}Az^{18}O^{22}S.$$

Il restera aux différents végétaux à donner à ces albuminoïdes la composition qui correspond exactement à leur nature et à leurs besoins ; et ainsi se formeront le gluten, la légumine, la caséine végétale, etc. Ce sont là, du reste, on le conçoit des modifications faciles pour le végétal qui a pu réaliser l'union de l'azote encore à l'état minéral avec les groupes organiques ternaires.


*But du végétal en constituant les substances albuminoïdes.*


Les hydrates de carbone, dans leurs différentes formes, servent au végétal à deux fins. Les uns, comme la cellulose, le ligneux, entrent dans sa constitution, et même en forment la plus grande partie ; et les autres, comme l'amidon, la glucose, servent à son entretien de tous les jours, et dans ce même but, forment des réserves pour les moments des ses grandes dépenses. Les corps gras ne servent guère que comme éléments d'entretien, et, dans le même but, comme aliments de réserve. Or, les azotés semblent devoir remplir un rôle encore plus important que les deux ternaires précédents. Ils paraissent être dans le végétal, comme nous le verrons dans l'animal, la substance dans laquelle réside réellement la vie. Il semble que, même réduite à la forme restreinte qu'elle a dans le végétal, la vie ne puisse exister sans la substance albuminoïde. On conçoit, dès lors, l'importance de cette substance chez les végétaux. Aussi, aucun d'eux n'en est-il dépourvu. Ils peuvent en contenir plus ou moins, mais tous en contiennent.

Toutefois, et il est utile de le remarquer, ce qu'on pourrait appeler l'intensité de la vie, ne paraît pas être en rapport avec la teneur en albuminoïdes. Cette intensité de la vie chez le végétal, tient à des conditions qui nous échappent encore. Les graminées et beaucoup de légumineuses qui en contiennent le plus ne se font remarquer ni par leurs dimensions, ni par leur puissance de végétation, Evidemment, c'est que la cause de cette puissance de végétation réside dans d'autres conditions. Mais, ce fait n'en reste pas moins, je crois, bien établi, que la substance albuminoïde est indispensable à la vie de tous les végétaux, que celle-ci soit relativement faible ou active. Cette substance remplit donc dans le végétal, le rôle d'un aliment de constitution.

Mais, de plus, cette conséquence en découle, qu'elle sert en même temps à son entretien. Il est forcé, en effet, que toute substance vivante s'use; or, si elle s'use, la partie usée a besoin d'être remplacée. Il est donc très probable qu'une partie des azotés de la plante est éliminée; et que d'autres viennent les remplacer au fur et à mesure de leur élimination. Les albuminoïdes sont donc également pour le végétal, des aliments d'entretien. Enfin, leur présence, surtout dans les organes de la reproduction, indique aussi qu'ils doivent jouer le rôle d'aliments de réserve, tout au moins en ce qui concerne la croissance au début de la vie du nouvel être. Dans les graines des graminées, les albuminoïdes dépassent presque toujours le 10 %, et dans leurs pailles, ils n'arrivent pas au 4 %. Dans les graines des légumineuses, nous les voyons rarement au-dessous de 20 %, et ils peuvent dépasser 25 %, tandis que leurs tiges et leurs feuilles ne dépassent pas 15 %.

Enfin, ce qui confirme cette idée, que ces substances jouent le rôle de réserve pour la reproduction, c'est qu'elles se concentrent vers les organes destinés à cette fonction, et qu'elles y augmentent au fur et à mesure que l'on avance de la maturité. Les graminées ou herbe, en effet, contiennent encore 7 à 11 % de substances albuminoïdes, soit une moyenne de près de 9 %, tandis que leurs pailles sèches, coupées après la maturité, je viens de le dire, n'atteignent pas le 4 %.

Les albuminoïdes constitués par le végétal ont donc un triple but. Ils sont pour lui une substance constitutive indispensable ; ils servent à son entretien ; et enfin ils forment, un aliment de réserve pour la fonction de la reproduction.

*Quantités de substances azotées contenues dans les principaux végétaux servant à l'alimentation.*

De même que je l'ai fait pour les hydrates de carbone et les corps gras, je donne ici les quantités d'azotés contenus dans les végétaux servant à notre alimentation et à celle des animaux que nous utilisons dans le même but.

| NATURE DES GRAINS | Substances azotées (1). o/o | NATURE DES GRAINS | Substances azotées. o/o |
|---|---|---|---|
| Froment | 14.6 | Maïs | 12 8 |
| Seigle | 9.0 | Riz | 6.4 |
| Orge d'hiver | 13.4 | Son de blé | 15.65 |
| Avoine | 11.9 | | |

*Sarrasin, azotés °/₀ : amandes, 8.61 ; testa, 0 95 ; akènes, 9,56*

| GRAINS | MATIÈRES AZOTÉES o/o | | GRAINS ENTIERS |
|---|---|---|---|
| | Cariopse | Glumelle | |
| Avoine (Bourgogne) | 9.39 | 1.02 | 10.41 |
| — (Beauce) | 10.00 | 1.53 | 11 53 |
| Orge (France) | 14 70 | 1.76 | 16.46 |
| — (Afrique) | 8 40 | 0 53 | 8.98 |

| ESPÈCES | AZOTÉS o/o | ESPÈCES | AZOTÉS o/o |
|---|---|---|---|
| **Principales légumineuses** | | | |
| Pois | 22.50 | Féverolles | 24.79 |
| Haricots | 22 50 | Vesces | 27 30 |
| Fèves | 22 00 | Fèves de Soja | 33.10 |
| Lentilles | 26.50 | | |

(1) D'après A. Gautier.

| NATURE | AZOTÉS o/o | NATURE | AZOTÉS o/o |
|---|---|---|---|
| **Légumes herbacés** | | | |
| Pois (avec gousse) dits mange tout | 2 29 | Choux cabus | 1 90 |
| Pois verts | 6.40 | — de Milan | 3 30 |
| Champignons | | — verts | 3 30 |
| Psalliata campestris | 3 70 | — blancs | 1 90 |
| Boletus edulis | 3 60 | — de Bruxelles | 4.80 |
| Hydnum repandum | 1.80 | Choux-fleurs | 2.50 |
| Morille | 3.70 | Courge | 1.10 |
| Truffe | 8.80 | Epinards | 2 50 |
| Haricots verts | 2.70 | Asperges | 1.80 |
| Concombres | 1 00 | Endives | 1.30 |
| Epinards | 3.49 | Laitues | 2.10 |
| | | Romaine | 1.70 |
| **Tubercules et racines** | | | |
| Pommes de terre | 1 50 | Crosne du Japon | 2.90 |
| Navets | 1.50 | Topinambour | 1.80 |
| Carottes | 1.00 | Ignames | 2.54 |
| Raifort-radis | 1 20 | Couscous | 5.55 |
| Oignons | 1.70 | Madère | 2.15 |
| Betteraves | 1.30 | Malanga | 5.80 |
| Batate d'Algérie | 2.50 | Manioc | 11.7 / 9.65 |
| — rouge | 1.50 | | |
| — blanche | 1 10 | | |
| **Fruits frais et secs** | | | |
| Pêches | 0.60 | Bananes | 4 82 |
| Abricots | 0 50 | Olives | 5.20 |
| Cerises fraiches | 0.70 | Oranges | 0.70 |
| — sèches | 2.10 | Poires fraiches | 0 36 |
| Fraises | 0.50 | — tapées | 2.07 |
| Framboises | 0.40 | Groseilles | 0.47 |
| Amandes fraiches | 17.40 | Pommes fraiches | 0.36 |
| — sèches | 24.20 | — tapées | 1 28 |
| Noix fraiches | 9.10 | Châtaignes | 4.00 / 8.00 |
| — sèches | 16 40 | | |
| Noisettes | 15.60 / 17.40 | Figues fraiches | 0.41 |
| | | — sèches | 0 92 |
| Cacao | 14.00 | Dattes | 0 20 |
| Prunes fraiches | 0.37 | Raisins frais | 0.60 |
| — sèches | 2 25 | — secs | 2.40 |
| Melon | 1.00 | | |

### Végétaux servant à l'alimentation des animaux

| Foins en général | Azotés pour o/o Boussingault | 7.20 |
|---|---|---|
| | — — Kuhn | 8.50 |
| | — — Grandeau | 10.11 |

### Graminées des prairies naturelles

| ESPÈCES | AZOTÉS o/o | ESPÈCES | AZOTÉS o/o |
|---|---|---|---|
| Anthoxenthum odoratum. | 6.40 | Holcus lanatus. | 9.90 |
| Lolium italicum | 7.90 | Festuca pratensis | 10.40 |
| Alopecurus protensis. | 7.00 | Dactylis glomerata | 11.60 |
| Poa triavilis | 8 40 | | |
| Lolium perenne. | 7.98 | Moyenne | 8.74 |
| Poa pratensis. | 8.05 | | |

### Fourrages de légumineuses

| Luzerne | 14.76 | Trèfle blanc | 15.97 |
|---|---|---|---|
| Sainfoin | 14.85 | Vesce cultivée | 17.60 |
| Trèfle des prés | 12.97 | Lupuline | 14.60 |

### Fourrages racines

| Panais | 1.60 | Carotte | 1.19 |
|---|---|---|---|
| Rutabaga | 1.30 | Rave turneps | 2.50 |
| Topinambour | 2.40 | Betterave | 1 19 |
| Navet | 1.90 | | |

### Principales pailles

| Paille de froment | 2.81 | Paille d'orge | 3.26 |
|---|---|---|---|
| — d'avoine | 3.51 | — de seigle | 2.78 |

Comme on peut le voir par ce tableau, tous ces végétaux, on peut même dire toutes leurs parties, contiennent des substances azotées, presque en totalité à l'état albuminoïde, et enfin dépendant surtout des cinq premières familles. De plus, si, d'une manière générale, les fruits frais et les légumes herbacés en sont pauvres, les céréales en contiennent déjà de notables proportions, dépassant le plus souvent 10 % et pouvant arriver jusqu'à 15 %. Enfin, les graines des légumineuses arrivent souvent à 20 % et même à 25 %, dépassant ainsi d'une manière sensible la quantité contenue dans les viandes qui en renferment le plus. Quant aux végétaux servant aux animaux, on peut voir que beaucoup en renferment encore de notables quantités. Si, en effet, les fourrages-racines n'arrivent pas à 3 %; et si les pailles des graminées ne dépassent guère cette proportion, les graminées en herbe des prairies naturelles vont de 7 à 11 %, et les foins de légumineuses vont de 14 à 18 %.

Je dois ajouter que la plupart des graines qui entrent dans l'alimentation des animaux sont également assez riches. L'avoine contient de 10 à 12 %, d'albuminoïdes, l'orge de 12 à 14, le maïs de 11 à 14, le son de blé de 14 à 16, la fevcrolle dans les environs de 25, et enfin la vesce entre 25 et 28 %.

Cette richesse en albuminoïdes de certains végétaux servant à l'alimentation des animaux et surtout des herbivores, explique facilement la proportion considérable de ces substances chez ces animaux. Si ces derniers, ne peuvent pas constituer les albuminoïdes, ainsi que je l'ai longuement exposé, ils trouvent largement dans leur nourriture, la quantité qui leur est nécessaire; surtout si, tenant compte des indications que je viens de donner, on met à leur disposition les végétaux qui en contiennent le plus.

Enfin, sans que je veuille traiter ici une question qui trouvera mieux sa place ailleurs, qu'il me soit permis de faire remarquer que cette richesse de certains végétaux en substances albuminoïdes, notamment les céréales et les graines des légumineuses, explique également que l'homme puisse se passer de demander celles dont il a besoin au règne animal, et que par conséquent un régime végétarien puisse fournir à notre organisme, et au-delà, la quantité d'albuminoïdes qui lui est nécessaire.

## SUBSTANCES MINÉRALES DANS LES ALIMENTS D'ORIGINE VÉGÉTALE

Tous les aliments dont je me suis occupé jusqu'à présent, outre les substances ternaires et quaternaires, renferment une certaine quantité d'eau et de matières salines, constituant leur richesse en substances minérales. Voyons maintenant comment ces dernières substances pénètrent dans le végétal et la quantité que ce dernier en contient.

EAU. — L'eau peut pénétrer dans le végétal par toutes ses parties, mais c'est surtout par les racines que se fait cette absorption. Lorsque le végétal en a été privé pendant un certain temps, cette dernière voie de pénétration est particulièrement active. Enfin, une certaine quantité se forme au sein même du végétal.

La quantité d'eau contenue dans le végétal, pris dans son ensemble, est considérable, même pour les espèces qui, en apparence, en contiennent peu. Mais cette quantité d'eau est assez souvent inégalement répartie dans les différentes parties du végétal ; et c'est ce qui explique les grands écarts existant dans les diverses parties des végétaux utilisés pour notre alimentation ou celle des animaux.

L'eau que les aliments végétaux contiennent est donc, je viens de le dire, très variable.

Dans les graines de graminées et de légumineuses sèches, elle ne dépasse que rarement 15 % et descend également rarement au-dessous de 10 %. Il en est de même de la paille des graminées.

Dans les racines et les tubercules, cette quantité s'élève considérablement ; et si, pour quelques-uns de ces derniers, elle reste au-dessous de 50 %, pour beaucoup elle est dans les environs de 80 % ; et, enfin, pour quelques autres, elle dépasse 90 %.

Il en est de même pour les légumes herbacés servant à notre alimentation. Ce n'est que rarement qu'ils renferment moins de 80 % d'eau ; tels sont le céleri et la truffe. La plupart en contiennent plus de 80 %, et 10 sur 22 dépassent 90 %. Cette proportion diminue beaucoup dans les plantes fourragères mangées après dessiccation, telles qu'elles sont servies aux animaux. Pour les graminées, l'eau est comprise entre 13 et 15 % ; et, pour les légumineuses, entre 13 et 18 %.

Les fruits servant à notre alimentation varient beaucoup, bien entendu, selon qu'ils sont consommés frais ou après dessiccation. A l'état frais, il est rare que l'eau n'atteigne pas 70 % ; mais ce n'est que dans le melon qu'elle atteint 90 %.

Dans les fruits naturellement secs, comme la chataigne, le cacao, elle peut dépasser 50 % ; mais, dans la plupart des fruits desséchés, elle reste dans les environs de 30 %. Tels sont la figue, le raisin, la prune, la pomme et la cerise ; la dessiccation diminuant ainsi leur teneur en eau de 30 à 50 %.

MATIÈRES SALINES. — *Mode de pénétration de ces matières dans le végétal.* — Sauf pour l'eau, ainsi que je viens de le dire, et pour l'acide carbonique dont une partie peut lui arriver par l'atmosphère, toutes les substances minérales arrivent au végétal par les racines. Elles sont, en effet, toutes en plus ou moins grande abondance dans le sol. Bien entendu, elles ne peuvent être prises par les racines qu'à l'état de dissolution. Mais dans quel état sont-elles absorbées? Le sont elles telles qu'elles existent dans le végétal? Je ne le pense pas. La cellule végétale doit sûrement faire un premier choix en vertu de certaines propriétés qui varient avec sa fonction et aussi avec chaque végétal. Mais, de plus, l'absorption exclusive de certaines de ces substances se continue par un mécanisme qui nous est maintenant bien connu. Le végétal, quoique faisant une sélection dans le sol, n'arrive pas à exclure les substances qui lui sont inutiles ou dont il n'a besoin qu'en petite quantité. Mais ces substances n'étant pas utilisées par les autres parties du végétal, restent dans les racines et bientôt les saturent. Or, cette saturation, par une substance donnée, n'empêche pas les racines d'absorber d'autres substances qui lui sont utiles; et, grâce à cette propriété, les autres parties de la plante ne reçoivent que les matières dont elles ont be-soin.

Toutes ces matières pénètrent donc probablement à l'état de dissolution où elles sont dans le sol. Leur dissolution dans ce dernier est favorisée soit par la grande quantité d'eau, soit par la présence de l'acide carbonique, soit même, peut-être, par les substances albuminoïdes qui s'y trouvent. Enfin, tout porte à croire qu'une fois dans le végétal, elles revêtent des formes peu solubles. Les minéraux, en effet, constituent pour la plante des matériaux de croissance ou d'entretien; et je crois qu'ils ne sont soumis qu'à des échanges restreints. Ils doivent donc, au moins pour une partie et pour un certain temps, se combiner avec les substances organiques, notamment avec la cellulose, le ligneux et les substances albuminoïdes pour constituer soit des éléments d'accroissement, soit des maté-riaux de réserve.

*Quantités de ces substances contenues dans les végétaux.* — Les matières salines, prises dans leur ensemble, varient beaucoup. Dans le grain des céréales elles peuvent atteindre 4,50 % dans l'orge, mais descendent à 0,68 % dans le riz.

Le son du blé en possède près de cinq fois plus que le grain entier ; les glumelles de l'avoine et de l'orge, en moyenne, deux fois plus que le grain, et la paille environ trois fois plus que ce dernier.

Dans les graines des légumineuses, les matières salines restent sensiblement dans les mêmes proportions que dans celles des céréales. Elles ont leur maximum dans la fève de soja avec 5,1 %, et leur minimum dans la lentille, avec 1,60 %. Dans les tubercules et les racines, sauf pour quelques plantes exotiques, ces matières restent souvent au-dessous de 1 % ; et il en est ainsi pour toutes celles qui servent à l'alimentation des animaux. Si ce n'est pour les épinards, quelques choux et le céleri, on trouve ces mêmes proportions dans tous les légumes qui servent à notre alimentation.

Quant aux plantes fourragères prises à l'état sec, leur dessiccation augmente forcément leur richesse saline. Les foins, pris dans leur ensemble, donnent 7,60, 6,60 et 6,54 %.

Les graminées vont de 4,09 à 7,11, avec une moyenne de 5,41 %, et les légumineuses vont de 5,80 à 9 % avec une moyenne de 7,39 %.

Pour les fruits, les écarts sont considérables. Beaucoup, à l'état frais, ne contiennent guère que 0 gr. 50 % de ces matières ; mais d'autres arrivent à 2, 3, et même dépassent 4 %.

A l'état sec, on le conçoit, ces proportions sont augmentées. Aucun ne reste au-dessous de 1 % et d'autres dépassent 5 %.

Les principales matières salines contenues dans ces aliments sont, parmi les bases : la potasse, la soude, la chaux, la magnésie, le fer ; et parmi les acides : les acides phosphorique, sulfurique, silicique, et, enfin, le chlore.

Outre ces corps, qui y figurent en quantités assez importantes, et qui se retrouvent à peu près dans tous, d'autres y figurent soit seulement dans quelques uns, soit en trop petites quantités pour qu'on en ait tenu compte. De ce nombre, sont le zinc, le cuivre, le plomb, le manganèse, l'iode, l'arsenic, le rubidium, le cesium, le lithium, etc. Je suis convaincu qu'au moins quelques-uns de ces derniers, malgré leur petite quantité, jouent un rôle important dans la fonction de la nutrition de certains tissus, et que leur étude offrira, dans la suite, un gros intérêt. Mais, en attendant que nous soyons éclairés sur leur rôle, je ne puis que les signaler.

Quant aux autres, ceux que l'analyse fait constater le plus souvent dans les végétaux, ils se présentent, bien entendu, sous des formes variables. Il est probable que les différentes bases se trouvent, dans les parties solides et dans les liquides de la plante, à l'état de sels, soit isolés, soit réunis plusieurs entre eux, soit même combinés avec des substances organiques. Les acides phosphorique, sulfurique, silicique et même carbonique, peuvent être réunis chacun à la potasse, à la soude, à la chaux et à la magnésie; et, enfin, le chlore doit se trouver à l'état de chlorure de sodium et surtout de potassium. Mais, dans l'état actuel de la science, il est impossible de préciser quelles sont celles de ces combinaisons qui existent; aussi la chimie a-t-elle dû se contenter de fixer la proportion, non des sels, mais des éléments qui peuvent les constituer; et c'est en me servant de ces analyses que je vais présenter quelques considérations.

Les analyses que je puis utiliser pour cette étude ont été faites en prenant deux points de départ différents. Dans les unes, on a calculé la quantité de chacune de ces matières salines contenues dans 100 grammes d'aliments; et, dans les autres, prenant les matières salines dans leur ensemble, on a calculé chacune d'elles en rapportant sa quantité à 100 grammes de ces matières salines.

De ces deux méthodes, la première me paraît plus avantageuse, parce qu'elle nous permet d'apprécier assez exactement, et tout au moins plus facilement, la quantité de chacune de ces substances que nous absorbons, en prenant 100 grammes de ces aliments, ce qui, pour beaucoup d'entre eux, correspond à peu près à la quantité prise à chaque repas. Cependant, même la seconde méthode peut nous servir; en ce sens qu'elle nous indique quelles sont, parmi ces matières minérales, celles qui sont le plus largement représentées. Enfin, en connaissant la quantité totale des matières salines contenues dans 100 grammes d'un de ces aliments, le calcul nous permet de fixer quelle est la quantité de chacune de ces matières salines renfermées dans les 100 grammes.

### Proportions pour 100 grammes de cendres

| ALIMENTS | $K^2O$ | $Na^2O$ | CaO | MgO | $Fe^2O^3$ | $P^2O^5$ | $So^2$ | $SiO^2$ | Cl |
|---|---|---|---|---|---|---|---|---|---|
| Froment...... | 31.16 | 3.07 | 3.25 | 12.06 | 1.28 | 47.22 | 1.39 | 1.96 | 0.32 |
| Riz......... | 17.51 | 5.53 | 4.00 | 10.76 | 1.84 | 40.64 | 0.86 | 1.83 | 0 86 |
| Maïs......... | 29.78 | 1.10 | 2.17 | 15.52 | 0.76 | 45.61 | 0 78 | 2 09 | 0.91 |
| Seigle ....... | 32.10 | 1 47 | 2.94 | 11.22 | 1.24 | 47.74 | 1.28 | 1.37 | 0.48 |
| Avoine ...... | 17.90 | 1.66 | 3.60 | 7.13 | 1.18 | 25.66 | 1.78 | 30.2 | 0 94 |
| Orge......... | 20 92 | 2.39 | 2.64 | 8.83 | 1.19 | 35.10 | 1.80 | 2.59 | 1 02 |
| Sarrasin ...... | 23.07 | 6.12 | 4.22 | 12 42 | 1.74 | 48.67 | 2.11 | 0.23 | 1.30 |

### Matières salines pour 100 grammes de ces légumineuses

D'après Moleschott.

| | $H^2O$ | $K^2O$ | $Na^2O$ | CaO | MgO | $Fe^2O^3$ | $P^2O^5$ | $So^2$ | $SiO^2$ | Cl | TOTAL |
|---|---|---|---|---|---|---|---|---|---|---|---|
| Lentilles. | 11.318 | 0.57 | 0.22 | 0.104 | 0.041 | 0.033 | 0.597 | » | 0.022 | 0.076 | 1.665 |
| Haricots. | 14.50 | 0.982 | 0.241 | 0.236 | 0.185 | 0.001 | 0.46 | 0.07 | 0.005 | 0.025 ClNa | 2.375 |
| Pois secs | 14.5 | 0.864 | 0.163 | 0.104 | 0.182 | 0.023 | 0.85 | 0.077 | 0.005 | 0.044 | 2.375 |
| Fèves ... | 12.85 | 0.624 | 0.341 | 0.153 | 0.205 | 0.03 | 0.90 | 0.086 | 0.014 | 0.051 | 2.533 |

### Légumes secs (pour 100 grammes de cendres)

| | $K^2O$ | $Na^2O$ | CaO | MgO | $Fe^2O^3$ | $P^2O^5$ | $So^2$ | $SiO^2$ | Cl |
|---|---|---|---|---|---|---|---|---|---|
| Haricots ...... | 44.01 | 1.49 | 6.38 | 7.62 | 0.32 | 35.52 | 4.05 | 0.57 | 0.86 |
| Pois.......... | 41.79 | 0 96 | 4 99 | 7.96 | 0.86 | 36.43 | 3.49 | 0.86 | 1.54 |
| Fèves ....... | 41.48 | 1 06 | 4.99 | 7.15 | 0.46 | 38.86 | 3.89 | 0 65 | 1.78 |
| Lentilles, l'équal | 34.76 | 13.50 | 6.34 | 2.47 | 2.00 | 36.30 | » | » | 4.63 |

### Répartition de 100 grammes de cendres contenues dans les légumes herbacés.

| LÉGUMES | Eau | Cendres pour 100ᵍ de subst. sèches. | $K^2O$ | $Na^2O$ | CaO | MgO | $Fe^2O^3$ | $P^2O^5$ | $So^3$ | $SiO^3$ | Cl |
|---|---|---|---|---|---|---|---|---|---|---|---|
| Asperges ... | 94 | 7.26 | 24.0 | 17.1 | 10.9 | 4.3 | 3.4 | 18.6 | 6.2 | 10.1 | 5.9 |
| Courge ..... | 90 | 4.41 | 19.5 | 21.1 | 7.7 | 3 4 | 2.6 | 32.8 | 2.4 | 7 3 | 0.4 |
| Concombre .. | 95 | 8.79 | 51.7 | 4.2 | 6.9 | 4.5 | 0.7 | 13.1 | 5.7 | 4.3 | 9.2 |
| Chou-fleur .. | 91 | 11.27 | 26.4 | 10.2 | 18.7 | 2 3 | 0.4 | 13.1 | 11.4 | 12.8 | 6.1 |
| Chou....... | 87 | 10.84 | 26.8 | 13.9 | 14.8 | 4.2 | 1.6 | 13 2 | 12.8 | 5 2 | 7 5 |
| Chou cabus . | 90 | 10.83 | 37.8 | 14 4 | 9.4 | 3 5 | 0 2 | 12.3 | 15 5 | » | 7.0 |
| Epinards.... | 88 | 16.48 | 16.6 | 35 3 | 11 9 | 6.4 | 3.3 | 10.2 | 6.9 | 4 5 | 6.6 |
| Salade pomᵉᵉ | 94 | 18 03 | 37.6 | 7 5 | 4.7 | 6.2 | 5.3 | 9.2 | 3.8 | 8 1 | 7.3 |
| Romaine. ... | 92 | 13.11 | 25.3 | 35.3 | 11.9 | 4.3 | 1 3 | 10.9 | 3.9 | 3.0 | 4.2 |

### Répartition de 100 gr. de matières salines contenues dans les racines et tubercules.

| ALIMENTS | $H^2O$ | $K^2O$ | $Na^2O$ | CaO | MgO | $Fe^2O^3$ | $P^2O^5$ | $So^3$ | $SiO^2$ | Cl | Quantités pour 100ᵉ de subst. sèches. |
|---|---|---|---|---|---|---|---|---|---|---|---|
| Pomes de trᵉ | 73 | 66.06 | 2.96 | 2.64 | 4.93 | 1.10 | 16·86 | 6.52 | 2.04 | 3.46 | 1.02 |
| Oignons .. | 86 | 25.01 | 3 20 | 21.9 | 5.3 | 4.5 | 15.0 | 5.5 | 16.7 | 2.8 | 5.28 |
| Radis.. ... | 93 | 32 0 | 21.1 | 14 9 | 2.6 | 2.3 | 10.9 | 6.5 | 0.9 | 9.1 | 7.23 |
| Navet..... | 88 | 45.4 | 9.8 | 10.6 | 3.7 | 0.8 | 12.7 | 11.2 | 1.9 | 5.1 | 8.01 |
| Rave ..... | 87 | 21.9 | 3.8 | 8.8 | 3.5 | 1.2 | 14.1 | 7 7 | 8.2 | 4.9 | 15.67 |
| Carotte ... | 87 | 37.0 | 21.2 | 11.3 | 4.4 | 1.0 | 12.8 | 6.4 | 2.4 | 4.6 | 5.57 |
| Topinamb. | 79 | 47.7 | 10.2 | 3.3 | 2 9 | 3.7 | 14.0 | 4.9 | 10·0 | 3.9 | 4.88 |
| Malanga .. |  | 34.9 | 0 | 3.05 | 0·075 | ? | ? | ? | ? | ? | 4.95 |
| Chou caraïb |  | 9.20 | 0 | 3.10 | 1.75 | ? | ? | ? | ? | ? | 6.50 |
| Couscous |  | 19.25 | traces | 1.30 | 0.20 | ? | ? | ? | ? | ? | 5.00 |
| Igname... |  | 39.05 | traces | 2.10 | 0.90 | 1.25 | 3.15 | 13.20 | 15.0 | 1.90 | 6.40 |
| Manioc ... |  | 42.50 | 0.05 | 1.75 | 1.20 | ? | ? | ? | ? | ? | 5.25 |

### Quantités de matières salines contenues dans 100 gr. de pommes de terre.

| $H^2O$ | $K^2O$ | $Na^2O$ | CaO | MgO | $Fe^2O^3$ | $P^2O^5$ | $So^3$ | $SiO^3$ | Na Cl | TOTAL |
|---|---|---|---|---|---|---|---|---|---|---|
| 72.74 | 0.626 | traces | 0.026 | 0.053 | 0.005 | 0.179 | 0.047 | 0.018 | 0.013 | 1.025 |

**Fruits frais**

| FRUITS | $H^2O$ | Cendres $p^r$ 100 grammes de subst. sèches. | $K^2O$ | $Na^2O$ |
|---|---|---|---|---|
| Répartition de 100 grammes de cendres. | | | | |
| Pommes.................. | 84 | 1 44 | 36 | 26 |
| Poires...... .......... | 84 | 1.97 | 55 | 9 |
| Prunes (chair) .......... | 85 | 2.34 | 49 | 9 |
| Cerises (totales)......... | 80 | 2.20 | 52 | 2 |
| Fraises.............. | 88 | 3.40 | 21 | 28 |
| Groseilles à maquereaux.. | 86 | 3.39 | 39 | 10 |
| Myrtilles .... ........ | 78 | 2 87 | 57 | 5 |

Quantités des divers sels contenues dans 100 parties des fruits suivants, d'après Moleschott.

| | $H^2O$ | Total | $K^2O$ | $Na^2O$ | CaO | MgO | $Fe^2O^3$ | $P^2O^5$ | $So^3$ | $SiO^2$ | ClNa |
|---|---|---|---|---|---|---|---|---|---|---|---|
| Cerises | 77.7 | 0.658 | 0.34 | 0 008 | 0.05 | 0.035 | 0.012 | 0 105 | 0.034 | 0.06 | 0.014 |
| Fraises | 87 4 | 0 756 | 0.177 | 0 227 | 0.12 | traces | 0.05 | 0.105 | 0.033 | 0.02 | 0.024 |
| Prunes | 80.5 | 0.48 | 0 263 | 0.042 | 0.023 | 0 022 | 0.012 | 0 085 | 0.015 | » | 0.003 |
| Châtnes | 53 71 | 1 517 | 0.596 | 0 292 | 0.118 | » | 0.015 | 0.124 | 0 058 | 0.035 | 0.074 |
| Pommes | 82 13 | 0 365 | 0.13 | 0.095 | 0.015 | 0.032 | 0 005 | 0.05 | 0.022 | 0.016 | » |
| Poires. | 83.24 | 0 357 | 0.196 | 0 031 | 0.019 | 0 019 | 0.004 | 0.054 | 0.019 | 0.005 | traces |
| Groslles | 85.36 | 0.497 | 0.193 | 0 047 | 0.061 | 0.028 | 0.023 | 0.098 | 0.028 | 0.013 | 0.006 |

**Matières salines pour 100 gr. de pailles de graminées**

| | $K^2O$ | $Na^2O$ | CaO | MgO | $Fe^2O^3$ | $P^2O^5$ | $So^2$ | $SiO^2$ | ClNa | Total |
|---|---|---|---|---|---|---|---|---|---|---|
| Froment... | 0.664 | 0 033 | 0.341 | 0.150 | 0 04 | 0.297 | 0.212 | 3.711 | 0.12 | 5.46 |
| Avoine .... | 1.083 | 0 548 | 0.457 | 0.214 | 0.104 | 0.146 | 0.184 | 2.740 | 0.184 | 5.66 |
| Orge....... | 1.056 | 0.039 | 0.464 | 0.237 | 0.104 | 9.187 | 0.122 | 3.132 | 0.399 | 5.74 |
| Seigle ..... | 0.046 | 0.016 | 0.256 | 0.017 | 0.036 | 0.073 | 0.244 | 3.297 | 0.025 | 4.01 |

POTASSE ; — $K^2O$. — Dans les graines des céréales, parmi les bases, c'est la potasse qui domine. Elle varie de 17 à 31 p. 100 des matières salines. C'est de beaucoup la base la plus richement représentée. Dans les pailles de ces graminées, la potasse reste toujours considérable. Dans l'orge et l'avoine, elle dépasse 1 gramme pour 100 grammes de paille. Mais c'est la silice qui devient prépondérante.

Dans les graines sèches des légumineuses, la potasse atteint la plus grande proportion ; elle varie de 0,57 à 0,98 par 100 grammes de ces graines. En moyenne, elle représente plus de 40 p. 100 des matières salines totales.

Dans les tubercules et les racines, la potasse conserve la même prépondérance. On peut même dire qu'elle s'accentue. La pomme de terre, un de ces aliments qui nous intéressent le plus, en contient 0 gr. 626 par 100 grammes.

Dans les légumes herbacés servant à notre alimentation, c'est encore la potasse qui est le plus largement représentée. Sa proportion, dans les matières salines totales. varie de 50 % dans le concombre à 16 p. 100 dans l'épinard.

Enfin, la même prépondérance se maintient pour les fruits. Nous avons vu, en effet, que les matières salines totales pour ces aliments dépassent rarement 1 gramme. Or, 100 grammes de beaucoup d'entre eux contiennent plus de $0^g20$ de potasse.

En *résumé*, nous pouvons dire :

1° Que de toutes les bases, c'est la potasse qui est le plus largement représentée ; elle peut dépasser les 40 p. 100 des matières totales ;

2° Ce sont les céréales qui en contiennent le plus et les fruits frais qui en contiennent le moins.

Soude ; — $Na^2O$. — Elle est dans bien d'aliments en quantité beaucoup moindre que la potasse. Dans le grain des céréales, elle ne dépasse guère 5 p. 100 des matières salines totales avec le riz, arrive à 6 p. 100 dans le sarrasin et descend jusqu'à 1,10 p. 100 dans le maïs. Dans les graines des légumineuses, elle atteint, il est vrai, la proportion de 13,50 p. 100 dans la lentille, mais elle ne dépasse pas 1,50 p. 100 pour les haricots, les pois et les fèves ; et, comme quantité contenue dans 100 grammes de ces graines, elle arrive seulement à 0 gr. 34 avec les fèves.

Dans les tubercules et les racines, la proportion augmente un peu. Sa proportion dans la totalité des matières salines arrive à 21 p. 100 pour les radis et les carottes, mais tombe de 10,2 à 9,8 dans les topinambours et les navets et à 3,2 dans l'oignon. Quant aux tubercules et aux racines des pays chauds, ils n'en contiennent que des traces.

Dans les légumes herbacés, la soude trouve son maximum dans l'épinard et la romaine avec 35,3 p. 100 de la totalité des matières salines. Elle reste encore au-dessus de 15 p. 100 pour d'autres légumes; mais tombe au-dessous de 10 p. 100 dans la salade pommée et le concombre.

Quant aux fruits, la châtaigne et la fraise en contiennent encore dans les environs de 0,20 à 0,30 par 100 grammes de ces aliments; mais dans beaucoup, elle tombe au-dessous de 0,10 %.

En *résumé*, la soude, qui existe en si grande quantité dans les tissus des animaux, n'est que faiblement représentée dans les végétaux. Il n'est aucun de ces aliments qui en contiennent 0 gr. 50 par 100 grammes, et beaucoup n'en contiennent pas 0 gr. 10. Comme proportion dans la totalité des matières salines, elle dépasse rarement 25 p. 100 et reste souvent au-dessous de 10 p. 100.

CHAUX; — CaO. — La chaux, qui est également abondante dans l'organisme animal, est aussi peu répandue dans le végétal.

Dans les graines des céréales, elle ne dépasse 4 p. 100 de la totalité des matières salines que dans le sarrazin; elle ne dépasse guère ces proportions, non plus, dans les graines des légumineuses. Dans ces dernières, le haricot, qui en contient le plus, arrive à 0,236 par 100 grammes; mais elle tombe à 0,10 avec les pois et les lentilles.

Parmi les tubercules et racines, c'est l'oignon qui en contient le plus, avec 21.9 p. 100 de la totalité des matières salines. Mais, dans beaucoup d'autres, elle tombe au-dessous de 10 p. 100.

Dans les légumes herbacés, cette proportion n'atteint pas 20 p. 100, mais tombe rarement au-dessous de 10 p. 100.

Enfin, dans les fruits frais, pour 100 grammes de ces fruits, elle ne dépasse pas 0 gr. 12.

En *résumé*, la chaux est peu répandue dans ces aliments. Comme quantité dans 100 grammes d'aliments, elle ne dépasse pas 0,25 et peut tomber à 0,02.

Comme proportion, dans les matières salines, elle ne dépasse guère 25 p. 100 et peut descendre au-dessous de 1 p. 100.

Magnésie. — Mg O. — Dans les graines des graminées, le magnésie, inférieure à la potasse, l'emporte sur la soude et la chaux; elle varie de 7 à 15 p. 100. Dans les graines de légumineuses, elle reste encore inférieure à la potasse, mais ne dépasse que de peu la chaux et la soude. Ces aliments par 100 grammes en contiennent de 0,18 à 0,04.

Dans les légumes herbacés, elle reste le plus souvent inférieure à la chaux. Sa proportion va de 6,4 à 2,3 p. 100. Enfin, pour les fruits, beaucoup n'en contiennent que des traces et aucun n'en renferme 0,05 p. 100 de son poids total.

En *résumé*, la magnésie, au point de vue de sa quantité pour 100 grammes d'aliments, ne dépasse pas 0,20 et descend souvent au-dessous de 0,05. Quant à sa proportion dans la totalité des matières salines, elle ne dépasse pas le 15 p. 100 et descend souvent au-dessous de 2 p. 100.

Oxyde de fer ; — $Fe^2O^3$. — L'oxyde de fer est une des matières salines les plus faiblement représentées dans les végétaux.

Dans les céréales, il n'atteint pas le 2 p. 100 des matières salines totales. Il reste même au-dessous de 1 p. 100, de ces matières, dans les graines des légumineuses. Celles-ci, pour 100 grammes, n'en contiennent guère que 0,03 et même le haricot 0,001.

Dans les racines, le fer peut atteindre 4 p. 100 de la totalité des matières salines ; mais reste souvent peu au-dessus de 1 p. 100. Les légumes herbacés descendent rarement aussi bas; mais également il ne dépasse pas 5 p. 100. Enfin, dans les fruits, si le fer peut atteindre, pour 100 grammes de fraises, 0 gr. 05, il n'est représenté que par quelques milligrammes dans 100 grammes de pommes et de poires.

En *résumé*, le fer n'existe jamais qu'en petite quantité dans les divers aliments végétaux.

Comme quantité contenue dans 100 grammes de ces aliments, ce sont quelques fruits et quelques légumes herbacés qui en contiennent le plus, avec environ 0,05 par 100 grammes de ces aliments; et comme proportion dans la totalité des matières salines, le fer ne dépasse pas 5 p. 100.

Acide phosphorique ; — $P^2O^5$. — Les quatre dernières

bases que je viens d'étudier sont, nous l'avons vu, en petites quantités dans le végétal. Nous allons trouver, au contraire, les proportions fortement augmentées avec l'acide phosphorique. Pour tous ces aliments, il constitue un dés éléments les plus importants.

Dans certaines céréales, il peut dépasser 40 p. 100; et dans l'orge et l'avoine, qui le contiennent en plus faible quantité, il représente encore les 35 et les 23 p. 100 des matières salines. Pour ces deux dernières, l'acide silicique prend une importance presque égale à la sienne.

Dans les graines des légumineuses, si l'acide phosphorique ne fait qu'égaler la potasse, il conserve la prépondérance et dans de grandes proportions, parmi les acides. Pour ces graines, il représente du 35 au 38 p. 100 de la totalité des matières salines. Il arrive jusqu'à 0 gr. 85 pour 100 grammes de ces aliments. Quoique dans de moindres proportions, il conserve la prédominance parmi les acides, dans les racines et les tubercules. Mais, au lieu d'atteindre 47 p. 100, comme dans les céréales, et 38 p. 100, comme dans les légumineuses, il ne dépasse pas le 15 p. 100 des matières salines totales dans les racines et tubercules. La pomme de terre en contient environ 0 gr. 18 pour 100 grammes. Ses proportions, sauf pour la courge et l'asperge, 32,9 et 18,6 p. 100, restent les mêmes dans les légumes herbacés; elles varient de 9 à 13 p. 100 des matières salines.

Enfin, dans les fruits frais, il atteint 0 gr. 12 sur 100 grammes de châtaignes, mais descend à 0 gr. 05 dans la poire et la pomme.

En *somme*, l'acide phosphorique :

1º Constitue l'acide le plus largement représenté dans les aliments végétaux ;

2º Il constitue même la substance minérale la plus abondante, après l'eau, dans les céréales, où sa quantité dépasse celle de la potasse ;

3º Comme proportion sur la totalité des matières salines, il atteint le 47 p. 100 dans les graines des graminées ;

4º Il dépasse, par conséquent, 1 gramme par 100 grammes de ces aliments, descend à 0,80 et 0,60 dans les légumineuses et peut arriver à 0,05 dans les fruits.

ACIDE SULFURIQUE ; — $SO_2$. — L'acide sulfurique est beaucoup moins abondant que l'acide phosphorique. Il n'atteint pas le 2 p. 100 des matières salines totales dans les céréales, arrive à 4 p. 100 environ dans les légumineuses, s'élève de 5 à 11 p. 100 dans les racines et tubercules, et atteint son maximum dans les choux avec 15.5 p. 100. Dans les autres légumes herbacés, il varie de 2,4 à 6,9 p. 100 des matières salines. Enfin, dans les fruits, il n'est guère représenté que par 0 gr. 02 à 0 gr. 03 par 100 grammes.

En *résumé*, l'acide sulfurique :

1° D'une manière générale est faiblement représenté dans les aliments végétaux ;

2° Ses proportions atteignent leur maximum dans les choux avec 12 p. 100 de moyenne des matières salines ;

3° Ses quantités, pour 100 grammes d'aliments, atteignent également leur maximum dans les légumes avec 0 gr. 15, et leur minimum dans les fruits, avec 0,02 ou 0,03.

ACIDE SILICIQUE ; — $SiO_2$. — Cet acide présente de grandes différences. Dans les céréales, il atteint 3 p. 100 avec l'avoine et n'arrive qu'à 1,37 p. 100 avec le seigle. Dans la paille des graminées, il peut dépasser 75 p. 100 des matières salines totales ; et il arrive jusqu'à 3 gr. 71 dans 100 grammes de paille de froment.

Ses proportions tombent sensiblement au-dessous de 1 p. 100 dans les graines des légumineuses. Celles-ci en contiennent au maximum 0 gr. 14 pour 100 grammes. Dans les tubercules et les racines, ses proportions se relèvent, et vont jusqu'à 8 p. 100 dans la rave ; mais elles restent encore pour la plupart dans les environs de 2 p. 100 de ces aliments.

Les légumes herbacés, comme la paille, en renferment des proportions sensibles. Celles-ci ne descendent pas au-dessous de 3 et peuvent atteindre 12 p. 100 dans certains choux. Enfin, les fruits frais n'en contiennent jamais que quelques centigrammes pour 100 grammes.

En *résumé*, l'acide silicique :

1° N'existe le plus souvent qu'en faibles proportions dans nos aliments végétaux ;

2° On rencontre les proportions les plus fortes dans les

pailles (75 p. 100), et dans les tiges des légumes herbacés (12 p. 100) ;

3° Sur 100 grammes d'aliments, les pailles peuvent en contenir plus de 3 grammes ; mais dans les légumes herbacés, même dans ceux qui en contiennent le plus, cette quantité ne dépasse guère 0 gr. 10.

Chlore ; — Cl. — Dans les analyses, on a évalué le chlore tantôt à l'état isolé, tantôt combiné à la soude. De là, bien entendu, d'assez grandes différences dont il faut tenir compte.

Dans les céréales, le chlore n'atteint 8 p. 100 qu'avec l'avoine. Dans les graines des légumineuses, cette proportion est souvent dépassée. Dans les racines et tubercules, ces proportions vont de 2,8 à 9,1 p. 100 de matières salines ; et dans les légumes herbacés, elles restent au moins aussi élevées. Dans les fruits, au contraire, le chlore n'existe qu'en petite quantité ; et même évalué à l'état de chlorure de sodium, il est souvent indosable, ne dépassant pas quelques centigrammes.

En *résumé*, le chlore :

1° N'est jamais que faiblement représenté dans les végétaux ;

2° Il existe surtout dans les légumes herbacés et les tubercules, où il peut atteindre 10 p. 100 des matières salines totales ;

3° Quant à ses quantités par 100 grammes d'aliments, indosable dans quelques fruits, il peut atteindre 0 gr. 10 dans quelques céréales et quelques légumes.

Tels sont les principes minéraux contenus dans les aliments végétaux et leurs proportions. Or, si l'on cherche à comparer la totalité des bases avec celle des acides, même en réunissant le chlore à ces derniers, on est frappé du fait suivant.

Dans les céréales, ces deux totaux ne sont pas éloignés l'un de l'autre. Comme poids, les bases balancent les acides. Au contraire, dans les graines des légumineuses, les bases, grâce à la quantité considérable de potasse, l'emportent de beaucoup sur les acides. Or, ces bases ne restant probablement pas isolées dans le végétal, ils est possible que la quantité qui n'est pas combinée avec les acides indiqués ci-dessus, le soit ou bien avec les substances albuminoïdes qui, nous le savons, sont abondantes dans ces graines, ou bien avec l'acide carbonique qui abonde également dans bien de végétaux.

Toutefois, vu l'abondance des albuminoïdes dans ces graines et la moindre abondance de l'acide carbonique, c'est la première hypothèse qui me paraît la plus probable.

Cette prédominance des bases sur les acides ne fait, du reste, que s'accentuer dans les tubercules et les racines, dans les légumes herbacés et dans les fruits. Mais ces trois catégories d'aliments étant relativement pauvres en albuminoïdes et au contraire tous présentant des parties de la plante dans lesquelles abondent l'acide carbonique, je suis porté à croire que l'excès des bases se trouve à l'état de carbonates.

Je laisse à d'autres, plus autorisés que moi, en ce qui concerne les réactions chimiques, le soin de discuter ces questions qui me paraissent, même au point de vue pratique, devoir présenter un réel intérêt.

### TABLEAUX RÉCAPITULATIFS DES ALIMENTS D'ORIGINE VÉGÉTALE

A la fin de chacune des études que j'ai consacrées aux hydrates de carbone, aux corps gras, aux azotés et aux matières minérales, d'origine végétale, j'ai indiqué, dans des tableaux, quelle est la quantité de chacune de ces substances contenues dans les aliments, tels que la nature nous les offre. Il pourrait donc suffire, pour apprécier la valeur nutritive de ces différents aliments, céréales, légumes, fruits, etc., de renvoyer à ces divers tableaux. Cependant, pour faciliter le lecteur dans ses recherches, j'ai réuni les analyses données séparément dans les tableaux précédents, dans un tableau d'ensemble, qui permettra de se rendre plus facilement compte de la valeur nutritive totale de ces divers aliments.

Je fais remarquer, une fois encore, que les quantités portées dans ces tableaux récapitulatifs, pour les raisons que j'ai déjà indiquées, représentent seulement des quantités moyennes et approximatives; mais que néanmoins je trouv suffisamment exactes pour la pratique.

## COMPOSITION DES PRINCIPAUX ALIMENTS D'ORIGINE VÉGÉTALE.

| NOMS DES ALIMENTS | HYDRATES de carbone ou congénères. | CORPS gras. | SUBSTANCES azotées. | EAU | SELS minéraux. |
|---|---|---|---|---|---|
| **CÉRÉALES** | | | | | |
| Froment | 67.9 | 1.20 | 14.6 | 14. | 1.60 |
| Riz | 78.1 | 0.43 | 6.4 | 14.4 | 0.68 |
| Maïs | 63 9 | 7.00 | 12.8 | 17.7 | 1.10 |
| Seigle | 67 | 2.00 | 9.0 | 16.6 | 1.90 |
| Avoine | 58.7 | 5.50 | 11.9 | 14.0 | 3.00 |
| Orge | 63.6 | 2.80 | 13.4 | 13.0 | 4.50 |
| **SON DE BLÉ** | | | | | |
| Son de blé | 63.10 | 3.79 | 15.75 | 11.75 | 5.71 |
| **AVOINES** | | | | | |
| Avoine de Bourgogne — caryopse | 49.20 }68.52 | 3.89 }4.33 | 9.39 }10.40 | 9 52 }12.6 | 1.90 }4.14 |
| Avoine de Bourgogne — glumelles | 19.32 | 0.44 | 1.02 | 3.08 | 2.24 |
| Avoine de Beauce — caryopse | 42.71 }64.47 | 5.96 }6.64 | 10.0 }11.53 | 9.3 }12.9 | 1.65 }4.46 |
| Avoine de Beauce — glumelles | 21.76 | 0.68 | 1 53 | 3.6 | 2.83 |
| **ORGES** | | | | | |
| Orge de France — caryopse | 59.25 }67 82 | 1.75 }1.95 | 14.70 }16.46 | 14.7 }16.46 | 0 69 }2.21 |
| Orge de France — glumelle | 8.57 | 0.18 | 1.76 | 1.76 | 1.52 |
| Orge d'Afrique — caryopse | 62.95 }73.31 | 1.50 }1.74 | 8.40 }8.98 | 11.1 }13.5 | 0.45 }2.45 |
| Orge d'Afrique — glumelles | 10.96 | 0.26 | 0.58 | 2.4 | 2.00 |
| **PAILLES** | | | | | |
| Paille de froment | 76.21 | 1.22 | 2.81 | 14.30 | 5.46 |
| — d'avoine | 74.92 | 1.61 | 3.51 | 14.30 | 5.66 |
| — d'orge | 74.06 | 1.64 | 3.26 | 14.30 | 5.74 |
| — de seigle | 77.55 | 1.36 | 2.78 | 14.30 | 4.01 |
| Sarrasin — testa | 16.37 }65.34 | 0.18 }2.24 | 0.95 }9.56 | 4.06 }20.62 | 0.44 }2.24 |
| Sarrasin — amandes | 48.97 | 2.06 | 8.61 | 16.56 | 1.80 |
| **LÉGUMES** | | | | | |
| Haricots | 57 | 2.0 | 22.5 | 16.0 | 2.4 |
| Lentilles | 57 | 2.2 | 26.5 | 11.5 | 1.6 |
| Fèves | 58 | 1 5 | 23.5 | 13.0 | 2 5 |
| Féverolles | 57 | 1.2 | 24.8 | 13.6 | 3.4 |
| Fèves de soja | 34 | 17.7 | 33.4 | 9.9 | 5.1 |
| Pois | 55 | 1.98 | 22.5 | 14.5 | 2.3 |
| Pois des champs | 59 | 2.01 | 22.7 | 13.9 | 2.57 |
| Vesces (grains) | 52 | 2.7 | 27.3 | 14.6 | (?) |
| Colza | » | 35 | » | » | » |
| Tourteau de colza | 40.4 | 9.7 | 31.6 | 11.3 | 7. |

| NOMS DES ALIMENTS | HYDRATES de carbone ou rongéocles. | CORPS GRAS | SUBSTANCES azotées. | EAU | SELS minéraux. |
|---|---|---|---|---|---|
| **RACINES ET TUBERCULES** | | | | | |
| Manioc.................. .. | 26.4 | » | 9.65 | 25. | 5.25 |
| Pommes de terre........... | 18.50 | 1.75 | 1.7 | 76.0 | 1. |
| Betteraves.. ............. | 12.50 | 0.10 | 1.3 | 82.2 | 1. |
| Topinambour.. ... ......... | 17 8 | 0.10 | 1.8 | 79.2 | 1.1 |
| Carottes ................. | 10.7 | 0.20 | 1.0 | 87 1 | 0.9 |
| Navets.................... | 9.0 | 0.20 | 1.5 | 89.4 | 0.7 |
| Radis. ................... | 4.6 | 0. | 1 2 | 93. | 0.7 |
| Raifort sauvage........... | 11.6 | 0. | 1.2 | 93. | 0 7 |
| Oignons.................. | 11.5 | 0.10 | 1.7 | 86. | 0.7 |
| Truffes.................. | 12. | 0 30 | 8 8 | » | » |
| Patate..... .. ......... | 26.0 | 0.2 | 1.8 | 71.9 | 0.9 |
| Batate { rouge............ | 20. | 0.30 | 1.5 | 67.5 | (?) |
| Batate { blanche .......... | 9. | 0.25 | 1.2 | 79.6 | (?) |
| Crosne du Japon.......... .. | 16.7 | 0 10 | 2.9 | 79.2 | 1.1 |
| Ignames (2).............. | 17 2 | 0.24 | 2.5 | 77 | 1.9 |
| Malanga arum sagitta folium). | 16.9 | » | 5 8 | 38. | 4.95 |
| Couscous (1) ............. | 16.0 | » | 5.5 | 45. | 5.00 |
| Madère ou chou-caraïbe...... | 6.5 | » | 2.5 | 40. | 6 5 |
| **LÉGUMES HERBACÉS** | | | | | |
| Haricots verts............... | 7.8 | 0.10 | 2.7 | 88.7 | 0.60 |
| Petits pois en gousses........ | 13.9 | 0.50 | 6.4 | 78.4 | 0.80 |
| Epinards.................. | 5 30 | 0 60 | 2.50 | 88.5 | 2.10 |
| Asperges. ................. | 3.6 | 0.30 | 1.80 | 93.8 | 0.50 |
| Choux vert................. | 7.2 | 0.70 | 0.70 | 87.1 | 1.70 |
| — Cabus............. | 6.6 | 0.20 | 1.90 | 90. | 1.20 |
| — de Milan.. ......... | 7.2 | 0.70 | 3 3 | 87.1 | 1.60 |
| Choux fleurs............. | 5 5 | 0.30 | 2.5 | 90.9 | 0.80 |
| Choux de Bruxelles......... | 7.8 | 0 50 | 4.80 | 85.6 | 1.30 |
| Choux blanc............... | 6.7 | 0.20 | 1.90 | 90. | 1.20 |
| Courge.... ............. | 7.6 | 0.10 | 1.1 | 90.3 | 0 70 |
| Champignons. .............. | » | » | » | » | » |
| Psallida campestris........ | 4.2 | 0.20 | 3 7 | 91.3 | 0.50 |
| Boletus adulie............ | 4.3 | 0.20 | 3.6 | 91.3 | 0.60 |
| Hdynum repandum......... | 4.2 | 0 30 | 1.8 | 92.7 | 0.70 |
| Morille. ............. .. | 5 8 | 0.30 | 3.7 | 89.1 | 1.20 |
| Truffe.................. | 13.8 | 0 30 | 8.8 | 74 9 | 2.10 |
| Concombre............... | 3.9 | 0.10 | 1.0 | 95.6 | 0.40 |
| Céleri................. | 18.7 | 0.80 | 2 7 | 76.0 | 2 50 |
| Romaine................. | 4.8 | 0.50 | 1.7 | 92.5 | 1 00 |
| Endive................. | 3.2 | 0 10 | 1.3 | 92. | 0.80 |
| Laitues................ | 4.8 | 0.10 | 2.1 | 94. | 1.00 |
| **FRUITS FRAIS** | | | | | |
| Cerises fraiches............. | 15.0 | » | 0.70 | 75. | 0.50 |
| Pêches...... .... ..... | 11.3 | » | 0.60 | 80. | 0.70 |
| Abricots................ | 8.8 | » | 0.50 | 81.2 | 0.80 |

(1) Dioscorea alata.   (2) Dioscorea japonica.

| NOMS DES ALIMENTS | HYDRATES de carbone ou congénères. | CORPS GRAS | SUBSTANCES azotées. | EAU | SELS minéraux. |
|---|---|---|---|---|---|
| **FRUITS FRAIS** (*suite*) | | | | | |
| Prunes............ | 14 1 | » | 0.37 | 62. | 0.48 |
| Amandes fraîches............ | 9.0 | 53 9 | 17.40 | 42.45 | 2.09 |
| Noix fraîches ............ | 14 0 | 62.9 | 9.10 | 85.50 | 0.29 |
| Poires ............ | 13.6 | " | 0.23 | 83.2 | 3.57 |
| Pommes fraîches ............ | 8.0 | " | 0 40 | 84.8 | 0.50 |
| Groseille............ | 14.2 | " | 4.75 | 85.3 | 0.497 |
| Fraises............ | 20.5 | " | 0.50 | 87.7 | 0.80 |
| Framboises............ | 13 4 | » | 0.40 | 85.7 | 0.50 |
| Mûres de ronce ............ | 10 0 | » | " | » | » |
| Figues fraîches............ | 24.7 | 0.90 | 0.41 | 66 | 1.4 |
| Raisins frais............ | 20 | » | 0.60 | 78.2 | 0.72 |
| Oranges............ | 9.8 | » | 0.70 | 89 | 0.50 |
| Citrons............ | 7.2 | ?) | (?) | (?) | (?) |
| Melons............ | 7.6 | » | 1 0 | 90.4 | 0 70 |
| Bananes............ | 16.5 | 0.63 | 4.82 | 74 | 0.90 |
| Sapotilles............ | 8.9 | " | » | 87 | 1.70 |
| Mangue............ | 7.0 | » | » | 89 | (?) |
| **FRUITS SECS** | | | | | |
| Dattes............ | 61.5 | 0.20 | » | 3 | |
| Figues sèches............ | 63.3 | 0.90 | 0.92 | 1.0 | 2.9 |
| Châtaignes............ | 35.6 | 0 86 | 6.9 | 53 | 1 6 |
| Cacao............ | 18.0 | 48 | 14.0 | 5.5 | 5.0 |
| Amandes sèches............ | 10.0 | 54 | 31.0 | 5.4 | 3.00 |
| Noix............ | 62 | 62.9 | 16 4 | 5.1 | 2 50 |
| Noisettes............ | 11.2 | 63 2 | 16.5 | 5.5 | 2.1 |
| Pin pignon............ | 1.20 | 40 5 | 38.4 | 15.7 | 4 1 |
| Raisins secs............ | 63.2 | » | 2 40 | 32 | 1.2 |
| Prunes sèches............ | 66.5 | » | 2.3 | 29.2 | 1 3 |
| Pommes sèches ............ | 69.3 | » | 0 37 | 28.0 | 1 6 |
| Cerises sèches............ | 46.1 | » | 2.10 | 49.4 | 1.6 |
| Olives............ | 0 | 51.9 | 5 2 | 30 | 2.3 |
| **FOINS COMPOSÉS** | | | | | |
| Boussingault............ | 68.40 | 3.80 | 7.20 | 13.0 | 7.60 |
| Kuhn............ | 67 60 | 3 00 | 8.50 | 14.30 | 6.60 |
| Grandeau............ | 66.42 | 2.34 | 10.11 | 14.59 | 6 54 |
| **GRAMINÉES** | | | | | |
| Anthoxantum odoratum............ | 72 20 | 2.46 | 6.40 | 14.03 | 4.91 |
| Lolium italicum............ | 68 07 | 3.04 | 7.90 | 14.00 | 6.99 |
| Alopecurus pratensis............ | 71.47 | 2.10 | 7.00 | 14.00 | 5.43 |
| Poa trivialis............ | 66.93 | 3.27 | 8.40 | 14 30 | 7.11 |
| Lolium perenne............ | 70.39 | 2 08 | 7 98 | 14.00 | 5.55 |
| Poa pratensis............ | 70 15 | 2.49 | 9 05 | 14.23 | 4.08 |
| Holcus lanatus............ | 67.98 | 2.72 | 10.40 | 14.30 | 4.60 |
| Dactylis glomerata............ | 66.89 | 2.71 | 11.60 | 14.30 | 4.50 |
| Moyennes............ | 69.17 | 2.52 | 8 74 | 14.16 | 5.41 |

| NOMS DES ALIMENTS | HYDRATES de carbone ou congénères. | CORPS GRAS | SUBSTANCES azotées. | EAU | SELS minéraux. |
|---|---|---|---|---|---|
| **LÉGUMINEUSES** | | | | | |
| Luzerne.................... | 58.73 | 3.03 | 14.76 | 15.07 | 8.41 |
| Sainfoin.................. | 62.19 | 2.50 | 14.85 | 14.26 | 6.20 |
| Trèfle des prés.............. | 60.61 | 2.18 | 12.97 | 18.38 | 5 86 |
| Trèfle blanc............... | 57.97 | 3.50 | 15.97 | 13.61 | 8 51 |
| Vesce cultivée............. | 66 20 | 2.30 | 17.60 | 14.90 | 9.00 |
| Lupuline.................. | 59.40 | 3 30 | 14.60 | 16.70 | 6.00 |
| | | | | | 7.39 |
| **FOURRAGES RACINES** | | | | | |
| Panais..................... | 9 20 | 0.20 | 1.60 | 88.30 | 0.70 |
| Rutabaga.................. | 7.40 | 0 05 | 1.30 | 90.50 | 0.75 |
| Topinambour............... | 13.94 | 0.20 | 2 45 | 81.90 | 1 50 |
| Navet..................... | 12 00 | 0.20 | 1 90 | 85.00 | 0 90 |
| Carotte................... | 7.89 | 0·20 | 1.19 | 89.33 | 1.39 |
| Rave turneps............... | 6.00 | 0.20 | 0.80 | 92.50 | 0.50 |
| Betterave............... | 11.10 | 0 10 | 1.19 | 86.64 | 0.97 |

## PAILLE D'AVOINE [1]

| | Coupe verte. | Coupe mûre. | Coupe trop mûre. |
|---|---|---|---|
| Eau........................ | 16 | 16 | 16 |
| Matières azotées............... | 8 49 | 4.08 | 3.65 |
| Matière grasse................ | 1.57 | 1.05 | 1 25 |
| Sucre mucilage.................. | | | |
| Gomme........................ | 16 04 | 10 57 | 3 19 |
| Matières extractives.............. | | | |
| Fibres digestibles.................. | 26 34 | 30.17 | 27.75 |
| Fibres indigestes.................. | 24.86 | 31.78 | 41.82 |
| Matières minérales................ | 6.70 | 6.35 | 6 34 |

(1) Baillet. *Composition des pailles de céréales.* Société d'agriculture de la Haute-Garonne. 25 février 1893.

# MODES DE FORMATION DES ALIMENTS
# D'ORIGINE ANIMALE

Dans ce qui précède, j'ai essayé d'indiquer surtout comment le végétal constitue les diverses substances organiques et minérales qui servent à notre alimentation. Mais nous ne nous contentons pas de demander nos aliments aux végétaux, nous en demandons une autre partie, et non la moins importante, aux animaux. Pour avoir une idée complète de nos aliments, il me reste donc à faire pour ceux d'origine animale, ce que je viens de faire pour ceux que nous empruntons aux végétaux. Je vais essayer de le faire en m'inspirant des mêmes idées, c'est-à-dire, en indiquant surtout par quelle série de modifications l'animal transforme en sa propre substance les aliments qu'il emprunte d'une manière plus ou moins directe au végétal.

Il est, en effet, à peine utile de faire remarquer que les animaux dont nous nous nourrissons, ont eux-mêmes emprunté leurs aliments soit directement aux végétaux, comme les herbivores et les granivores, soit d'une manière indirecte, si nous utilisons des carnivores. Ces derniers, en effet, se sont nourris de ces herbivores ou d'autres carnivores, qui eux s'étaient alimentés d'animaux végétariens.

Dans cette étude de nos aliments d'origine animale, comme pour ceux d'origine végétale, j'étudierai successivement les *hydrates de carbone*, les *corps gras*, les *albuminoïdes* et les *substances minérales*, en insistant surtout sur leur mode de formation et leurs proportions dans les tissus animaux.

### HYDRATES DE CARBONE DU RÈGNE ANIMAL

Malgré la quantité considérable d'hydrates de carbone que l'animal, et surtout l'herbivore, trouve dans son alimentation végétale, ces substances ou celles qui peuvent leur être assimilées, sont rares dans ses tissus.

Sauf la *lactose*, $C^{12}H^{22}O^{11}$, et le *glycogène*, $C^{12}H^{20}O^{10}$, les autres n'existent que comme des formes de passage, et encore en petite quantité. Ce sont l'*inosite*, l'*acide lactique*, la *tunicine*, la *dextrine* et l'*amidon*.

L'*inosite*, $C^6H^{12}O^6$, se trouve fréquemment dans les muscles, mais en quantité si faible, qu'au point de vue de l'alimentation, elle peut être négligée.

Il en est de même de l'*acide lactique*, $C^3H^6O^3$, qui apparaît dans les muscles fatigués ; et qui provient probablement d'un simple dédoublement de la glucose ou de ses isomères.

La *tunicine* ($C^6H^{10}O^5$) n $+$ m, ayant, par conséquent, la même composition que le ligneux, n'existe guère que dans les téguments de quelques animaux inférieurs, et particulièrement des tuniciers. La *dextrine* a été trouvée dans le sang, les muscles et l'urine des diabétiques ; l'*amidon* l'a été également dans quelques organes, la rate, le rein, le foie, le placenta, l'amnios, dans certains épithéliums et les jeunes cellules épidermiques.

La constatation de ces corps, dans ces divers organes, présente un intérêt indiscutable, quand il s'agit d'étudier les modifications variées et multiples que subissent ces aliments dans l'économie ; mais, au point de vue de l'alimentation, ils sont en trop petites quantités pour qu'on puisse en tenir compte.

Restent donc la *glucose*, le *glycogène* et la *lactose*. Or, de ces trois substances, seule cette dernière doit fixer notre attention en ce qui concerne la quantité contenue dans l'animal ou en provenant.

La *glucose*, $C^6H^{12}O^6$, joue, certes, un rôle capital dans les phénomènes de la vie, surtout de celle de l'animal. Outre qu'elle constitue, nous le verrons, le seul aliment du muscle, elle a, dans la calorification, le rôle prépondérant. Mais elle ne se forme dans l'organisme qu'au fur et à mesure de ses besoins, de sorte que, l'animal étant sacrifié, la partie que nous pouvons trouver dans ses tissus est tout à fait négligeable. Au point de vue qui nous occupe, la glucose est donc sans importance. Celle-ci, je l'ai dit, se relèvera plus tard.

Le *glycogène*, il est vrai, $C^{12}H^{20}O^{10}$, est très répandu dans l'organisme. On peut le constater dans de nombreux organes, notamment dans les muscles au repos. Mais c'est incontestablement dans le foie qu'il existe en plus grande quantité ;

or, même dans cet organe, nous allons le voir, il ne saurait prendre l'importance d'un aliment.

La quantité que le foie peut en contenir est très variable. Elle augmente après les repas pour diminuer dans leurs intervalles. Elle augmente aussi avec certains états de l'organisme, dont quelques-uns nettement pathologiques. A. Gautier donne pour le foie 18 grammes °/₀₀ d'hydrates de carbone, et évidemment ces hydrates de carbone doivent être considérés comme composés en très grande partie par le glycogène. Mais, même dans ces proportions, 100 grammes de foie contenant à peine 1 gramme 80 de glycogène, cette quantité devient négligeable, en tant qu'aliment : ces 100 grammes de foie contiennent moins d'hydrates de carbone que 5 grammes de pain !

Dans le règne animal, au point de vue de notre alimentation, le seul hydrate de carbone qui puisse nous intéresser est donc la *lactose*, $C^{12}H^{22}O^{11}$. Mais celle-ci, pour la part importante qu'elle prend dans notre alimentation, mérite toute notre attention. La lactose, en effet, entre presque pour un tiers dans le pouvoir de calorification du lait de femme, 220 calories sur un total de 720 calories par litre ; elle entre dans la proportion de plus d'un quart dans le lait de la vache, 220 p. 760 ; et enfin pour la moitié dans le lait d'ânesse, soit 232 calories pour un total de 461.

Le tableau suivant, outre la composition des principaux laits, donne le nombre total de calories par litre et celui provenant de la lactose seule.

| PROVENANCE | EAU | CASÉINE | BEURRE | LACTOSE | SELS | Nombre de calories | |
|---|---|---|---|---|---|---|---|
| | | | | | | Total | Lactose |
| Femme | 877 | 19 | 45 | 55 | 2 | 720 | 220 |
| Vache | 870 | 36 | 10 | 55 | 4 | 760 | 220 |
| Chèvre | 860 | 40 | 45 | 50 | 6 | 605 | 200 |
| Anesse | 907 | 17 | 16 | 58 | 5 | 461 | 232 |
| Brebis | 850 | 45 | 42 | 50 | 6 | 803 | 200 |
| Jument | 900 | 19 | 12 | 60 | 4 | 443 | 240 |
| Chienne | 755 | 100 | 90 | 90 | 7 | 1670 | 360 |
| Chatte | 815 | 90 | 35 | 50 | 6 | 965 | 200 |
| Truie | 820 | 60 | 55 | 50 | 3 | 995 | 200 |

Comme on peut le voir par ce tableau, pour les différents laits que nous utilisons plus ou moins, femme, vache, chèvre, ânesse, brebis et jument, le nombre de calories donné par la lactose varie du quart (brebis, vache) à la moitié (ânesse et jument).

Dans le lait, une grande partie de son pouvoir de calorification appartient donc à la lactose. Nous ne pouvons pas faire descendre cette part au-dessous du quart. Or, le lait, et surtout celui de la femme et de la vache, joue dans notre alimentation un rôle des plus importants.

Outre que le lait de femme est l'aliment presque unique du nourrisson pendant les six premiers mois, et qu'il entre encore pour la plus large part pendant le reste de la première année, le lait de vache, dans la suite, après le pain et la viande, reste l'aliment le plus largement employé.

La production du lait, en France, est considérable et réellement faite pour étonner. Depuis trente ans, cette production (1) n'est pas descendue au-dessous de 60 millions d'hectolitres. Elle a été de 73 millions d'hectolitres en 1885, de 75 millions environ en 1887 et de 78 millions en 1890. Sa valeur a été, cette année, de 1.200.000 francs. En 1898, la production a été de 82 millions d'hectolitres ; et à raison de 20 francs l'hectolitre seulement, le revenu a été de plus de 1.600 millons de francs.

Cette production donne, par personne et par jour, un demi litre de lait, consommé sous différentes formes, en nature, en fromages, ou autres préparations lactées.

Il est vrai que la lactose n'entre pas dans la plupart des fromages. Mais, outre que celle qui reste dans le petit lait est prise assez souvent avec celui-ci par les personnes qui les préparent, et qui, souvent, utilisent ce petit lait pour leur alimentation, la quantité de lactose dépensée avec le lait en nature, n'en reste pas moins considérable. D'après les calculs qui ont servi à Lapicque et Richet pour établir la ration du Parisien, la quantité de lait ainsi pris en nature, serait de 125 gr. par jour, et celle prise sous forme de fromages, de 175 gr. environ.

La lactose est donc un aliment de premier ordre au point

_______________

(1) *Étude sur la Dépopulation de la France*, page 155.

de vue de la calorification. Voyons donc comment elle se forme chez les animaux qui nous la fournissent.

### Origine des hydrates de carbone chez les animaux.

Contrairement à ce qu'on pourrait croire tout d'abord, les hydrates de carbone que nous recherchons chez l'animal, ne proviennent pas, au moins d'une manière forcée, des hydrates de carbone qu'il trouve dans le végétal. Il en est ainsi, du moins, pour le glycogène et pour la lactose.

Certes, il est incontestable que la grande quantité de glucose, qui résulte de la digestion des hydrates de carbone et qui passe par le système porte ou les lymphatiques de l'intestin, peut constituer et former ces deux substances. Il est même probable que, dans certaines conditions d'alimentation, la plus grande partie a cette provenance. Pour le glycogène, en effet, il suffit, d'une simple deshydratation pour l'obtenir de la glucose :

$$C^6H^{12}O^6 = C^6H^{10}O^5 + H^2O.$$

Glucose.          Glycogène.

Quant à la lactose, elle peut provenir tout aussi facilement de la glucose :

$$2\,(C^6H^{12}O^6) = C^{12}H^{22}O^{11} + H^2O.$$

Glucose.          Lactose.

Or, comme tous les hydrates de carbone arrivent ou peuvent arriver à l'état de glucose dans l'organisme, on conçoit avec quelle facilité ces corps peuvent donner la lactose. Mais, si les hydrates de carbone peuvent aussi facilement donner de la lactose, il est également hors de doute que, par une de ces sages suppléances que j'ai déjà signalées, la lactose, de même, du reste, que le glycogène, peut provenir, également des albuminoïdes et aussi des corps gras.

On a trouvé, on le sait, en effet, du glycogène dans le foie d'animaux ayant été nourris pendant assez longtemps avec du muscle dégraissé; on est donc obligé de conclure que les albuminoïdes peuvent suffire pour le produire.

Or, si les azotés donnent du glycogène, il est facile à l'organisme par une simple hydratation de transformer ce dernier en lactose ainsi que l'indique la formule suivante :

$$2\ (C^6H^{10}O^5) + H^2O = C^{12}H^{22}O^{11}.$$
Glycogène.                    Lactose.

Une autre expérience, du reste, vient à l'appui de la formation de la lactose non seulement par les albuminoïdes, mais aussi, ainsi que je l'ai dit, par les corps gras.

En alimentant une chienne qui nourrit, avec des pommes de terre, soit surtout avec des hydrates de carbone, son lait contient 39 gr. de caséine, 42 gr. de graisse et 50 gr. de sucre ; en la nourrissant avec de la viande, la quantité de caséine reste la même, 39,67 ; la graisse augmente légèrement, 52 gr. ; mais le sucre arrive à 106. Enfin, en l'alimentant avec de la graisse, l'albumine varie peu, 42 ; la graisse augmente légèrement, 59 ; et le sucre arrive encore à 101.

Cette expérience ne laisse donc aucun doute sur ce point que les azotés et les corps gras non seulement peuvent fournir de la lactose; mais, il semble même, d'après cette expérience, que ce serait ces corps qui seraient les plus favorables à sa formation. Quant au mécanisme intime qui préside à cette formation, je pense qu'il peut s'expliquer par la formule que donne A. Gauthier; et dans laquelle nous voyons l'albumine, en s'hydratant, donner naissance en même temps à un corps gras, à un hydrate de carbone, à de l'urée, de l'acide carbonique et du soufre (1).

$$C^{72}H^{112}Az^{18}O^{22}S + 14\ H^2O = 9\ COAz^2H^4 + C^{51}H^{96}O^6$$
Albumine (formule de                    Urée.          Tripalmitine.
Lieberkunh rapportée
à 1 atome de soufre).
$$+ C^5H^6O^3 + 9\ CO^2 + H^2S.$$
Ac. lactique

D'après cette formule, comme dérivés d'un albuminoïde, nous voyons apparaître $C^3H^6O^3$, l'acide lactique, et nous savons qu'il suffit de quadrupler cet acide avec perte d'une molécule d'eau pour avoir la lactose :

$$4\ (C^3H^6O^3) = C^{12}H^{22}O^{11} + H^2O$$

ainsi s'expliquerait l'augmentation du beurre et de la lactose sous l'influence de l'augmentation des azotés, double résul-

(1) A, GAUTHIER, *Chimie biologique*, p. 751.

tat, que, je viens de le dire, on a constaté expérimentalement.

Quant à la formation de la lactose par les corps gras, qui
est également établie par l'expérience précédente, elle peut
être expliquée par deux mécanismes. Les corps gras peuvent
se transformer en glucose et celle-ci en lactose, comme l'indique la formule suivante :

$$3\,(C^4H^8O^2) + 6\,O = 2\,(C^6H^{12}O^6) \text{ et } 2\,(C^6H^{12}O^6) = C^{12}H^{22}O^{11} + H^2O$$

<table>
<tr><td>Acide</td><td>Glucose.</td><td>Glucose.</td><td>Lactose.</td></tr>
<tr><td>butyrique.</td><td></td><td></td><td></td></tr>
</table>

ou bien donner directement cette dernière, ainsi que l'indique
la formule suivante :  $3\,C^4H^8O^2 + 6\,O = C^{12}H^{22}O^{11} + H^2O$

Etant donné la quantité considérable d'hydrates de carbone que les animaux herbivores ou granivores puisent
dans leur alimentation végétale, si riche en ces substances, et,
d'autre part, l'absence presque complète que l'on en rencontre
chez eux, car la lactose elle-même n'est formée que par la
femelle et pendant un temps relativement court de son existence, on doit se demander ce que deviennent ces hydrates
de carbone après leur pénétration dans l'organisme.

Nous verrons dans la suite, que dans certaines conditions,
ils peuvent contribuer à la constitution des corps gras ; mais
cette utilisation, nous le verrons aussi, n'est qu'exception-
nelle. C'est qu'en effet, presque toujours ces substances ne
sont employées qu'à la calorification. Ramenées toutes,
par la digestion, à l'état de glucose, $C^6H^{12}O^6$, elles sont plus
ou moins directement oxydées pour fournir du calorique, en
se transformant en acide carbonique et en eau,

$$C^6H^{12}O^6 + 12\,O = 6\,CO^2 + 6\,H^2O$$

qui s'éliminent en grande partie par les voies respiratoires.

Ainsi en résumé :

1° Les divers hydrates de carbone fournis à l'animal par
son alimentation végétale sont transformés en glucose, et
dans cette forme ils se combinent avec l'oxygène pour fournir
du calorique ;

2° Ces hydrates de carbone, dans des conditions données,
peuvent former des corps gras, et constituer, à partir de ce
moment, des aliments de réserve ;

3° Mais ils ne restent pas, sous leurs formes, en proportions notables dans l'organisme;

4° La lactose est le seul hydrate de carbone fourni par l'animal en quantité suffisante pour prendre l'importance d'un aliment; mais son rôle dans notre alimentation est assez considérable;

5° Cette lactose peut provenir des hydrates de carbone, mais elle peut le faire aussi, des corps gras et des albuminoïdes; et il semble même que ce sont ces derniers aliments qui favorisent le plus sa production.


### CORPS GRAS CHEZ LES ANIMAUX


Les corps gras des animaux, je l'ai dit, ont la même constitution que ceux que l'on rencontre dans le végétal ; et de plus, dans les deux règnes les plus fréquents sont la *stéarine*, la *margarine*, la *palmitine* et *l'oléine*, réunies, plusieurs à la fois, et dans des proportions variables. Les quantités contenues dans les divers animaux qui servent à notre alimentation, varient également beaucoup, non seulement d'une espèce animale à une autre, mais aussi dans la même espèce.

Les proportions, pour 100 gr. d'animal, s'étendent depuis 1 gr. jusqu'à plus de 40 gr. La graisse peut donc approcher la moitié du poids total de l'animal. D'une manière très marquée, les animaux à l'état naturel en contiennent moins que les animaux domestiques. Chez le gibier, oiseaux ou mammifères, la proportion atteint rarement le 5 %. Il en est de même chez les mollusques, et aussi, sauf quelques rares exceptions, pour les poissons qui servent à notre alimentation. Dans la volaille de basse-cour, sous l'influence de moyens artificiels, notamment du gavage, la proportion peut s'élever considérablement au-dessus de son taux normal. De 2 à 3 %, elle a pu atteindre jusqu'à 46 % chez l'oie; mais je ne crois pas que cette proportion puisse être dépassée de beaucoup.

Parmi les animaux de boucherie, c'est le porc qui paraît pouvoir arriver aux plus fortes proportions; il peut dépasser le tiers de son poids, 37,3 %. Le mouton, toutefois, s'en approche beaucoup. Il a pu atteindre 36 %. Enfin le bœuf, semble-t-il, ne pourrait arriver aussi loin, et le veau ne dépasserait que rarement 10 %.

Bien entendu, pour tous ces animaux de boucherie, ces proportions ne sont atteintes que par les procédés d'engraissement mis en œuvre par l'élevage, procédés qui, je le dirai plus tard, ont été étudiés avec soin et de la manière la plus scientifique.

Je donne dans le tableau suivant, la teneur en graisse des principaux animaux qui servent à notre alimentation. Ce tableau sera complété dans la partie de ce traité, dans laquelle je m'occuperai de la valeur nutritive et calorifique de chacun de nos aliments.

*Corps gras contenus dans les aliments animaux.*

| SUBSTANCES | CORPS GRAS % | SUBSTANCES | CORPS GRAS % |
|---|---|---|---|
| **Mammifères.** | | | |
| Bœuf maigre | 1.74 | Vache maigre | 1.78 |
| — moyen | 5.41 | — grasse | 7.70 |
| — très gras | 29.28 | Veau maigre | 0.82 |
| | | — gras | 7.41 |
| Mouton maigre | 5.77 | Porc maigre | 6.81 |
| — gras | 28.4 | — gras | 37.34 |
| Cheval | 2.55 | Chevreuil | 1.92 |
| Lièvre | 1.1 | Lapin gras | 9.76 |
| **Oiseaux.** | | | |
| Poule maigre | 1.42 | Canard sauvage | 3.69 |
| — grasse | 9.34 | Grive | 1.77 |
| Pigeons | 1.00 | Œufs de poule entiers | 12.11 |
| Perdrix | 1.43 | Œufs (poule) blanc | 0.25 |
| Dindon moyen | 8.50 | — — jaune | 16.12 |
| Oie grasse | 45.59 | | |
| **Poissons et Mollusques.** | | | |
| Poissons en général | 4.5 | Huitres | 1.50 |
| Sole | 0.81 | Hareng frais | 9.03 |
| Morue fraiche | 0.33 | — salé | 16 89 |
| — sèche | 0.74 | — salé et fumé | 15 74 |
| Maquereau moyen | 8.08 | Anguille de rivière | 28.37 |
| Saumon entier / moyen | 12.72 | Perche entière | 0.20 |
| | | Goujon | 2.67 |
| Alose | 9.43 | Esturgeon | 1.90 |
| Aiglefin | 0 26 | Brochet | 0 66 |
| Limande | 1.93 | Truite | 0.74 |
| Carpe | 4.77 | Caviar moyen | 15 66 |
| Raie | 0.45 | Moules | 2 42 |

Quoique bien incomplet, ce tableau suffira, je l'espère, à faire voir les proportions que les corps gras peuvent atteindre, dans chacun des principaux groupes d'animaux servant à notre alimentation.

Or, parmi ces animaux, la plupart vivent du végétal. Qu'ils soient surtout herbivores, comme le bœuf et le mouton, ou granivores comme les animaux de basse-cour et une partie du gibier, tous tirent de la plante la partie la plus importante de leur alimentation; cela étant, voyons comment ces animaux arrivent à constituer ces corps gras, avec les aliments contenus dans les plantes dont ils s'alimentent.

### *Origine des corps gras chez les animaux servant à notre alimentation.*

Les animaux qui, d'une manière très marquée, servent le plus à notre alimentation, sont herbivores. De ce nombre le bœuf, le mouton, le cheval, et quoique à un degré moindre, le porc, donnent à chaque habitant de la France de 55 à 60 kilos de viande par an. Les granivores, comprenant surtout le gibier et nos oiseaux de basse-cour, donnent dans les environs de 10 kilog. par personne et par an, soit en tout un total de 65 à 75 kilog. Les poissons, les mollusques et crustacés, au contraire, qui sont surtout ichtyophages, ne fournissent guère que 7 kilog. par an et par personne. On peut donc admettre qu'au moins les neuf dixièmes des animaux qui servent à notre alimentation, se nourrissent de végétaux. Or, comparons la quantité de graisse qu'ils trouvent dans ces végétaux, avec celle qui peut exister chez eux.

Les herbivores et surtout le bœuf, ainsi que le mouton, vivent principalement de fourrages (graminées et légumineuses), de fourrages-racines, et en moindres proportions des grains de quelques graminées et de quelques légumineuses.

Or, les graminées constituant les principaux foins n'en contiennent que de 2 à 3 % et les foins mélangés ne donnent qu'une moyenne de 1,82 % Les analyses de Boussingault, Kühn et Grandeau, arrivent à 3 gr. 05, et celles de neuf graminées, à 2 gr. 52. Les légumineuses, employées comme fourragères, donnent 2 gr. 83; les fourrages-racines seulement

0 gr. 17 : les vesces et féveroles 2 gr. 07 et 1 gr. 08, l'orge 2 gr. 07, l'avoine 5 gr. 05, et enfin le maïs 6 gr. 18 %.

Pour l'ensemble des aliments végétaux servant aux animaux, la richesse en graisse n'arrive donc pas à 6 %, souvent ne dépasse pas 3 % et peut même descendre au-dessous de 2 %. Par contre, la quantité de graisse qu'ils contiennent, nous l'avons vu, peut dépasser le tiers et avoisiner la moitié de leur poids total. Il est donc probable, vu cette grande disproportion, que toute la graisse des animaux ne provient pas de celle des végétaux; et nous allons voir, en effet, qu'elle peut avoir deux autres origines. Elle peut provenir des *hydrates de carbone* et aussi des *albuminoïdes*.

*Origine des corps gras de l'organisme animal par les corps gras de ses aliments végétaux.* — Cette origine des corps gras de l'organisme a été rendue indiscutable depuis bien longtemps par la pratique des *éleveurs*, et aussi, d'une manière plus précise, par l'*expérimentation*.

En ce qui concerne l'*élevage*, voici, en effet, la composition d'une des séries de rations qui sont successivement données pour l'engraissement de la race bovine (1). Cet engraissement comprend trois périodes pendant lesquelles la proportion des trois catégories d'aliments est modifiée ainsi qu'il suit.

Pour pouvoir comparer cette ration avec la nôtre, je la ramène, comme cette dernière, à 1 kilogramme du poids de bœuf.

| PÉRIODES | AZOTÉS | CORPS GRAS | HYDRATES DE CARBONE | TOTAL |
|---|---|---|---|---|
|  | Calories. | Calories. | Calories. |  |
| 1re période..... | 13,500 | 6,660 | 77,680 | 97,840 |
| 2e période ...... | 20,000 | 10,620 | 64,960 | 94,780 |
| 3e période ...... | 23,500 | 10,980 | 60,000 | 94,480 |

Comme on le voit par ce tableau, la quantité de graisse contenue dans la ration est augmentée au fur et à mesure

(1) Renseignements fournis par le Dr Baillet, ancien directeur de l'Ecole vétérinaire de Toulouse.

que progresse l'engraissement. Cette quantité n'est que de
0ᵍ74 pendant la première période. Lorsque l'animal est déjà
entré dans la voie de l'engraissement, cette quantité est
portée à 1ᵍ18, et elle reste sensiblement la même jusqu'à ce
que cet engraissement soit arrivé à ses degrés les plus
avancés.

Plus récemment, André Sanson (1) est revenu sur cette
question (1902), et ses indications ne font que confirmer celles
qui m'avaient été fournies par Bayet. Comme ce dernier,
Sanson reconnait trois périodes au régime de l'engraisse-
mennt. Il ne donne pas la quantité de graisse pour la première
période, mais il indique qu'*elle doit être augmentée* pendant la
deuxième, en devenant le tiers de celle des azotés; et enfin,
pendant la troisième, quoique la quantité des azotés soit
augmentée, celle des corps gras ne sera plus seulement le
tiers des azotés, mais en sera la moitié.

Comme on le voit, les éleveurs et la zootechnie ont
reconnu que pour conduire l'engraissement assez loin, il
fallait augmenter les corps gras; et, qu'on le remarque,
l'augmentation de ces corps gras n'a pas pour résultat d'élever
la valeur nutritive de la ration. Celle-ci, dans la ration communiquée par Bayet, va plutôt en diminuant : de 98 calories
par kilogramme, elle passe à 94. Ce qui est modifié, ce n'est
donc que la proportion des aliments auxquels ces calories
sont demandées. On doit donc, d'après cette pratique, considérer comme probable, que non seulement les corps gras alimentaires peuvent concourir à la mise en réserve de ces
corps par l'organisme, mais même qu'ils favorisent cette
mise en réserve mieux que les hydrates de carbone.

*L'expérimentation* va, du reste, appuyer fortement ces
mêmes conclusions.

Prenons d'abord cette expérience faite sur une chienne en
état de lactation pour connaître l'action de l'alimentation sur
la composition de son lait. Lorsqu'elle est nourrie surtout
avec des pommes de terre, c'est-à-dire avec des hydrates de

---

(1) ANDRÉ SANSON, Alimentation raisonnée des animaux moteurs et comestibles. — *Maison Rustique*, 1902, p. 112.

carbone, son lait contient 42 gr. de beurre ; quand on la nourrit surtout avec de la viande, le beurre arrive à 52 gr. ; et, quand elle prend surtout de la graisse, le beurre atteint 59 gr. C'est donc par l'exagération des corps gras que le beurre est le plus augmenté. Remarquons, en outre, que, dans ce cas, les corps gras ingérés non seulement avaient été absorbés, mais que l'organisme les avait modifiés dans le sens de ses besoins en les transformant en beurre.

Cette même transformation, du reste, a été également constatée par plusieurs autres expérimentateurs. Magendie (1), dès 1841, l'avait établie en nourrissant un chien avec du beurre. L'animal ne put résister à ce régime, puisque les albuminoïdes lui manquaient ; mais il engraissa, et l'analyse de sa graisse fit reconnaître à Magendie qu'elle contenait beaucoup de stéarine, corps gras qui n'existe qu'en faible proportion dans le beurre.

De leur côté, A Wurtz et Colin (2) ont nourri des ruminants avec des tourteaux de ricin, et n'ont pas trouvé d'acide ricinoléique dans leur graisse.

Radziejewski est arrivé sensiblement aux mêmes conclusions. Après avoir alimenté des chiens avec de l'huile de navette, il a constaté que l'acide érucique, propre à cette huile, n'existait qu'en faible proportion dans la graisse des muscles de ces animaux.

Enfin, c'est dans le même sens que parlent les expériences d'Hoffmann et celles de Pettenkofer et Voit.

Franz Hoffmann (3) en étudiant l'influence de l'inanition sur les produits de l'excrétion, avait constaté que tout d'abord l'animal inanitié dépense ses corps gras de réserve, et cela d'une manière exclusive. Pendant toute une première période de l'inanition, les excreta azotés, provenant des albuminoïdes, sont ramenés à leur minimum. Mais, après avoir dépensé les réserves de corps gras, l'animal s'adresse à ses albuminoïdes, ce qui se traduit par une exagération marquée de l'excrétion de l'urée. Cette exagération de l'urée indique

(1) Cité par GAUTIER, *Chimie Culpique*, tome III, p. 59

(2. *Idem*.

(3) FRANZ HOFFMANN, *Zeitschr. für Biolog*, 1 à 8. p. 153, 1872. BUNGE, *Chimie Biologique*. Traduction de JACQUET, p. 355.

donc le moment où les corps gras sont épuisés. Or, en profitant de cette donnée, Hoffmann priva d'abord un chien de sa graisse d'une manière complète par l'inanition ; puis, il lui donna une alimentation composée en grande partie avec du lard, auquel il joignit un peu de viande, et sacrifia l'animal cinq jours après. Pendant ces cinq jours, l'animal avait ingéré 1854 gr. de graisse et 254 gr. de substances azotées ; or, l'analyse lui fit trouver 1355 gr. de graisse dans le corps de l'animal. Il fallut donc en conclure que cette graisse provenait du lard ingéré.

Pettenkofer et Voit (1) quoique ayant procédé autrement, sont arrivés à la même conclusion. Sans soumettre l'animal préalablement à l'inanition, comme le faisait Hoffmann, ils lui donnèrent la même alimentation que lui, et analysèrent tous les excreta, ceux de la sécrétion urinaire et ceux de la respiration. Or, ils constatèrent que tandis que tout l'azote ingéré se trouvait dans les excreta, une partie importante du carbone était retenu dans l'organisme, et dans des proportions telles, qu'il ne pouvait provenir exclusivement des azotés. Il fallait donc conclure que le carbone ne provenant pas des azotés était fourni par la graisse alimentaire.

Ainsi donc ces divers faits expérimentaux ne doivent nous laisser aucun doute sur ce premier point que l'organisme peut mettre en réserve les corps gras absorbés. Mais, de plus, les expériences de Magendie, Wurtz et Colin, et aussi celles de Radziejewski (2), établissent, comme je l'ai fait remarquer, que la graisse absorbée est modifiée et ramenée à celle qui est propre à chaque animal. Celui-ci, d'une manière constante, se sert de ces mêmes corps gras alimentaires pour composer les divers corps gras nécessaires à son organisme, tissu adipeux, matières sébacées, substances nerveuses, etc.

C'est là ce qui a lieu, en effet, dans les conditions ordinaires de l'alimentation, c'est-à-dire quand les subtances grasses arrivent à l'organisme dans les proportions habituelles. Mais ce pouvoir qu'a l'organisme de transformer ces divers corps gras en ceux qui lui sont propres, a une limite. C'est

(1) Pettenkofer et Voit, *Zeitschr. f. Biologie*, tome IX, p. 1, 1837.
(2) Radziejewski, Gautier, *Chimie biologique*, tome III p 59.

du moins ce qui résulte de quelques observations de l'élevage,
ainsi que de certains faits expérimentaux et entre autres de
ceux de Lebedeff et de Münk.

L'élevage nous en fournit, en effet, une première preuve.
L'odeur particulière que prend la graisse des oies, engrais-
sées avec le tourteau de lin est bien connue. Or, c'est là, évidemment la conséquence d'un engraissement hâtif, ne laissant pas à l'organisme le temps de transformer les corps gras
qu'il absorbe.

Mais, de plus, l'expérimentation, en exagérant les conditions d'absorption, nous en fournit des démonstrations irré-
futables.

Je rappelle d'abord qu'après avoir utilisé l'huile de navette,
Radziejewski avait pu trouver de l'acide érucique dans la
graisse de son chien. Une partie de cette huile n'avait donc
pas été transformée. Mais, en outre, il en a été de même
dans les faits de Lebedeff et de Münk. En 1882, Lebedeff (1)
avait nourri deux chiens avec des corps gras, l'un avec de
l'huile de lin et l'autre avec de la graisse de mouton. Or,
tandis que la graisse du chien normal entre en fusion vers
20 degrés, celle de l'animal qui avait pris l'huile de lin restait liquide même à 0 degré, et celle de l'autre ne commen-
çait à le devenir que vers 50 degrés. !Dans ces deux cas, les
corps gras, si différents de celui de l'animal qui les absorbait,
étaient bien mis en réserve, mais au moins une grande partie conservait sa composition d'origine.

Les expériences de Münk (2) sont la reproduction de la
précédente. Ce dernier priva d'une manière presque complète
un chien de ses corps gras par l'inanition, si bien que l'animal
ne perdit pas moins de 52 % de son poids. Puis, dans l'espace
de 14 jours, il donna à cet animal, que le jeûne avait ramené
de 16 kilogrammes à moins de 8 kilogrammes, 3200 grammes
de viande et 2830 grammes d'acides gras de la graisse du mouton. Sous l'influence de cette alimentation, l'animal augmenta
de 17 % ; et, après l'avoir sacrifié, Münk trouva de la
graisse en abondance ; mais cette graisse, au lieu d'avoir son

<hr>

(1 LEBEDEFF, Laboratoire de Salhowski à Berlin. *Med. Central*, 1882,
n° 8, cité par BUNGE, p. 360

(2) MÜNK, Du Bois, *Archiv.* 1883, p. 273.

point de fusion à 20 degrés, comme celle du chien, ne fondait qu'à 40 degrés.

Dans une autre expérience (1), il se servit de l'huile de colza. Or, l'analyse lui fit constater que la graisse son animal contenait 82,4 % d'acide oléique, tandis que normalement celle du chien n'en contient que 65,8 %.

Ces faits de Lebedeff et de Münk, ainsi que ceux relatifs à l'élevage des oies, prouvent donc que les corps gras alimentaires peuvent être absorbés sans être ramenés à ceux de l'animal. Mais, il faut le reconnaître, ces deux expérimentateurs se sont placés dans des conditions tout à fait exceptionnelles. D'une part, en effet, la quantité de graisse que les animaux ont ingérée dépasse de beaucoup celle qui correspond à leur alimentation moyenne; et, d'autre part, il est permis de supposer que l'inanition à laquelle les soumettait Münk, avait pu modifier leur fonction adipogénique. De sorte que si ces faits doivent conserver leur valeur expérimentale et leur signification précise, ils ne laissent pas moins subsister cette conclusion : que l'organisme dans les conditions normales d'alimentation peut transformer en ses propres corps gras, ceux qu'il trouve au moins dans la plupart de ses aliments.

*Explication chimique.* — Quant à la transformation de ces divers corps gras l'un dans l'autre, et prouvée, ainsi que nous venons de le voir par l'élevage et par l'expérimentation, elle peut être expliquée chimiquement pour les deux principales conditions dans lesquelles cette transformation a lieu : dans le cas d'*allaitement* et dans les cas de mise en réserve des corps gras, conduisant à l'*engraissement*.

En ce qui concerne la transformation des divers corps gras alimentaires en beurre, les formules suivantes nous conduisent à cette hypothèse que les corps gras peuvent donner de l'acide butyrique, $C^4H^8O^2$, et en grande quantité, par une simple oxydation incomplète. C'est d'abord ce qui peut avoir lieu pour l'oléo-stéaro-margarine.

$$C^{55}H^{104}O^6 + 26\,O = 13\,(C^4H^8O^2) + 3\,CO^2$$

Oléo-stéaro-<br>margarine                                   Acide<br>butyrique

(1) Münk, *Virchow's archiv.* L. 95, p. 407, 1884, cité par Bunge, 359.

Ainsi cette molécule d'oléo-stéaro-margarine, qui, pour s'oxyder d'une manière complète aurait exigé 156 molécules d'oxygène, n'en trouvant que 26 à sa disposition, se transforme en 13 molécules d'acide butyrique et en 3 d'acide carbonique.

Le même acide butyrique pourrait également provenir de la tristéarine par une oxydation également incomplète, d'après la formule suivante :

$$C^{57}H^{110}O^6 + 33\ O = 13\ (C^4H^8O^2) + 5\ CO^2 + 3\ H^2O$$

Tristéarine        Acide butyrique

De nouveau, cette molécule de tristéarine dont la minéralisation complète aurait demandé 163 molécules d'oxygène, en se contentant de 33, donne également 13 molécules d'acide butyrique et en même temps de l'acide carbonique et de l'eau.

Ainsi ces deux corps gras donnent facilement l'acide butyrique; et, on le voit, en grandes quantités.

Quant à la glycérine, qui doit lui permettre de se compléter à l'état de corps gras neutre, nous savons qu'elle se forme facilement, ainsi que l'indique la formule suivante, par simple hydratation de la glucose que l'herbivore trouve si largement dans son alimentation.

$$2\ (C^6H^{12}O^6) + 4\ H^2O = 4\ (C^3H^8O^3) + 4\ O$$

Glucose        Glycérine

Ainsi le corps gras du lait, d'après ces formules, peut provenir facilement de l'oléo-stéaro-margarine ainsi que de la tristéarine, et il serait facile de fournir la même explication pour d'autres corps gras.

Mais, en outre, nous allons le voir, l'acide butyrique peut lui-même arriver à constituer d'autres corps gras, et notamment l'oléo-stéaro-margarique qui est le corps gras le plus répandu dans notre organisme. C'est ce qui pourrait être expliqué par la formule suivante :

$$15\ (C^4H^8O^2) = C^{53}H^{104}O^6 + 5\ CO^2 + 8\ H^2O + 6\ O$$

Acide butyrique.        Oléo-stéaro margarine.

Ainsi 15 molécules d'acide butyrique, en se combinant entre elles, peuvent arriver à constituer l'oléo-stéaro-margarine ; et c'est, nous pouvons le supposer, par une modification semblable que nous voyons le beurre contribuer à l'engraissement.

Enfin, la formule suivante pourrait expliquer la formation des mêmes corps gras, l'oléo-stéaro-margarine, par la tristearine.

$$C^{57}H^{110}O^6 + 7\,O = C^{55}H^{104}O^6 + 2\,CO^2 + 3\,H^2O$$

Tristéarine.                Oléo-stéaro<br>                                   margarine.

Il suffit, comme on le voit, d'une faible oxydation pour arriver à ce résultat.

Bien entendu, nous ne pouvons considérer ces formules que comme représentant un résultat final. On ne saurait admettre, en effet, que ces transformations se fassent d'une manière aussi simple. Qu'il s'agisse de la transformation de l'acide butyrique en un autre corps gras, ou réciproquement, ou bien encore de deux autres corps gras quelconques, il est à présumer que la molécule du corps gras qui va être transformée est d'abord hydratée. Ces corps, en effet, en leur état de constitution normale, n'ont pas de tendance à s'unir à l'oxygène. Cette tendance, ne se montre qu'après une première modification de leur molécule ; et la cause la plus fréquente de cette première modification paraît être, de même que pour la molécule albuminoïde, l'hydratation. Par conséquent, si nous prenons une de ces formules, celle, par exemple, qui explique la formation de l'oléo-stéaro-margarine par l'acide butyrique, en admettant que, pour s'effectuer, cette transformation exige que chaque molécule d'acide butyrique s'unisse à une molécule d'eau, cette dernière se retrouvera dans le résultat final. Au lieu d'avoir 8 molécules d'eau, nous en trouverons $8 + 15 = 23$ ; mais la formation de l'oléo-stéaro-margarine n'en sera pas moins assurée.

Ainsi des faits relevant de l'élevage et de l'expérimentation ayant établi la formation des corps gras de l'organisme animal par ceux des aliments, même par ceux provenant des végétaux, et aussi des explications fournies par la chimie et tendant à expliquer cette formation, nous pouvons donc conclure :

1° Que les corps gras contenus dans l'organisme animal, ainsi que ceux que lui-même peut fournir, proviennent, au moins en partie, de ceux contenus dans les végétaux ;

2° Que l'animal peut non seulement absorber ces corps,

mais aussi les transformer en ses propres corps gras ou en ceux dont il a besoin ;

3° Que notamment il peut transformer les divers corps gras en beurre et aussi transformer ce dernier en ses propres corps gras.

*Corps gras fournis à l'animal par les hydrates de carbone du végétal.* — Si, ainsi que je viens de le rappeler, les corps gras n'existent qu'en petite quantité dans les végétaux servant à l'alimentation de l'animal, il n'en est pas de même des hydrates de carbone. Ceux-ci, nous le savons, sous forme de dextrine, d'amidon et de cellulose, constituent le plus souvent leur réserve. Ils sont pour le végétal, ce que les corps gras sont pour l'animal. Les fourrages composés par des légumineuses, en y comprenant la cellulose qui est digérée en partie par les animaux, en contiennent plus de 50 %. Ceux composés par des graminées en renferment généralement plus de 60 %, et la paille de nos céréales, plus de 70 %. Les fourrages-racines, il est vrai, ne dépassent pas 20 %; mais les deux céréales les plus employées pour les animaux, l'avoine et l'orge, dépassent 60 %.

Les végétaux dont se nourrissent les herbivores sont donc très riches en hydrates de carbone. Or, il est démontré scientifiquement et pratiquement que ces substances, au moins dans certaines conditions données, peuvent se tranformer en corps gras.

La possibilité de cette origine, de même que celle par les corps gras, nous est démontrée par *l'élevage* et par *l'expérimentation*.

En ce qui concerne *l'élevage*, n'est-ce pas, en effet, avec des substances riches en fécule et surtout le maïs que se pratique partout l'engraissement des volailles, oies, dindes, etc. ? Il est vrai que le maïs contient également une certaine proportion de corps gras, mais cette quantité est bien inférieure à celle mise en réserve pour ces animaux.

Cette transformation des hydrates de carbone en corps gras ne s'opère pas seulement, du reste, chez les animaux de basse-cour; il en est de même chez les grands animaux. Gilbert et Lawes (1), en effet, ont montré que les animaux

(1) Cité par GAUTIER *Chimie biologique*, III, p. 59.

de ferme ont besoin pour engraisser d'une certaine quantité
d'hydrates de carbone ; et, de leur côté, **MM.** Henneberg et
Stolmann (1), sont arrivés à cette conclusion que la race
bovine, nourrie avec du foin et de la paille, digère la moitié
de la cellulose que ces végétaux renferment, et qu'on ne
peut expliquer la quantité de graisse contenue dans ces animaux qu'en la faisant intervenir.

La pratique de l'élevage, aussi bien pour les grands animaux que pour les volailles, suffirait donc, à elle seule, à
mettre hors de doute la possibilité pour l'organisme animal
de faire des corps gras avec les divers hydrates de carbone,
amidon cellulose, etc. Mais, de plus, *l'expérimentation* est
venue apporter ses preuves, et en même temps sa précision.
Ces preuves ont été demandées depuis plus d'un demi-siècle
aux animaux les plus divers.

Dumas et W. Milne-Eward (2) ont trouvé que les abeilles
nourries exclusivement avec du sucre produisent une quantité de cire triple de celle qui au début de l'expérience était
contenue dans leur organisme. Plus tard, Persoz et Boussingault (3) établirent les mêmes faits pour les oies et les porcs.
Ils montrèrent, en effet, que ces animaux, nourris surtout
avec des hydrates de carbone, comme la pomme de terre,
mettaient en réserve une quantité de corps gras bien supérieure à celle qui est contenue dans ces aliments ; et, comme
la pomme de terre ne contient que fort peu de substances
azotées, il faut donc conclure que la graisse provient de son
amidon. Depuis, ces résultats ont été confirmés par de nombreux auteurs. Soxhlet (4) en 1881, Schulze (5) en 1882 et
Tscherwinsky (6) en 1883 ont chacun apporté de nouveaux
faits des plus démonstratifs.

Ce dernier a opéré sur de jeunes porcs. Un de ces animaux fut immédiatement sacrifié et son analyse servit de
terme de comparaison. L'autre, au contraire, nourri avec de

(1) Cité par GAUTIER, *Chimie biologique*, III, p. 59.

(2) GAUTIER, *Chimie biologique*, III, p. 59.

(3) *Idem*.

(4) F. SOXHLET, *Zeitschr. d. Landwirthschaft. Vereins in Bayern*, août 1881.

(5) B. SCHULZE, *Landw. Jahrb.* 1882, I, 57.

(6) TSCHERWINSKY, *Land. Véruchstation*, I, 29, p. 117. 1883.

l'orge, ne fut sacrifié que quatre mois après ; et son analyse, comparée à celle du précédent, en même temps qu'à celle de l'orge ingérée, ne put laisser aucun doute à l'expérimentateur, que la plus grande quantité de corps gras contenue dans le second animal provenait surtout des hydrates de carbone.

La même année. Meissl et Strohmer (1) arrivent aux mêmes résultats par un autre procédé. Ces expérimentateurs, opèrent également sur le porc. Ils le nourrissent avec du riz qui est lui-même analysé. Deux fois, à quelques jours d'intervalle, et chaque fois pendant vingt-quatre heures, ils analysent la totalité des excreta, et comparent ainsi les aliments ingérés avec les produits éliminés, notamment le carbone. Or, la différence entre le carbone ingéré et celui éliminé est telle que l'on ne peut admettre qu'il soit resté dans l'organisme à l'état d'albuminoïde ou de glycogène ; et, dès lors, cette conclusion s'impose qu'il y est resté à l'état de corps gras.

Enfin Rubner en 1886 (2) est venu enlever une dernière objection en ce qui concerne les omnivores et les carnivores. Après avoir diminué sensiblement les quantités de corps gras d'un chien par le jeûne, il l'a nourri avec du sucre et de l'amidon. Or, en dosant le carbone éliminé, et en le comparant à celui absorbé, il a vu, de même que les auteurs précédents, que la différence était telle qu'elle ne pouvait être expliquée que par la mise en réserve sous forme de corps gras.

Tous ces faits expérimentaux, portant sur les animaux les plus divers : abeilles, oiseaux, porcs, chiens, suivis avec une rigueur toute scientifique, et venant, en outre, appuyer les observations de l'élevage, ne peuvent donc ne laisser subsister aucun doute sur ce point que l'organisme animal est capable, dans certaines conditions données, de faire des corps gras avec les hydrates de carbone.

*Explication chimique.* — En m'occupant de la constitution des corps gras par le végétal, j'ai déjà dit que, d'après A. Gautier, ces corps paraissent se former sous l'influence de la chlorophylle ou sous celle d'autres substances diastasiques

(1) MEISSL et STROHMER, *Sitzungsber d. k. Akad. d Wissensch. in Wien*, 1, 88, III, 1883.

(2) RUBNER (Max), *Zeitsch. f. Biolog.*, 1, 22, p. 272, 1886.

par la combinaison de l'acide carbonique et de l'eau. Leurs combinaisons, en effet, dans des proportions qui varient, pourraient donner lieu d'une part à des acides gras, et d'autre part à la glycérine, ainsi qu'il résulterait des formules suivantes :

Pour les acides :

$$34\ CO_2 + 34\ H_2O = C_{18}H_{36}O_2 + 16\ (CH_2O_2) + 68\ O$$

68 volumes      Acide stéarique      Acide formique      68 volumes

Et pour la glycérine :

$$3\ CO_2 + 4\ H_2O = C_3H_8O_3 + 7\ O$$

6 volumes      Glycérine      7 volumes

La combinaison de $CO_2$ et de $H_2O$, permettrait donc au végétal, sous l'influence de ses diastases, de constituer d'une part les acides gras, et de l'autre la glycérine, devant servir à la formation du corps gras neutre de ces acides; et Gautier donne les raisons qui rendent ces combinaisons probables.

Mais, nous le savons, il n'entre pas dans les attributions de la matière animale vivante de faire passer les substances minérales à l'état de substances organiques. L'animal ne peut opérer que sur ces dernières. Pour obtenir ses corps gras, en outre de ceux qu'il reçoit tout formés, il ne peut les demander qu'aux hydrates de carbone ou aux albuminoïdes. Or, voici les formules qui, traduisant la première de ces deux transformations, expliqueraient les faits relevés par l'élevage et l'expérimentation.

Je rappelle d'abord que la glucose, par simple hydratation, parait pouvoir donner naissance à la glycérine.

$$2\ (C_6H_{12}O_6) + 4\ H_2O = 4\ (C_3H_8O_3) + 4\ O$$

Glucose      Glycérine

Cela étant, tous les hydrates de carbone pouvant dans l'organisme arriver facilement à l'état de glucose, il en résulte que tous, à la condition de se trouver dans les conditions voulues, peuvent donner naissance à la glycérine. Il est possible, du reste, que le passage par l'état de glucose ne soit pas nécessaire, et que certains hydrates de carbone par des hydratations plus ou moins avancées puissent également la donner, ce qui serait expliqué par les formules suivantes :

$$2\ (C^6H^{10}O^5) + 6\ H^2O = 4\ (C^3H^8O^3) + 4\ O$$
$$\text{Glycogène} \qquad\qquad\qquad \text{Glycérine}$$

et
$$C^{12}H^{22}O^{11} + 5\ H^2O = 4\ (C^3H^8O^3) + 4\ O$$
$$\text{Lactose} \qquad\qquad\qquad \text{Glycérine}$$

Le mécanisme, du reste, est toujours le même : la transformation a lieu par hydratation. Mais, en outre, la glucose peut non seulement donner lieu à de la glycérine ; mais encore à des acides gras et même à des corps gras neutres.

Pour les acides, je citerai la formule suivante :

$$C^6H^{12}O^6 + 2\ O = C^4H^8O^2 + 2\ CO^2 + 2\ H^2O$$
$$\text{Glucose} \qquad\qquad \text{Acide} \\ \text{butyrique}$$

dans laquelle nous voyons, par une légère oxydation, l'acide butyrique naitre de la glucose.

Ce même acide pourrait également provenir par hydratation et de la lactose et du glycogène d'après ces formules :

$$C^{12}H^{22}O^{11} + H^2O = 3\ (C^4H^8O^2) + 6\ O$$
$$\text{Lactose} \qquad\qquad \text{Acide} \\ \text{butyrique}$$

et
$$2\ (C^6H^{10}O^5) + 2\ H^2O = 3\ (C^4H^8O^2) + 6\ O$$
$$\text{Glycogène} \qquad\qquad \text{Acide} \\ \text{butyrique}$$

Enfin, ainsi que je l'ai dit, la glucose, d'après la formule suivante, pourrait former, outre des acides gras et de la glycérine, un corps gras neutre (A. Gautier) :

$$14\ (C^6H^{12}O^6) = C^{57}H^{110}O^6 + C^2H^4O^2 + CH^2O^2 + 24\ CO^2 +$$
$$\text{Glucose} \qquad \text{Tristéarine} \quad \text{Ac. acétique.} \ \text{Ac. formique.} \\ \text{Acides gras.}$$
$$26\ H^2O.$$

Nous voyons donc apparaître ici, outre deux acides gras, les acides acétique et formique, un corps gras neutre, la tristéarine.

Ces explications chimiques, pour la plupart empruntées à A. Gautier, quelque séduisantes qu'elles soient, ne sauraient, à elles seules constituer une preuve ; c'est évident. Mais étant donné que la preuve de la formation des corps gras par les hydrates de carbone n'est pas à faire, cette preuve ayant déjà été donnée par l'élevage et par l'expérimentation, il

faut reconnaître que ces explications, quoique toujours hypo-
thétiques n'en méritent pas moins l'attention, parce qu'elles
satisfont l'esprit, et qu'elles jettent un certain jour sur des
transformations que les faits, tout en les prouvant, avaient
laissés obscures.

Nous pouvons donc arriver à ces conclusions :

1° Que l'origine des corps gras chez l'animal par les divers
hydrates de carbone est démontrée par l'élevage et par l'expérimentation.

2° Que cette origine paraît pouvoir être expliquée, d'une
manière encore hypothétique, mais cependant plausible, par
la chimie.

*Corps gras fournis à l'animal par les albuminoïdes végétaux.*
— Des trois groupes d'aliments simples, celui qui semble le
plus propre à la formation des corps gras chez l'animal, est
celui des albuminoïdes. C'est, du moins, ce qui semble avoir
lieu pour les degrés avancés de l'engraissement.

Ces substances, quoique, d'une manière générale, moins
abondante dans le règne végétal que dans le règne animal,
sont encore assez largement représentées dans la plupart des
végétaux qui servent à l'alimentation de nos herbivores domestiques.

Ceux qui en contiennent le moins sont les fourrages-racines. Leur richesse en substances azotées, en effet, reste
comprise entre 1 et 2 %. Elle passe à une moyenne de 3 %
dans les pailles comestibles. Les différents foins composés
en contiennent de 7 à 10 %; et la moyenne des graminées,
les plus fréquentes dans les foins naturels, est de 8 gr. 74 %.
Cette richesse en substances azotées, des plantes destinées à
l'alimentation des animaux, s'accroît de nouveau avec les
trois céréales le plus souvent employées à cet usage. L'avoine
en contient 11 %, et l'orge ainsi que le maïs, 13 % environ.

Il en est de même avec les légumineuses mangées en
herbe, chez lesquelles la proportion des azotés peut aller de 13
à 18 %; et enfin elle atteint son maximum avec les graines de
quelques autres légumineuses, les féveroles et les vesces,
24,79 et 27,30 %.

Si, donc, on tient compte, comme nous le verrons bientôt,

que peu de substances animales contiennent plus de 20 %
d'aliments albuminoïdes, on se rendra compte que les végétaux ci-dessus en sont encore assez largement pourvus; et
que, surtout dans certaines conditions données d'alimentation,
les quantités de ces aliments mis à la disposition des animaux dépassent celles qui sont nécessaires à l'entretien de
leurs albuminoïdes. Or, c'est dans ces conditions, nous allons
le voir, que l'organisme peut le mieux les transformer en
corps gras.

De même que pour les deux catégories précédentes d'aliments, l'origine des corps gras par les substances albuminoïdes nous est démontrée par l'*élevage* et par l'*expérimentation ;* et, de plus, une preuve d'un autre ordre nous est fournie
par la *pathologie.*

En ce qui concerne l'*élevage,* si nous examinons les diverses rations données par les éleveurs pour favoriser l'engraissement, rations que j'ai déjà fait connaître, on pourra se rendre
compte qu'une des modifications les plus importantes est
l'augmentation des azotés, au fur et à mesure que l'on arrive
aux degrés les plus avancés de l'engraissement.

Dans la ration communiquée par Baillet, tandis que, dans
la première période, l'animal ne reçoit que 2 gr. 70 d'azotés,
on lui en donne 4 grammes dans la deuxième et 4 gr. 70
dans la troisième ; c'est-à-dire une quantité presque double.

Sous l'influence de cette augmentation, la relation nutritive
est fortement relevée. Tandis qu'elle n'est que de 7,4 au début,
elle devient 4,3 pendant la deuxième période et 3,4 pendant
la dernière. En d'autres termes, le poids des azotés qui
représentait les 13,88 % du poids total des ternaires s'est
élevé à 23,54 % d'abord, et pendant sa dernière période à
28,87 %.

De son côté, A. Sanson (1) donne aux relations nutritives
la valeur correspondante suivante. Pendant la première période, le poids des azotés est à celui des ternaires réunis,
comme 1 est à 4 ou 5. Pendant la deuxième période, le rapport est élevé comme 1 est à 3,5, et pendant la troisième,
comme 1 est à 3.

(1) *Alimentation raisonnée des animaux,* 1902, pp. 112 et suiv.

Ainsi, une longue et large pratique, aiguillonnée par l'intérêt, a donc conduit les éleveurs à augmenter la proportion des azotés au fur et à mesure que l'engraissement s'accentue. Pour arriver au *fin-gras*, soit dans les environs de 30 à 35 % de corps gras, ils ont été condamnés à augmenter considérablement la proportions des azotés.

J'ai déjà fait remarquer, à propos des corps gras, que cette modification de la ration ne correspond pas à une augmentation de sa valeur calorifique : celle-ci reste constante. La différence ne porte que sur la nature des aliments auxquels ces calories sont demandées ; c'est ce qui ressort du tableau suivant que je reproduis et dans lequel les aliments sont représentés parleur valeur calorifique.

| PÉRIODES | AZOTÉS | CORPS GRAS | HYDRATES DE CARBURES | VALEUR TOTALE EN CALORIES |
|---|---|---|---|---|
| | Grammes. | Grammes. | Grammes. | |
| 1re période...... | 2,70 | 0,74 | 19,63 | 97,840 |
| 2e période...... | 4 | 1,18 | 16,26 | 94,780 |
| 3e période...... | 4,70 | 1,22 | 15 | 94,480 |

D'où il faut conclure que la mise en réserve de plus en plus grande des corps gras n'est pas due à l'augmentation de la valeur des aliments pris dans leur ensemble, puisque leur valeur totale va plutôt en diminuant, mais bien, au moins en partie, à la plus grande proportion des azotés. Et ce qui tend à augmenter encore l'importance du rôle que jouent ces aliments dans les derniers degrés de l'engraissement, c'est que, vu leur prix plus élevé, les éleveurs n'y ont recours que malgré eux. Arrivé à ce point, l'engraissement n'est plus rémunérateur. Le kilogramme d'augmentation revient à un prix plus élevé que celui de la vente. Aussi ces fortes relations nutritives ne sont-elles utilisées que pour les animaux de concours ; et nous devons en conclure que si les éleveurs les emploient, c'est que les deux autres catégories d'aliments sont moins favorables pour conduire l'engraissement à ses dernières limites.

Ce qui précède sur l'élevage nous conduit donc à cette

conclusion que, non seulement les substances azotées peuvent se transformer en corps gras, mais même que ce sont ces substances qui paraissent les plus favorables pour pousser l'engraissement jusqu'à ses degrés les plus avancés.

Les faits *expérimentaux* ne sont pas moins démonstratifs.

Dès 1862, Pettenkofer et Voit (1), expérimentant sur les chiens qu'ils nourrissent avec des viandes dégraissées, constatent que tout l'azote de cette viande est éliminé, tandis qu'une partie importante de son carbone reste dans l'organisme ; et, comme cette quantité est trop considérable pour qu'on puisse supposer qu'il y reste à l'état de glycogène, ils en concluent qu'il est mis en réserve sous forme de corps gras.

Subbotin (2) et Kemmerich (3), presque en même temps, en opérant sur des chiennes en état de lactation, ont constaté que l'alimentation exclusive par la viande, non seulement ne diminuait pas la quantité de beurre, mais qu'au contraire celui-ci devenait moins abondant, quand on remplaçait la viande par les hydrates de carbone.

F. Hofmann (4), en opérant sur des œufs et des larves de mouches (*muscida vomitoria*) et en les cultivant sur du sang, a constaté que les larves contenaient plus de matières grasses que n'en contenaient leurs œufs et que le sang ne pouvait leur en fournir. Il arrive donc à cette conclusion que les corps gras résultent d'une transformation des albuminoïdes du sang.

Tscherinoff (5) a pu engraisser des poulets en les gavant avec des albuminoïdes soigneusement débarrassés de leurs corps gras par l'éther.

Enfin, je reviens sur l'expérience de la chienne en lactation dont j'ai déjà parlé à propos de l'origine des corps gras par les corps gras, et dont le beurre était également augmenté

---

(1) Pettenkofer et Voit, *Liebig's Ann.*, suppl. II, p 361, 1862. — *Zeitsch. f. Biolog.*, tome VI, p. 377, 1870 et tome VII, p. 433, 1871.

(2) Subbotin, *Virchow's Archiv.*, XXXVI , p. 561, 1866.

(3) Kemmerich, *Centralblatt f. d. med. Wissenschaft*, 1866, p. 465, 1867, p. 127.

(4) *Zeitsch. f. Biologie*, tome II, p. 159, 1872.

(5) Gautier, *Chimie biologique*, III, p. 60.

d'une manière sensible par l'alimentation azotée, ainsi qu'il ressort du tableau suivant :

| ALIMENTATION | CASÉINE | BEURRE | LACTOSE | TOTAL DES CALORIES |
|---|---|---|---|---|
| | Grammes. | Grammes. | Grammes. | |
| Hydrates de carb. | 39 | 42 | 50 | 773 |
| Graisse......... | 42 | 59 | 101 | 1135 |
| Viande.......... | 39 | 52 | 106 | 1087 |

Comme on le voit, le lait de cet animal, qui ne contenait que 42 grammes de beurre par litre avec l'alimentation par les hydrates de carbone (pommes de terre), en a conteuu 52 grammes avec l'alimentation carnée.

Tous ces faits expérimentaux, ayant porté sur des animaux différents, viennent donc confirmer la pratique des éleveurs, et rendent désormais cette proposition indiscutable, que l'organisme animal peut faire des corps gras avec les substances azotées.

Enfin, je l'ai dit, à ces preuves, tirées de l'élevage et de l'expérimentation, vient s'en joindre une autre d'ordre *pathologique*.

Cette preuve est la transformation, assez souvent constatée en pathologie, des protoplasmas, notamment de celui de la fibre musculaire, en corps gras. Cette transformation, on le sait, peut s'observer dans le cours d'affections assez nombreuses ; mais c'est surtout dans l'intoxication phosphorée qu'elle atteint sa plus grande intensité. Or, Bunge (1) insiste avec raison sur cette transformation pour établir l'origine possible des corps gras par les albuminoïdes ; et, en effet, cette transformation des protoplasmas est si rapide dans cette intoxication, elle est si générale, qu'elle ne peut être expliquée autrement qu'en admettant que sous l'influence de certaines conditions, que la présence du phosphore dans l'organisme peut créer, les substances albuminoïdes peuvent donner naissance à des corps gras.

(1) BUNGE, *Chimie biologique*, traduction de Jacquet, 1891, p. 360.

*Explication chimique.* — Cette transformation, du reste, peut être expliquée par les formules suivantes que j'emprunte à A. Gautier (1) :

$$C^{72}H^{112}Az^{18}O^{22}S + 14\ H^2O = 9\ COAz^2H^4 + C^{51}H^{96}O^6 +$$

Albumine.                      Urée       Tripalmitine.

$$C^3H^6O^3 + 9\ CO^2 + H^2S.$$

Acide lactique.

Ainsi, sous l'influence de l'hydratation, la molécule albuminoïde, en se désagrégeant, pourrait donner naissance à un corps gras, la tripalmitine, et une partie de son oxygène intérieur pourrait même se combiner avec une partie de son carbone pour donner du calorique.

L'acide palmitique est l'acide gras qui domine dans la transformation que subissent les muscles après notre inhumation. Mais, de plus, la formule suivante expliquerait l'origine du corps gras qui est le plus répandu dans notre organisme.

$$4\,(C^{72}H^{112}Az^{18}O^{22}S) + 65\ H^2O = 36\ (COAz^2H^4)$$

Albumine.                            Urée.

$$+ 3\ C^{55}H^{104}O^6 + 12\ C^6H^{10}O^3 + 15\ CO^2 + SO^4H^2 + 5\ O.$$

Oléo-stéaro        Glycogène.
margarine.

De nouveau, par l'hydratation seule, et sans l'intervention de l'oxygène extérieur, la molécule albuminoïde pourrait donner un corps gras ; et celui-ci, je le répète, se rapprochant beaucoup de ceux de notre organisme.

Enfin, d'après la formule suivante, sous l'influence seule d'une faible hydratation, on verrait apparaître de nouveau la tripalmitine ; mais, de plus, une petite quantité de l'oxygène intérieur serait mis en liberté.

$$C^{72}H^{112}Az^{18}O^{22}\ S + 3\ H^2O = 4\ C^5O^5Az^4H^4$$

Albumine.                         Acide urique.

$$+ COAz^2H^4 + C^{51}H^{96}O^6 + SO^4H^2 + 2\ O.$$

Urée.       Tripalmitine.

De ce qui précède sur l'origine possible des corps gras par la transformation des albuminoïdes, on peut donc conclure :

1° Que l'élevage, l'expérimentation et la pathologie rendent cette transformation indiscutable ;

(1) *Chimie biologique*, t. III, p. 751.

2° Que cette transformation est suffisamment expliquée par les formules précédentes.

Je reviens, avant de terminer cette étude sur l'origine des corps gras chez les animaux, sur cette observation que j'ai déjà présentée, que les formules que j'ai données ne sont d'abord que des hypothèses et ensuite qu'elles ne représentent qu'un état final. Cette observation s'applique aussi bien aux transformations d'un corps gras dans un autre qu'à celles des hydrates de carbone et des azotés dans ces mêmes corps. Entre la première modification de ces corps et celle qui donne le corps gras, bien d'autres doivent avoir lieu qui nous sont encore inconnues. Mais ces formules n'en conservent pas moins une réelle importance, puisque, en somme, elles représentent un résultat final exact, la transformation qu'elles expriment étant démontrée par la pratique des éleveurs et par l'expérimentation.

Ces diverses origines des corps gras sont donc démontrées, et même, ce qui est mieux, au moins en partie expliquée ; mais un point reste à étudier, c'est celui qui a trait aux conditions qui conduisent à ces transformations. Il est évident, en effet, que pour que les hydrates de carbone et les albuminoïdes se transforment en corps gras, il faut certaines conditions spéciales, sans les quelles, ces modifications ne s'accompliraient pas. Or, sans que nous puissions, dès maintenant, préciser toutes ces conditions, quelques-unes se dégagent déjà des faits qui nous sont connus ; et je vais indiquer celles qui sont ainsi devenues les plus probables.

Je laisse de côté, pour le moment, l'origine des corps gras par les albuminoïdes sous l'influence de causes pathologiques, pour n'envisager que ce qui se passe à l'état normal.

La première des conditions, et, celle-ci indispensable, est l'absorption par l'organisme d'une quantité totale d'aliments supérieure à celle qu'il peut dépenser. Cette dernière quantité, du reste, je dois le faire remarquer, est supérieure à ses besoins réels. La nature, en effet, nous le verrons plus tard, a donné à l'organisme la faculté d'augmenter ou de diminuer ses dépenses dans une certaine mesure, surtout en agissant sur la radiation cutanée, qu'il peut rendre plus ou moins active. Mais cette faculté a une limite ; et c'est quand elle est dépassée que naît la condition indispensable de ces transformations. Ainsi, il ne saurait y avoir à l'*état normal*, transformation des hydrates de carbone et des albuminoïdes en corps gras, sans que les aliments absorbés ne dépassent ceux que l'organisme peut dépenser. C'est là, je le crois du moins, dans la force du terme, une condition *nécessaire*.

Mais, de plus, d'autres ne le paraissent pas moins, et parmi elles figurent surtout l'hydratation et l'insuffisance de l'oxygénation.

En ce qui concerne les *albuminoïdes*, en effet, A. Gautier a beaucoup insisté sur ce point que leur molécule ne commence à se désagréger que sous l'influence de l'*hydratation*. L'oxygène qui doit achever la minéralisation de la molécule albuminoïde, ne peut se combiner avec elle. tant qu'elle est intacte. Il n'opère que sur les composés résultant de sa désagrégation, et seule l'hydratation peut commencer cette dernière. D'autre part, A. Gautier a également insisté sur cet autre point que la vie de la plupart de nos éléments anatomiques, c'est à-dire de leur protoplasma, a lieu dans un milieu faiblement aérobie ; et nous savons d'abord que les albuminoïdes pour conserver leur constitution normale ont besoin d'être dans un milieu *suffisamment oxygéné*, et ensuite que si l'oxygène leur fait défaut, ils s'hydratent.

Or, ces faits étant admis, nous pouvons nous rendre compte, jusqu'à un certain point, comment peut agir l'exagération des albuminoïdes dans l'organisme pour favoriser la désagrégation d'une de leur partie et la conduire ainsi à l'état de corps gras.

L'exagération des albuminoïdes, à elle seule, en effet, peut suffire pour rendre l'oxygénation insuffisante ; car l'oxygène absorbé peut ne pas l'être en proportion de l'excès des azotés, et arriver ainsi à une insuffisance relative quoique pénétrant dans l'organisme en quantité normale. Ce défaut d'oxygène favoriserait donc l'hydratation ; cette dernière commencerait à altérer la constitution de la molécule albuminoïde, et enfin cette altération commencée, la formation des corps gras en serait une conséquence presque forcée.

Les formules suivantes que j'ai, du reste, déjà données, font connaître une des phases de la désagrégation de la molécule albuminoïde sous l'influence de l'hydratation :

$$C^{72}H^{112}Az^{18}O^{22}S + 14\ H^2O = 9\ (CO\ Az^2H^4) + C^{51}H^{96}O^6 +$$

Albumine                                   Urée              Tripalmitine

$$C^3H^6O^3 + 9\ CO^2 + H^2S$$

Acide lactique

Ainsi, dans ce cas, sous l'influence de cette large hydratation, la molécule albuminoïde en se désagrégeant fournirait 9 molécules d'urée, 1 de tripalmitine, 1 d'acide acétique et 9 d'acide carbonique ; l'urée s'éliminerait par la voie rénale, il en serait probablement de même du soufre passé à l'état de sulfate ; l'acide carbonique le ferait par la voie pulmonaire ; l'acide lactique pourrait s'oxyder directement ou se transformer en glucose $2\ (C^3H^6O^3) = C^6H^{12}O^6$, pour s'oxyder ensuite ; et enfin la tripalmitine, après avoir été transformée probablement en oléo-stéaro-margarine serait mise en réserve.

La molécule albuminoïde peut, du reste, être altérée par une hydratation moins large, comme l'indique la formule suivante :

$$C^{72}H^{112}Az^{18}O^{22}S + 3\ H^2O = 4\ (C^5O^3Az^4H^4) + CO\,Az^2H^4 +$$

Albumine                            Acide urique              Urée

$$C^{51}H^{96}O^6 + SO^4H^2 + 3\ O$$

Tripalmitine

Dans cette hypothèse, se réalisant sous l'influence d'une hydratation moins large, et qui parait, par conséquent, correspondre à celle des organismes déjà riches en corps gras, au lieu de voir l'urée se former en grande quantité comme précédemment, c'est l'acide urique qui apparaît. Or, il est à remarquer que ce corps existe réellement souvent chez les obèses continuant à se surnourrir ; et qui, sous ce rapport, sont à rapprocher des animaux en voie d'engraissement.

En ce qui concerne les *hydrates de carbone*, en outre de la surnutrition, qui est indispensable pour eux comme pour les albuminoïdes pour qu'ils puissent se changer en corps gras, une des deux suivantes parait être également nécessaire : ou bien une *oxydation incomplète* ou l'*hydratation*. Je reproduis en effet les deux formules suivantes :

$$C^6H^{12}O^6 + 2\ O = C^4H^8O^2 + 2\ CO^2 + 2\ H^2O$$

Glucose                    Acide
                          butyrique

$$2\ (C^6H^{12}O^6) + 4\ H^2O = 4\ (C^3H^8O^3) + 4\ O$$

Glucose                              Glycérine

Ainsi une molécule de glucose qui, pour être transformée en acide carbonique et en eau, exigerait 12 molécules d'oxygène, $C^6H^{12}O^6 + 12\,O = 6\,CO^2 + 6\,H^2O$, n'en trouvant que deux à sa disposition, commence à se minéraliser, mais ne donne que 2 $CO^2$ et 2 $H^2O$, et reste à l'état de $C^4H^8O^2$, c'est-à-dire d'acide butyrique.

D'autre part, la même glucose, nous l'avons vu, peut donner lieu à la glycérine par hydratation ; et dans ce cas, non seulement il n'est pas nécessaire de faire intervenir l'oxygène extérieur. Son oxygène intérieur suffit ; et celui de l'eau d'hydratation reste libre.

$$2\,C^6H^{12}O^6 + 4\,H^2O = 4\,(C^3H^8O^3) + 4\,O$$

Il est possible, du reste, que ces deux influences, le défaut d'oxygène et d'hydratation, ne soient pas éloignées l'une de l'autre, la seconde, comme pour les albuminoïdes, dépendant de la première ; et celle-ci apparaissant sous la même influence : l'insuffisance de l'oxygène relativement aux apports trop abondants de substances à oxyder.

Ce serait donc ainsi peut être la même cause, l'insuffisance relative de l'oxygène, qui créerait les conditions indispensables pour la formation des corps gras, et cela aussi bien pour les hydrates de carbone que pour les albuminoïdes ; et, de plus, cette insuffisance relative de l'oxygène, elle-même reconnaitrait également la même cause, la surnutrition. Nous savons, en effet, et cette considération pèse fortement en faveur de cette hypothèse, d'abord que l'engraissement ne se produit jamais sans surnutrition ; et ensuite que cette dernière ne peut exister sans produire la mise en réserve des corps gras. Elle est donc pour l'engraissement une cause *nécessaire* et *suffisante*.

Enfin, ce qui rend cette hypothèse encore plus probable, c'est que cette mise en réserve des corps gras est un des meilleurs procédés que puisse employer l'organisme pour équilibrer son budget, quand les apports dépassent la quantité d'aliments qu'il peut dépenser.

Nous ne pouvons pas oublier, en effet, que si, comme je l'ai dit, l'organisme peut dans une certaine mesure augmenter ses dépenses pour faire face à un léger excès d'apports, cette faculté est en somme restreinte ; et que, d'autre part, la

quantité de substances à dépenser est limitée par le nombre
de calories dont l'organisme a besoin. En oxyder plus que
ne l'exige la dépense en calorique, conduirait forcément à
augmenter la température normale ; et celle-ci, nous le verrons aussi, pour que les éléments anatomiques fonctionnent
bien, doit conserver sa constance normale. La mise en réserve des corps gras devient donc ainsi un procédé automa-
tique de régulation de la température.

Enfin, en terminant ce qui a trait à la mise en réserve
des corps gras par les animaux, je crois devoir faire remarquer que la quantité d'eau contenue dans leur organisme
diminue au fur et à mesure que leurs corps gras augmentent,
et sensiblement dans les mêmes proportions. Si bien que
si l'on ajoute l'eau à leur corps gras, le total reste sensiblement le même. C'est en effet, ce qui résulte du tableau
suivant, dans lequel j'ai réuni quelques données relatives
à l'homme, qui on le voit, concordent avec les observations
faites sur les animaux.

| AUTEURS des analyses. | ÉTAT du tissu adipeux. | CORPS GRAS pour 100. | EAU pour 100. | TOTAL pour 100. |
|---|---|---|---|---|
| | | Grammes. | Grammes. | Grammes. |
| | *Homme.* | | | |
| A Gautier.... | Normal....... | 5 | 73 | 78 |
| Volkeman... | 1<sup>re</sup> degré (faible) | 13 | 66 | 79 |
| Bischoff..... | 2<sup>e</sup> degré (fort). | 19 | 60 | 79 |
| | *Animaux.* | | | |
| Bœufs...... | Maigre........ | 1.50 | 76.70 | 78.20 |
| | Demi-gras..... | 5.20 | 72.30 | 77.50 |
| | Gras.......... | 26.40 | 55 40 | 81.80 |
| Moutons.... | Maigre........ | 5.80 | 76 | 81.80 |
| | Gras. . . ..... | 36.40 | 47.40 | 83.89 |
| Porcs...... | Maigre... ..... | 6.80 | 72.60 | 79.40 |
| | Gras ......... | 37.30 | 47.40 | 84.70 |
| Anguilles ... | Maigre........ | 5 | 76 | 81 |
| | Grasse........ | 28.40 | 57.40 | 85.80 |

On peut donc admettre cette loi comme suffisamment

exacte : *qu'au fur et à mesure que les corps gras sont mis en réserve, le kilogramme d'animal perd en eau ce qu'il gagne en corps gras.*

De tout ce qui précède, sur l'origine des corps gras chez les animaux. nous pouvons donc conclure :

1° Que les corps gras contenus dans les animaux proviennent en partie de ceux des végétaux ;

2° Que l'animal peut transformer les corps gras végétaux en ceux qui lui sont propres ;

3° Mais qu'en outre, l'animal peut transformer en corps gras les hydrates de carbone et les albuminoïdes ;

4° Que ces transformations ont été prouvées par l'élevage et l'expérimentation et ensuite en partie expliquées par la chimie;

5° Que la condition indispensable de ces transformations, aussi bien pour les hydrates de carbone que pour les albuminoïdes, est la surnutrition. Celle-ci, en effet, peut être considérée comme une cause nécessaire et suffisante. La mise en réserve des corps gras ne saurait exister sans elle ;

6° Que cette mise en réserve des corps gras doit être ainsi considérée comme un procédé de régulation de la température animale.

7° Enfin que la surnutrition semble agir en créant une oxygénation insuffisante, d'où dépendrait tout naturellement l'insuffisance des oxydations qui explique la formation des corps gras par les hydrates de carbone, et aussi l'hydratation dont dépend également cette formation par ces mêmes corps et les albuminoïdes.


## SUBSTANCES AZOTÉES CHEZ LES ANIMAUX SERVANT A NOTRE ALIMENTATION

Comme je viens de le rappeler, les animaux servant à notre alimentation trouvent des substances azotées en assez grande quantité, surtout chez certains des végétaux dont nous les nourrissons. Si, en effet, dans les fourrages-racines la proportion de ces substances ne va pas à une moyenne de 2 %, et si elle ne dépasse guère 3 % dans les pailles les plus employées (froment, avoine, orge, seigle), déjà cette proportion arrive à 8,74 % pour les graminées mangées en herbe, à 12 et à 43 % pour l'avoine et l'orge en grains, à 15 et 13 % pour les légumineuses consommées en herbe, et enfin à 25 et à 27 % pour la féverole et la vesce sèches.

On peut donc dire que, d'une manière générale, l'alimentation de nos animaux domestiques, quoique végétale, est assez riche en substances azotées ; et j'ai déjà indiqué que ces proportions sont encore augmentées pour les animaux engraissés plus spécialement destinés à notre alimentation.

Ces différentes substances albuminoïdes provenant surtout des graminées et des légumineuses, ont des compositions un peu différentes de celles de l'animal. J'ai déjà indiqué quels sont les principaux albuminoïdes végétaux et leur composition ; je n'y reviendrai pas. Qu'il me suffise de rappeler que ceux qui nous intéressent le plus, sont : les *albumines*, les *caséines*, les *vitellines*, la *fibrine*, la *gliadine*, la *mucedine* et la *spongine*, et *leurs dérivés* par *hydratation*.

Ainsi qu'on peut le voir par le tableau suivant, chez les animaux qui servent à notre alimentation, la richesse en substances albuminoïdes, en somme, varie peu. On peut dire que, comme limites extrêmes, elle est comprise entre 15 et 25 %, mais comme moyenne entre 17 et 20 %.

Pour les animaux, en général, Bischoff fixe cette proportion à 16 % et A. Gautier, pour les mammifères seuls, à 17,20 %.

Pour le bœuf, les différentes analyses varient de 17 à 20 %, et pour le veau de 16 à 20. Or, je dois, dès maintenant, faire une observation qui pourra être renouvelée souvent, c'est que, pour ces animaux, la richesse en azotés est en raison inverse de celle en corps gras. Ce sont, parmi ces animaux, ceux qui sont le plus maigres qui sont le plus riches en albuminoïdes et réciproquement.

Il en est de même pour le mouton et pour le porc. Pour le premier, les azotés varient de 14,8 à 19, et chez le second de 14,4 à 21,11.

La même observation s'applique à la volaille. Pour les oiseaux, en général, A. Gautier donne les proportions de 15 à 20 %. Le minimum des analyses que j'ai réunies est de 16 % chez une oie qui avait une proportion de graisse de 46 %, et le maximum chez un pigeon, ayant 22,1 d'albumine, mais qui ne contenait que 1 % de corps gras. C'est le gibier qui, d'une manière générale, est le plus riche en substances azotées. Il ne descend guère au dessous de 20 % et peut dépasser 25. Mais chez lui, je l'ai déjà dit, les corps gras dépasse rarement 2 %.

Chez les poissons, les écarts sont plus grands. Les substances azotées peuvent descendre à 12 % et s'élever jusqu'à près de 25. La grenouille, la tortue, le homard, l'écrevisse, l'escargot, le vignaux ont une moyenne de 16 % ; et enfin, les moules et les huîtres oscillent entre 9 et 14 %.

En résumé, si nous exceptons quelques poissons et ces deux derniers mollusques, nous verrons, ainsi que je le disais au début, que, d'une manière générale, surtout pour les mammifères et les oiseaux que nous utilisons le plus, ont peut admettre que leur richesse est comprise entre 17 et 20 %, qu'ils se rapprochent de 17 % s'ils sont gras et de 20 % dans le cas contraire.

*Origine des substances albuminoïdes chez les animaux servant à notre alimentation.*

Je l'ai déjà dit, sauf pour ceux de ces animaux qui vivent dans l'eau, presque tous ont une alimentation exclusivement végétale ; et, par conséquent, c'est du végétal que la plupart d'entr'eux doivent tirer leur azote.

Mais comment cet azote du végétal arrive-t-il dans l'organisme animal? La molécule albuminoïde végétale, gluten, légumine, etc., est-elle dissociée par l'animal, et l'azote dégagé des autres corps qui l'accompagnent dans cette molécule, doit-il se combiner de nouveau avec ces mêmes corps, mais d'une autre origine, pour reconstituer la molécule albuminoïde, comme nous l'avons vu dans le végétal? Nous savons le contraire. Au moins pour la plus grande partie des substances albuminoïdes empruntées par l'animal au végétal, ces substances lui arrivent sans que la molécule albuminoïde ait été désagrégée. Celle-ci a été, sans doute, modifiée sous l'influence des liquides digestifs ; ainsi que je le dirai plus tard, elle a subi une série d'hydratations qui l'ont conduite successivement à l'état d'acidalbumine ou d'alcalialbumine ; puis, à l'état d'albumose et, enfin, à l'état de peptone, pour permettre son passage dans le torrent circulatoire. Mais ces modifications successives n'ont pas porté atteinte à sa constitution *albuminoïde ;* la molécule s'est seulement adjointe momentanément une certaine quantité d'eau pour devenir dialysable.

Du reste, cette hydratation dans des conditions de bon fonctionnement de l'organisme n'est que très passagère. Elle doit disparaître, dès que ces substances arrivent dans le torrent sanguin. Il est indispensable que cette déshydratation soit assez avancée pour rendre ces substances non dialysables avant d'arriver au rein, sans cela, forcément elle s'exosmoseraient. Nous savons, en effet que, même dans le sang-porte les peptones n'existent qu'en petites quantités, et que souvent même on n'en trouve plus.

Cette déshydratation est donc des plus rapides. Elle semble avoir lieu dans l'épithélium même de l'intestin et notamment dans celui de ses villosités. Il est possible que pour la partie de ces liquides absorbée par les lymphatiques, les leucocytes, jouent un rôle analogue; mais il me paraît difficile de leur attribuer ce rôle d'une manière exclusive, pour la partie qui est prise par les veines.

Ainsi donc la molécule albuminoïde végétale, n'est détruite ni par le travail de la digestion, ni par l'absorption. Il en est tellement ainsi, que même après cette hydratation et cette déshydratation, on peut, au moins dans certains cas, retrouver la constitution primitive de cette molécule. On a constaté dans le sang-porte des fibrin-peptones, des caséin-peptones, des légumin-peptones. L'origine de la molécule albuminoïde végétale, peut donc se retrouver, au moins quelquefois et pour une partie, même lorsqu'elle est arrivée dans le torrent sanguin. Mais bientôt toute trace de son origine disparaît ; et, par des modifications insensibles, elle va revêtir une des formes des diverses albumines animales. Elle deviendra de la sérine, de la musculine, de l'osséine, de la chondrine, etc. Si l'animal est soumis seulement à une ration d'entretien bien réglée, ces molécules albuminoïdes iront dans chaque tissu spécial, subir les modifications qui les assimilent à ce tissu lui-même et remplacer chacune une molécule usée; et celle-ci ou, tout au moins, les dérivés de sa désintégration seront pris par le torrent sanguin pour être éliminés après une série d'hydratations et d'oxydations.

Si, au contraire, la ration, tout en n'étant qu'une ration d'entretien, contient des azotés en remplacement d'aliments ternaires, une certaine quantité de ces molécules albuminoïdes seront dédoublées, ainsi que je l'ai dit, pour produire des corps gras et des hydrates de carbone, qui, les uns et les autres, seront oxydés pour ajouter leur calorique à celui des ternaires.

Enfin, si la ration est trop abondante, une partie de ces albuminoïdes sera également dédoublée ; et les corps gras qui en résulteront, seront mis en réserve, ainsi que je viens de l'exposer en parlant de la constitution de ces corps.

Je dois ajouter que les molécules immobilisées dans leur état n'y resteront pas indéfiniment. Usées à leur tour, elles seront remplacées par d'autres. L'étude de ces désintégrations est des plus intéressantes, mais elle trouvera mieux sa place quand je m'occuperai de la nutrition de l'homme. Pour l'animal, un seul point nous importe ici, c'est de savoir comment se sont constitués les principaux albuminoïdes, que nous prenons chez lui pour notre alimentation.

J'indique dans le tableau suivant les quantités de substances azotées contenues dans les animaux servant à notre alimentation, ainsi que dans les produits animaux qu'en tire l'industrie.

| ANIMAUX | AZOTÉS o/o | ANIMAUX | AZOTÉS o/o |
|---|---|---|---|
| Animaux en général...... (Bischoff.) | 16 | Mammifères en général... (A. Gautier.) | 17 à 20 |
| Bœuf maigre..... (Kœnig.) | 21 | Bœuf (Moleschott)... .... | 17.46 |
| — demi-gras.. — | 21 | — (Almen)........... | 17.48 |
| — très gras... — | 17 | — gras (Gautier)....... | 18.30 |
| Veau maigre..... (Knig.). | 20 | Veau (Moleschott)........ | 16.60 |
| — gras...... . — | 19 | — (Gautier)..... · .... | 19.80 |
| | | — ................. | 17.12 |
| Mouton..........( maigre (Munk et Ewald) / gras.. | 17.1 14 8 | Mouton (Moleschott)...... | 15 à 19 |
| Porc maigre............. | 19.90 | Porc. .......·......... | 21.20 |
| — gras.............. | 14.40 | | |
| Cheval (Gautier)......... | 21 71 | | |
| Oiseaux en général (Gautier) | 15 à 20 | Volailles de basse-cour.... (Munk et Ewald.) | 22 |
| Poulet ordinaire......... | 20.70 | Dindon demi-gras........ | 25 |
| Poule grasse........... | 19.50 | | |
| Oie grasse............. | 15.91 | Pigeon ............... | 22.14 |

| ANIMAUX | AZOTÉS o/o | ANIMAUX | AZOTÉS o/o |
|---|---|---|---|
| Gibier en général (Gautier) | 24.60 | Gibier en général (Munk et Elwald) | 23 |
| Chevreuil | 20 | Lièvre (Munk et Elwald) | 23.30 |
| — | 19.58 | Lapin gras | 21.00 |
| Perdrix (Gautier) | 25.30 | Canard sauvage | 23.80 |
| Perdrix grise | 25.00 | | |
| Grive (Kœnig) | 22.19 | | |
| Merluche | 13.80 | Hareng frais | 16.93 |
| Morue | 16.00 | — | 14.55 |
| Limande | 18.71 | Raie | 22.08 |
| Maquereau | 15.59 | Saumon | 22.0 |
| — | 19.00 | — (Moleschott) | 15.30 |
| — | 24.96 | — (Payen) | 17.67 |
| Esturgeon | 18.3 | — (Almen) | 15.91 |
| Brochet | 12.98 | Sole | 12.00 |
| — | 18.00 | — | 13.61 |
| Alose | 18.76 | Gardon | 15.14 |
| Carpe | 22.00 | — | 13.50 |
| — | 15.16 | Aiglefin | 16.93 |
| — | 21.94 | Carrelet | 17.2 |
| — | 17.20 | Goujon | 20 43 |
| | | Perche | 16.36 |
| Anguille ... maigre (Munk et Ewald) | 13.6 | Anguille (Payen) | 13.00 |
| grasse | 12.8 | — (Almen) | 11.64 |
| Grenouilles (Bibra) | 16.11 | Tortue (Payen) | 16.25 |
| — (Garnier) | 16.40 | Escargot (Payen) | 16.25 |
| Homard (Richet) | 14 | Vignaux (Payen) | 16.18 |
| — chair | 19.17 | Huitres (Payen) | 14.01 |
| — parties molles, intérieur (Payen) | 12.14 | — (Richet) | 9 |
| — œufs | 21 89 | — (Munk et Ewald) | 8 à 13 |
| Ecrevisse | 16 | Moules | 11.72 |
| | | — | 9.00 |

| SUBSTANCES | AZOTÉS o/o | SUBSTANCES | AZOTÉS o/o |
|---|---|---|---|
| Lait de femme | 2.00 | Fromages Blanc | 24.80 |
| — de vache | 3.40 | — Gervais | 14.30 |
| — de chèvre | 3.50 | Brie et Camembert | 18.97 |
| — d'anesse | 2.30 | Roquefort | 25 25 |
| Petit lait | 1.86 | Parmesan | 41.19 |
| Koumis jument | 2.24 | Gruyère | 29.49 |
| — vache | 2.66 | Chester | 27.68 |
| Kéfir | 3.80 | Cantal | 24.69 |
| — | 3.45 | Œuf de poule sans coquille. | |
| Fromages gras | 27.20 | — complet | 12.55 |
| demi-gras | 27 60 | — (blanc) | 12.87 |
| — maigres | 32.70 | — (jaune) | 16.12 |

Ainsi, en résumé :

1° Les animaux qui servent à notre alimentation tirent leurs substances azotées des végétaux ;

2° Les végétaux qui servent à leur nourriture en contiennent en quantité suffisante ;

3° Les molécules albuminoïdes végétales, sont simplement hydratées et non décomposées pour pénétrer dans l'animal ;

4° Cette molécule n'est donc pas détruite ; elle est seulement, par des modifications légères, adaptée au liquide ou au tissu dont elle doit faire partie ;

5° Les albuminoïdes, dans une ration d'entretien bien équilibrée, sont d'une manière exclusive destinées à réparer les molécules de même nature usées.

6° Mais, de plus, ils peuvent, selon les besoins de l'organisme, se dédoubler en hydrates de carbone et en corps gras qui sont brûlés ; ou bien encore, lorsque la ration est trop abondante, se dédoubler également, et pendant que les hydrates de carbone qui en dérivent sont brûlés, les corps gras peuvent être mis en réserve. C'est ce qui a lieu, nous l'avons vu, sous l'influence des régimes d'engraissement.

## SUBSTANCES MINÉRALES CONTENUES DANS LES ANIMAUX SERVANT A NOTRE ALIMENTATION

EAU. — Dans les animaux servant à notre alimentation, l'eau descend rarement au-dessous de 60 % ; et elle ne dépasse pas 80 %.

Pour tous les animaux en général, Bischoff donne la moyenne de 64 ; et, pour les mammifères, Gautier fait varier cette moyenne entre 73 et 78 %.

Dans le bœuf, la proportion varie de 53 à 79 %. Nous retrouvons ici la loi que j'ai déjà indiquée pour les azotés : que la proportion de l'eau est d'autant moins élevée que celle de la graisse l'est davantage. Il en est de même du veau, chez lequel l'eau ne descend pas au-dessous de 70 % ; et surtout du mouton et du porc, chez lesquels l'eau à l'état maigre dépasse 70 %, mais chez lesquels elle peut descendre à 47 %, lorsque la graisse arrive à 36 %.

Dans la volaille, l'eau reste dans les environs de 70 %; toutefois dans l'oie grasse, ayant présenté 46 % de graisse, elle est tombée à 38 %. Le gibier est généralement pauvre en graisse, aussi l'eau ne descend-elle pas au-dessous de 65 %. Sans que la même raison puisse être invoquée, c'est chez les poissons qu'elle atteint ses proportions maximum; chez eux, elle descend rarement au-dessous de 70 % et peut dépasser 80 %; enfin, ces proportions restent les mêmes chez les grenouilles, la tortue, les crustacés et les mollusques.

MATIÈRES SALINES EN GÉNÉRAL. — Ces matières prises dans leur ensemble ne présentent pas de grands écarts. On peut dire que leur quantité varie seulement entre 1 et 2 %.

D'après A. Gautier, chez les mammifères en général, on trouverait de 0,90 à 1 gr. 40 de ces matières. Pour le bœuf, les analyses varient de 1,13 à 1,6; pour le veau, de 0,57 à 1 gr. 30; pour le mouton, de 1,2 à 1,6; pour le cheval, la moyenne est de 1,01 % et pour le porc, elle est de 1,21 %.

Ainsi, pour les animaux qui nous fournissent de beaucoup la plus grande partie de nos aliments d'origine animale, les matières salines sont sensiblement représentées par les mêmes quantités. Elles ne descendent qu'une fois au-dessous de 1 % et ne dépassent également que rarement 1,50 %.

Ces proportions restent les mêmes chez les oiseaux et le gibier. Pour les oiseaux en général, A. Gautier donne 1 gr. 19; et Munk et Ewald, pour la volaille de basse-cour, donnent 1 gramme et pour le gibier 1,2.

Ces quantités s'élèvent un peu pour les animaux vivant dans l'eau et surtout pour certains d'entre eux. On trouve assez souvent des proportions comprises entre 1 gr. 50 et 2 grammes : tels sont le goujon, le gardon, le saumon, la grenouille, le hareng, le maquereau et le homard.

Enfin, ces matières oscillent entre 2 et 3 grammes dans la tortue, l'escargot, les moules, ainsi que les huitres; et elles pourraient dépasser 7 grammes chez les vignaux d'après une analyse de Payen.

Ainsi, comme on le voit, si nous exceptons ces derniers animaux, qui, en somme, ne représentent qu'une quantité tout à fait négligeable de notre alimentation, on peut dire que les matières salines entrent dans la composition des animaux avec des proportions qui varient de 1 gr. à 2 gr. %, en se rapprochant encore plus souvent du premier chiffre.

Voyons maintenant comment se répartissent ces matières.

Nous retrouvons ici les mêmes matières salines que chez les végétaux : la *potasse*, la *soude*, la *chaux*, la *magnésie*, le *fer*, les acides *phosphorique*, *sulfurique*, *silicique* et le *chlore*.

Les analyses que j'ai pu consulter ont envisagé la question à deux points de vue différents. Dans les unes, on a fixé la quantité de chacun de ces sels contenue dans 100 grammes d'animal ; et dans les autres, on s'est contenté de savoir qu'elle était, dans 100 grammes de matières salines de ces animaux, la proportion de chacune d'elles. Ces dernières analyses, moins directement applicables à notre étude, sont pourtant les plus fréquentes. Toutefois, étant donné que nous connaissons la quantité totale de ces matières contenues dans 100 grammes d'animal, il nous sera facile, d'après ces analyses, de calculer comment ce total doit être réparti.

Je vais reproduire un certain nombre de ces analyses et je les ferai suivre de quelques considérations.

| $H^2O$ | $K^2O$ | $N^2O$ | $CaO$ | $MgO$ | $Fe^2O^3$ | $P^2O^5$ | $So^2$ | $SiO^2$ | $Cl$ |
|---|---|---|---|---|---|---|---|---|---|
| **ANIMAUX DE BOUCHERIE (*pour 100 gr. de cendres*)** (Lawes et Gilbert, cité par Grandeau) (*les os compris*). | | | | | | | | | |
| » | 4.41 | 3.08 | 40.22 | 2.03 | 0.97 | 46.02 | 0.86 | 0.21 | 1.24 |
| **VIANDE DES DIVERS ANIMAUX DE BOUCHERIE** *Composition de 100 gr. de cendres d'après Kœnig* | | | | | | | | | |
| *Minimum* | | | | | | | | | |
| » | 25.00 | » | 0.90 | 1.40 | 0.30 | 36.10 | 0.30 | » | 0.60 |
| *Maximum* | | | | | | | | | |
| » | 48 9 | 25.60 | 7.50 | 4.80 | 1.10 | 48.10 | 3.80 | 2.50 | 8.40 |
| *Moyennes* | | | | | | | | | |
| » | 37.04 | 10.14 | 2.42 | 3.23 | 0.44 | 41.20 | 0.93 | 0.69 | 4.66 |
| *Matières salines pour 100 gr. de viande.* Munk et Ewald (page 138). | | | | | | | | | |
| » | 0.50 | 0.08 | 0.01 | 0.04 | 0.006 | 0.50 | » | » | 0.07 |

| $H^2O$ | $Ko^2$ | $N^2O$ | CaO | MgO | $Fe^2O^3$ | $P^2O^5$ | $So^2$ | $SiO^2$ | Cl |
|---|---|---|---|---|---|---|---|---|---|

### BŒUF

*Proportions pour 100 gr. de matières salines*
(Moleschott).     ClNa

| $H^2O$ | $Ko^2$ | $N^2O$ | CaO | MgO | $Fe^2O^3$ | $P^2O^5$ | $So^2$ | $SiO^2$ | Cl |
|---|---|---|---|---|---|---|---|---|---|
| » | 35 94 | » | 1.73 | 3.31 | 0.98 | 34.36 | 3.37 | 2.07 | 10.22 |

*Pour 100 gr. de matières fraîches*
(Bunge).     Cl

| $H^2O$ | $Ko^2$ | $N^2O$ | CaO | MgO | $Fe^2O^3$ | $P^2O^5$ | $So^2$ | $SiO^2$ | Cl |
|---|---|---|---|---|---|---|---|---|---|
| » | 0.465 | 0.077 | 0.003 | 0.041 | 0.006 | 0.467 | » | » | 0.067 |

### VEAU

*Sur 100 gr. de cendres*     ClNa

| $H^2O$ | $Ko^2$ | $N^2O$ | CaO | MgO | $Fe^2O^3$ | $P^2O^5$ | $So^2$ | $SiO^2$ | Cl |
|---|---|---|---|---|---|---|---|---|---|
| » | 34.40 | 2.35 | 1.99 | 1.45 | 0.27 | 48.13 | » | 0.81 | 10.59 |

*Pour 100 gr. de viande de veau*

| $H^2O$ | $Ko^2$ | $N^2O$ | CaO | MgO | $Fe^2O^3$ | $P^2O^5$ | $So^2$ | $SiO^2$ | Cl |
|---|---|---|---|---|---|---|---|---|---|
| » | 0.344 | 0.023 | 0.019 | 0 014 | 0.003 | 0.481 | » | 0.008 | 0.106 |

### VIANDE DE PORC (*Pour 100 gr. de sels*)

Echevaria cité par Pouchet (page 262)     ClN

| $H^2O$ | $Ko^2$ | $N^2O$ | CaO | MgO | $Fe^2O^3$ | $P^2O^5$ | $So^2$ | $SiO^2$ | Cl |
|---|---|---|---|---|---|---|---|---|---|
| » | 37.79 | 4.02 | 7.54 | 4.81 | 0.35 | 44.47 | » | » | 1.02 |

La quantité de matières salines totales étant sensiblement de 1 gr. pour 100 gr. de viande fraiche, les quantités ci-dessus nous donnent pour 100 gr. de viande fraiche.

*Pour 100 gr. de viande*

| $H^2O$ | $Ko^2$ | $N^2O$ | CaO | MgO | $Fe^2O^3$ | $P^2O^5$ | $So^2$ | $SiO^2$ | Cl |
|---|---|---|---|---|---|---|---|---|---|
| » | 0.38 | 0.04 | 0.075 | 0.05 | 0.003 | 0.44 | » | » | 0.010 |

### MOUTON

| *Matières salines totales pour 100 gr. de viande.* | Mouton moyen......... | 1.33 |
|---|---|---|
| | | 1.25 |
| | Mouton très gras ...... | 0.93 |

### CHEVAL

| *Matières salines totales pour 100 gr. de viande.* | Chair moyenne......... | 1.01 |
|---|---|---|

### POISSONS DE MER (*gadus aglefinus*)

Cent grammes de poisson donnent 11 gr. 26 de substances sèches ; et les quantités des diverses matières salines contenues dans cette substance sèche, rapportée à 100 gr. de cette même matière, donnent

*Pour 100 gr. de cendres*

| $H^2O$ | $Ko^2$ | $N^2O$ | CaO | MgO | $Fe^2O^3$ | $P^2O^5$ | $So^2$ | $SiO^2$ | Cl |
|---|---|---|---|---|---|---|---|---|---|
| » | 13.48 | 36.61 | 3.39 | 1.90 | » | 13.70 | 0.31 | » | 38.11 |

| $H^2O$ | $K^2O$ | $N^2O$ | CaO | MgO | $Fe^2O^3$ | $P^2O^5$ | $SO^2$ | $SiO^2$ | Cl |
|---|---|---|---|---|---|---|---|---|---|

*Pour 100 gr. d'animal*

D'autre part, en ramenant ces matières salines aux proportions contenues dans 100 gr. de substances fraîches, nous trouvons pour ces 100 gr. :

| $H^2O$ | $K^2O$ | $N^2O$ | CaO | MgO | $Fe^2O^3$ | $P^2O^5$ | $SO^2$ | $SiO^2$ | Cl |
|---|---|---|---|---|---|---|---|---|---|
| » | 0.18 | 0.50 | 0.045 | 0.03 | » | 0.18 | 0.035 | » | 0.51 |

### POISSONS DE RIVIÈRE (Brochet)

Cent grammes de ce poisson donnent 6 gr. 13 de matières sèches et les matières salines contenues dans ces dernières rapportées à 100 gr. de ces matières salines, donnent :

*Pour 100 gr de cendres*

| $H^2O$ | $K^2O$ | $N^2O$ | CaO | MgO | $Fe^2O^3$ | $P^2O^5$ | $SO^2$ | $SiO^2$ | Cl |
|---|---|---|---|---|---|---|---|---|---|
| » | 23.92 | 2'.45 | 7.38 | 3.81 | » | 38.16 | 2.50 | » | 4.70 |

D'autre part en rapportant ces quantités à 100 gr. de matières fraîches, le brochet contient un total de 1 gr. 50 de matières salines, nous trouvons d'une manière approximative :

*Pour 100 gr. d'animal*

| $H^2O$ | $K^2O$ | $N^2O$ | CaO | MgO | $Fe^2O^3$ | $P^2O^5$ | $SO^2$ | $SiO^2$ | Cl |
|---|---|---|---|---|---|---|---|---|---|
| » | 0.36 | 0.30 | 0.11 | 0.06 | » | 0.57 | 0.03 | » | 0.07 |

### ŒUFS DE POULE (*Pour 100 gr. de cendres*)

*Entier sans coquille*

| $H^2O$ | $K^2O$ | $N^2O$ | CaO | MgO | $Fe^2O^3$ | $P^2O^5$ | $SO^2$ | $SiO^2$ | Cl |
|---|---|---|---|---|---|---|---|---|---|
| » | 17.37 | 22.87 | 10.91 | 1.14 | 0.39 | 37.62 | 0.32 | 0.31 | 8.98 |

*Blanc*

| $H^2O$ | $K^2O$ | $N^2O$ | CaO | MgO | $Fe^2O^3$ | $P^2O^5$ | $SO^2$ | $SiO^2$ | Cl |
|---|---|---|---|---|---|---|---|---|---|
| » | 31.41 | 31.57 | 2.78 | 2.79 | 0.57 | 4.41 | 2.12 | 1.06 | 28.82 |

*Jaune*

| $H^2O$ | $K^2O$ | $N^2O$ | CaO | MgO | $Fe^2O^3$ | $P^2O^5$ | $SO^2$ | $SiO^2$ | Cl |
|---|---|---|---|---|---|---|---|---|---|
| » | 9.29 | 5.87 | 13.04 | 2.13 | 1.65 | 65.46 | » | 0.86 | 1.95 |

### LAIT

#### LAIT DE FEMME

*Pour 100 gr de cendres*

| $H^2O$ | $K^2O$ | $N^2O$ | CaO | MgO | $Fe^2O^3$ | $P^2O^5$ | $SO^2$ | $SiO^2$ | Cl |
|---|---|---|---|---|---|---|---|---|---|
| » | 33.78 | 9.16 | 16.64 | 2.16 | 0.25 | 22.74 | 1.89 | » | 18.38 |

*Pour 100 gr. de lait*

| $H^2O$ | $K^2O$ | $N^2O$ | CaO | MgO | $Fe^2O^3$ | $P^2O^5$ | $SO^2$ | $SiO^2$ | Cl |
|---|---|---|---|---|---|---|---|---|---|
| » | 0.07 | 0.03 | 0.03 | 0.01 | 0.0006 | 0.05 | » | » | 0.04 |

#### LAIT DE VACHE

*Pour 100 gr. de cendres*

| $H^2O$ | $K^2O$ | $N^2O$ | CaO | MgO | $Fe^2O^3$ | $P^2O^5$ | $SO^2$ | $SiO^2$ | Cl |
|---|---|---|---|---|---|---|---|---|---|
| » | 24.65 | 8.18 | 22.42 | 2.59 | 0.29 | 26.28 | 2.52 | » | 13.95 |

*Pour 100 gr. de lait*

| $H^2O$ | $K^2O$ | $N^2O$ | CaO | MgO | $Fe^2O^3$ | $P^2O^5$ | $SO^2$ | $SiO^2$ | Cl |
|---|---|---|---|---|---|---|---|---|---|
| » | 0.18 | 0.11 | 0.16 | 0.02 | 0 004 | 0.20 | » | » | 0.07 |

Potasse, K²O. — Dans les animaux en général, et dans la viande de boucherie, y compris le porc, c'est la potasse qui, de même que dans le végétal, conserve la prépondérance parmi les bases. Elle peut descendre à 25 % du poids total des matières salines ; mais elle peut arriver à 48 %, sa moyenne étant 37,04. Chez le bœuf, elle représente le 35,94 %, chez le veau le 34 % et chez le porc le 37,79 %. Elle descend, il est vrai, à 13,48 chez le poisson de mer, mais remonte à 23,92 % dans celui de rivière.

Quant à la quantité de potasse contenue dans 100 grammes de ces animaux, elle est de 0,50 pour les animaux en général, de 0,465 pour le bœuf, de 0,344 pour le veau, de 37,79 pour le porc, de 0,18 pour le poisson de mer et de 0,36 pour celui de rivière.

On voit donc, par les analyses que j'ai données pour les végétaux, que ceux-ci peuvent facilement fournir aux animaux la potasse qui leur est nécessaire. Les céréales, leurs pailles, les légumineuses en graines et en herbes, en effet, sont toutes riches en cette substance. Les animaux trouvent donc facilement la potasse qui leur est nécessaire dans leur alimentation végétale, et les sels de potasse, étant la plupart solubles, doivent être facilement absorbés.

Soude, Na²O. — On peut se demander tout d'abord s'il en est ainsi de la soude. On sait, en effet, combien elle est faiblement représentée dans certains végétaux. Or, chez les animaux, sans qu'elle arrive à la même proportion que la potasse, elle s'élève d'une manière sensible.

Elle figure dans la proportion de 10, 14 % des matières salines totales dans la plupart des animaux de boucherie, de 2,3 chez le veau, de 4,02 chez le porc, de 20,45 dans le poisson de rivière, et de 36 % dans celui de mer.

Relativement à la quantité contenue dans 100 grammes d'animal, elle est de 0 gr. 077 chez le bœuf, de 0 gr. 023 chez le veau, de 0 gr. 04 chez le porc, de 0 gr. 30 dans le poisson de rivière et de 0 gr. 50 chez celui de mer. Mais ces chiffres ne concernent que les parties molles. Si nous prennons les cendres de l'animal entier, les os compris, d'après les analyses de Lawes et Gilbert, la soude représente les 3,08 % de la totalité des cendres salines. Or, d'après Bischoff, ces matières représentant le 5 % du poids de l'animal, nous arrivons à cette conclusion que le kilogramme de poids vif contient 1 gr. 50 de $Na^2O$ et qu'un bœuf de 500 kilogrammes en contient 750 grammes.

Si, d'autre part, nous calculons la quantité de soude contenue dans la ration de cet animal, nous n'arrivons guère qu'à 10 grammes par jour et au maximum à 20 grammes. Il faudrait donc à l'animal de 75 à 35 jours pour renouveller la soude qu'il contient. La chose est possible, car un cheval n'en éliminerait par jour que 3 gr. 75 par les urines. Une certaine quantité est également prise avec l'eau de boisson; cependant, je pense que la soude est un des aliments les plus faiblement représentés dans l'alimentation végétale de l'animal relativement à ses besoins; et ainsi s'expliquerait l'usage d'ajouter du chlorure de sodium aux aliments des animaux et les grands bénéfices que l'on en retire. Je reviendrai sur cette question à propos de notre alimentation.

CHAUX, CaO. — La chaux est de toutes les matières salines celle qui, chez l'animal, diffère le plus du végétal. Chez le premier, elle acquiert une importance considérable à cause de son squelette. C'est elle qui prend la prépondérance parmi les bases. Dans l'analyse des animaux de boucherie faite par Lawes et Gilbert, la chaux représente les 40,22 % des matières salines. Je dois, du reste, faire remarquer, que, si dans les analyses données, cette substance reste toujours beaucoup au-dessous, c'est que ces analyses, ayant surtout pour but l'alimentation, n'ont porté que sur les parties molles. Mais si ces analyses nous intéressent davantage au point de vue de notre propre alimentation, il n'en est pas moins vrai qu'au point de vue de celle de l'animal, il est important de savoir la quantité de chaux qui lui est nécessaire. Or, sans que ce chiffre de 40 % nous permette de la fixer, il nous indique cependant qu'elle est réellement considérable.

En n'envisageant que les parties molles, la chaux représente le 2,42 % des matières salines chez les animaux en général, 1,73 % chez le bœuf, 1,99 % chez le veau, 7,54 % chez le porc, 7,38 chez le poisson de rivière et 3,39 chez celui de mer.

Pour 100 grammes de parties molles, nous trouvons

0 gr. 08 dans la viande, en général, 0 gr. 09 chef le bœuf,
0 gr. 019 chez le veau, 0 gr. 075 chez le porc. 0 gr. 11
dans le poisson de rivière et 0 gr. 045 chez celui de mer.

Ces quantités sont relativement faibles, mais, je le répète,
il faut tenir compte surtout de la chaux formant le squelette.
Or, les végétaux servant à la nourriture de ces animaux
peuvent-ils la leur fournir?

Je dois faire remarquer, d'abord, que le lait de vache
contient plus d'un gramme de chaux par litre. Il est au
moins trois fois plus riche en chaux que celui de la femme.
De plus, les pailles en contiennent de 3 à 4 grammes par
kilogramme. Or, on peut estimer à un minimum de 5 kilogrammes, la paille donnée à un bœuf de 500 kilogrammes.
C'est donc déjà de 15 à 20 grammes de chaux par jour. Il
faut, de plus, pour arriver à une ration de 15 kilogrammes
environ, ajouter 10 kilogrammes d'autres substances contenant au moins 1 gr. 50 de chaux par kilog.; c'est donc un
total d'au moins 30 grammes de chaux que ce bœuf de
500 kilogrammes reçoit tous les jours, soit environ 900 grammes par mois.

Or, en tenant compte, d'une part, des analyses de Bischoff, établissant que les animaux renferment un total
approximatif de 5 % de matières salines; et, d'autre part, de
celles de Lawes et Gilbert, dans lesquelles la chaux représente
les 40 % de ces matières, on arrive à ce résultat que ce bœuf
de 500 kilogrammes contient approximativement 10 kilogrammes de chaux.

En rapprochant ces deux séries de calculs, on voit donc que
la quantité de chaux contenue dans l'alimentation de ce
bœuf lui permettrait de renouveler la totalité de sa chaux
dans un an environ. Or, nous le savons, ce n'est pas avec
cette rapidité que marche le renouvellement du squelette.
Notre ration, d'après Richet et Lapicque, ne comprend que
0 gr. 03 de chaux par kilog., soit 1 gr. 80 pour l'homme de
60 kil.; et en faisant les mêmes calculs que pour le bœuf, nous
arrivons pour nous, à 1 kilog. 200 de chaux. Du reste, je tiens
à faire remarquer, que si j'applique au bœuf de 500 kilog.
notre ration de 0 gr. 03 par kilogramme, j'arrive pour lui
à une ration de 15 grammes, qui, sûrement, est inférieure à
la quantité qu'il trouve dans ses aliments.

On peut donc conclure que l'alimentation végétale fournit aux animaux la quantité de chaux qui leur est nécessaire.

MAGNÉSIE, MgO. — La quantité de magnésie contenue dans l'animal pris dans son ensemble, les os compris, serait 2 °/₀ sur la totalité des matières salines. Relativement aux parties molles, ses proportions sont 3.23 °/₀ pour les animaux en général, de 3.31 °/₀ pour le bœuf, de 1.45 °/₀ pour le veau, de 4.81 °/₀ pour le porc, de 1.90 °/₀ pour les poissons de mer et de 3.81 °/₀ pour ceux de rivière.

En prenant comme base 100 grammes de parties molles de ces animaux, nous trouvons 0 gr. 04 pour les divers animaux, 0 gr. 041 pour le bœuf, 0 gr. 0145 pour le veau, 0 gr. 05 pour le porc, 0 gr. 03 pour les poissons de mer et 0 gr. 06 pour ceux de rivière.

Ces faibles quantités se trouvent facilement dans les végétaux dont se nourrit l'animal; les pailles des céréales en contiennent de 1 à 2 grammes par kilogramme; les graines des légumineuses en renferment presque autant; et les pommes de terre environ 0 gr. 50. On peut donc estimer que l'animal, qui prend une ration moyenne de 10 à 15 kilogrammes de ces végétaux, prend avec eux de 15 à 20 grammes de magnésie, ce qui sûrement dépasse de beaucoup ses besoins.

Notre ration, en effet, n'en comprend guère que 0 gr. 01 par kilogramme, ce qui, pour un animal de 500 kilogrammes auquel correspond la ration ci-dessus, lui donnerait une proportion de 5 grammes au lieu de 15 à 20 grammes que contiennent ses aliments.

FER, Fe²O³. — Il en est de même du fer. Les cendres des animaux de boucherie, les os compris, en contiennent sensiblement 1 °/₀ (0 gr. 97); ce qui, d'après l'analyse de Bischoff, nous donne 0 gr. 05 pour 100 grammes de poids vif.

En ne considérant que les parties molles, nous en trouvons, sur la totalité des matières salines : 0.44 °/₀ dans les viandes en général; 0.98 °/₀ pour le bœuf; 0.27 °/₀ pour le veau; 0.35 °/₀ chez le porc; et à peine des traces dans les poissons de mer ou de rivière.

En calculant pour 100 grammes de ces animaux, nous trouvons pour les viandes de divers animaux, 0 gr. 006; pour le bœuf également, 0 gr. 006; pour le veau, 0 gr. 0048; et enfin pour le porc, 0 gr. 003. Les poissons, je l'ai dit, n'en renferment presque pas.

Ces quantités, l'animal les trouve très largement dans les végétaux. Les pailles en contiennent une moyenne de 0 gr. 50 par kilogramme, et les graines des légumineuses 0 gr. 25. On peut donc estimer qu'une ration de 15 kilogrammes en contient environ 5 grammes. Or, à 0 gr. 05 par 100 kilog., ce que nous donnent les analyses combinées de Bischoff, de Lawes et Gilbert, cet animal de 500 kilog. contient 250 grammes de fer, $Fe^2O^3$.

La totalité du fer de cet animal pourrait donc être renouvelée dans cinquante jours. Or, ce n'est pas aussi rapidement que marche l'usure du fer animal. Qu'il me suffise de rappeler que notre ration est tout au plus de 0 gr. 0075 par kilogramme, ce qui, pour l'animal de 500 kilogrammes, donne 1 gr. 25 au lieu de 5 grammes.

L'animal peut donc trouver le fer qui lui est nécessaire dans son alimentation végétale.

ACIDE PHOSPHORIQUE, $P^2O^5$. — L'acide phosphorique, dans les cendres totales, les os compris, représente les 46,02 %. Dans les parties molles, ses proportions, dans la totalité des matières salines, sont : de 41,20 % dans les divers animaux, de 34,36 % chez le bœuf, de 48,13 % pour le veau. de 44,47 % chez le porc, de 13,50 % chez le poisson de mer et de 38,16 % chez celui de rivière.

Les quantités contenues dans 100 gr. de ces animaux sont : pour les divers animaux, 0,50 ; pour le bœuf, 0,467 ; pour le veau, également 0,48 ; pour le porc, de 0,44 ; pour le poisson de mer, 0.18 ; et pour celui de rivière, 0,57.

Ces quantités, on le voit, sont considérables. D'après les analyses de Bischoff et de Lawes et Gilbert, elles s'élèveraient à 1.250 gr. de $P^2O^5$ pour un animal de 500 kilogrammes. Mais, il faut tenir compte que la plus grande partie de cet acide phosphorique est à l'état de phosphate de chaux, substance d'un renouvellement lent; et, d'autre part, que l'alimentation végétale en contient de très grandes quantités. Les pailles des céréales en contiennent de 2 à 3 grammes par kilogramme, les graines des légumineuses à peu près autant, et enfin la pomme de terre en contient près de 2 gr. 50. On peut donc fixer à 25 à 30 grammes la quantité contenue dans une ration de 15 kilogrammes de ces divers végétaux. Or, je le répète, étant donné la lenteur avec laquelle se renouvellent les phosphates osseux, on voit que la quantité de phosphates que l'animal reçoit tous les jours doit lui suffire. En estimant cette quantité à 25 grammes par jour, et la totalité de celle que contient un animal de 500 kilogrammes à 1.250 grammes, la totalité des phosphates pourrait être renouvelée dans 50 jours; et, je puis redire ici ce que j'ai déjà dit à propos de la chaux, dont le renouvellement complet se fait encore plus lentement, ce n'est pas aussi rapidement que l'animal renouvelle son squelette, d'une manière complète.

Du reste, si de nouveau nous comparons notre ration avec celle du bœuf, nous verrons que la sienne doit être suffisante. Notre ration moyenne comprend environ 0 gr. 06 d'acide phosphorique par kilogramme ; et cette quantité, je l'ai montré, dépasse sensiblement nos besoins, puisque le nourrisson se suffit avec une quantité beaucoup moindre ; et cependant c'est chez lui que les dépenses en phosphates sont le plus élevées. Or, même en admettant le chiffre de 0 gr. 06 par kilogramme, qui, je le répète, doit être considéré comme trop élevé, nous n'arrivons qu'à 30 grammes pour un animal de 500 kilogrammes, c'est-à-dire sensiblement à la quantité qu'il trouve dans sa ration végétale normale.

Nous pouvons donc conclure de nouveau que l'animal trouve, dans son alimentation végétale, la quantité d'acide phosphorique qui lui est nécessaire.

ACIDE SULFURIQUE, $SO^3$. Contrairement à l'acide précédent, l'acide sulfurique n'est que très faiblement représenté chez l'animal, s'il ne s'agit que celui à l'état minéral.

Dans la totalité des cendres, les os compris, il ne représente que 0,86 %. Dans les cendres des parties molles, il ne va pas également à 1 % (0.98). Dans le bœuf, il s'élève à 3,37 % ; il n'est que de 0,81 %, dans le veau ; ne semble pas être représenté dans le porc ; est seulement de 0,31 chez le poisson de rivière et de 2,50 % chez celui de mer.

Comme quantité, pour 100 grammes de ces animaux, il n'a été dosé ni pour le bœuf, ni pour le veau, ni pour le porc. Pour les poissons de mer, cette quantité serait de 0 gr. 31 et pour ceux de rivière, 0 gr. 03 seulement. Mais nous verrons plus tard qu'une quantité encore importante de soufre est en combinaison avec les albuminoïdes. Néanmoins, même en tenant compte de ce soufre, ces faibles quantités contrastent avec celles contenues dans les végétaux. Les pailles, en effet, en contiennent plus d'un gramme par kilog. C'est évidemment une substance minérale que les animaux reçoivent en quantité plus que suffisante, surtout si l'on tient compte du soufre qu'ils trouvent dans les azotés. Je reviendrai sur cette question à propos de notre alimentation.

ACIDE SILICIQUE, $SiO^2$. — Il en est également ainsi, et d'une manière encore plus marquée pour l'acide silicique, qui, très répandu dans le règne végétal, fait souvent défaut dans le règne animal. Dans l'analyse des animaux de boucherie, les os compris, cet acide ne figure que pour 0,24 % de la totalité des matières salines. Cependant, je trouve 0,69 % dans les cendres des parties molles des divers animaux. Moleschott donne la proportion de 2,07 % pour le bœuf, et je trouve 0,81 % pour le veau. Quant au porc et aux poissons, l'analyse ne les mentionne pas. Mais, même pour les animaux qui en contiennent une certaine proportion, en se rapportant à la grande quantité qu'en renferment les végétaux, on doit voir que les animaux se procurent facilement la quantité qui leur est nécessaire, et que même la plus grande partie contenue dans leurs aliments ne doit pas être absorbée.

CHLORE, Cl. — Enfin, le chlore a été évalué tantôt à l'état de chlore et tantôt à l'état de chlorure de sodium.

Dans l'analyse de Lawes et Gilbert, il figure à l'état de chlore pour la proportion de 1 gr. 24 %. Pour les sels des parties molles, je trouve pour les divers animaux à l'état de chlore 4,66 % ; pour le bœuf, le veau et le porc à l'état de chlorure de sodium : 10,22, 10,89 et 10,2. Enfin pour les poissons à l'état de chlore, 38,11 % dans ceux de mer et 4,80 % dans ceux de rivière.

Les quantités pour 100 grammes de ces animaux sont : à

l'état de chlorure de sodium, pour le bœuf, le veau et le porc respectivement de 0 gr. 067, 0 gr. 10, 0 gr. 10 ; et pour les poissons à l'état de chlore 0 gr. 51 pour ceux de mer, et 0 gr. 07 pour ceux de rivière.

Même en ramenant les quantités de chlorure de sodium à 0,05 par 100 grammes, on arrive encore à un total de 250 grammes pour un bœuf de 500 kilogr.; et la quantité contenue dans sa ration me paraît difficilement dépasser 10 gr.

Les légumineuses données aux animaux ne dépassent pas 0 gr. 50 par kilogramme; il en est de même des grains de graminées, orge et avoine : enfin, les pailles, qui en contiennent le plus, sauf celle de l'orge qui arrive à 4 grammes, n'arrivent pas à 2 grammes. La quantité que contient une ration de 15 kilogrammes ne me paraît donc pas dépasser 10 grammes à 15 grammes. Or, il me semble que c'est là le minimum dont puisse se contenter l'animal.

Le chlorure de sodium, en effet, quoique probablement, au moins une partie soit à l'état de combinaison, est d'un renouvellement assez rapide. L'homme, même lorsqu'il n'en reçoit pas, en perd par les urines seulement environ 3 grammes, soit sensiblement 0,05 par kilogramme, ce qui, pour un animal de 500 kilogrammes, nous donnerait 25 grammes. Or, je le répète, je ne crois pas que, dans les conditions ordinaires, son alimentation contienne cette quantité.

Cette considération, nous le voyons, est commune au chlore et à la soude; et ainsi s'expliqueraient les avantages des foins salés, l'appétence de tous les herbivores pour le chlorure de sodium ; et, enfin, de la part des éleveurs, l'habitude de leur en donner.

Toutefois, des considérations que l'on trouvera à propos de notre alimentation, permettent certaines réserves. Le chlorure de sodium remplirait un double but. Pour l'un d'eux, il serait le seul à pouvoir le remplir ; et, au contraire, pour l'autre, il pourrait être remplacé par d'autres matières salines.

Le chlore pourrait être remplacé par le soufre ou le phosphore et la soude par la potasse ou la magnésie. Je reviendrai, je l'ai dit, sur cette question à propos de notre alimentation.

Ce sont là les quelques considérations que j'ai cru devoir présenter sur chacune de ces substances minérales; et si maintenant je cherche à les résumer, j'arrive aux conclusions suivantes :

1° Sauf pour la soude et le chlore, pour lesquels il reste des doutes, toutes les autres substances minérales nécessaires à l'animal se trouvent en quantités sûrement suffisantes dans les végétaux qui servent à son alimentation ;

2° Quelques-unes même de ces substances existent dans le végétal en quantité exagérée, telles sont : la chaux, l'acide sulfurique et l'acide silicique ;

3° Les deux substances minérales qui, par leur quantité, l'emportent chez le végétal, la potasse et l'acide phosphorique, sont aussi celles qui ont la prépondérance dans l'animal ;

4° Toutefois, la soude, qui est en très petite quantité dans le végétal, prend plus d'importance chez l'animal ;

5° Il en est de même du chlore ;

6° La faible quantité de ces deux substances, la soude et le chlore, dans le végétal, et, au contraire, leur existence en quantité beaucoup plus grande chez l'animal les met au moins sur la limite des quantités suffisantes ; et il se pourrait que, dans certaines conditions, il y eut avantage à ajouter du chlorure de sodium à la ration végétale de ce dernier ;

7° Néanmoins, il y a lieu de savoir, si, à certains points de vue, le chlorure de sodium ne peut pas être remplacé par d'autres matières salines que l'animal trouve en excès dans son alimentation normale ;

8° Quant à la forme sous laquelle ces diverses matières salines sont absorbées par l'animal, il est probable qu'elles le sont, au moins le plus souvent à l'état minéral, et cela même en admettant qu'elles soient en combinaison avec les matières organiques dans le végétal. Ces matières organiques, en effet, sont absorbées à l'état de glucose, de corps gras émulsionnés ou dédoublés et de peptones, toutes substances qui semblent ne pas entrer en leur état dans des combinaisons avec les matières animales.

Ces matières sont donc probablement absorbées à l'état purement minéral. Il doit leur suffire pour être absorbées d'être à l'état soluble ; et, si dans l'organisme animal, elles sont en combinaison avec les matières organiques et surtout avec les albuminoïdes, ce qui doit être au moins pour une partie, c'est que les combinaisons se sont opérées après leur absorption.

Les organes absorbants exerceraient donc déjà une sélection sur les matières minérales en ne prenant que celles qui sont utiles à l'organisme et en laissant dans le bol intestinal celles qui lui sont inutiles comme la silice et le soufre. Enfin, les albuminoïdes des divers protoplasmas exerceraient un autre choix pour prendre, parmi ces matières salines, celles qui sont nécessaires à leur entretien et à leurs fonctions.

---

## NOTIONS GÉNÉRALES SUR LA THERMIQUE ANIMALE

### NÉCESSITÉ DU CALORIQUE POUR LA VIE ANIMALE

La vie animale, je l'ai déjà dit, ne peut exister qu'avec la production d'une certaine quantité de calorique; cette production de chaleur, du reste, est inséparable de cette vie, puisque une cellule animale quelconque ne peut vivre qu'en *minéralisant de la matière organique*, et que cette matière organique ne peut elle-même être minéralisée qu'en cédant son calorique.

Mais, de plus, nous le verrons bientôt, il ne suffit pas à la cellule animale d'avoir à sa disposition une quantité quelconque de chaleur, la source de cette dernière lui étant indiffé-rente; il faut d'abord que ce soit cette cellule qui fasse au moins en partie ce calorique, et ensuite que la quantité de calorique mise à sa disposition soit en rapport avec sa nature spéciale et ses besoins du moment. Ce que je dis de la cellule animale envisagée isolément, s'applique également, bien entendu, à toutes les formes animales.

Or, la nature, en cherchant les conditions de chaleur qui devaient être les plus favorables au bon fonctionnement des éléments anatomiques de l'animal, semble avoir obéi à deux pensées différentes. Dans un premier cas, elle a donné à ces éléments une structure et une composition telles qu'ils puissent remplir leurs fonctions au milieu de températures encore assez éloignées les unes des autres, à la condition qu'ils fussent eux-mêmes en équilibre de température avec le milieu ambiant; et elle a disposé cet organisme de telle manière qu'il puisse de lui-même se mettre en équilibre de température avec ce milieu. C'est ce qui a lieu pour les animaux dits à *sang froid*, parce que leurs éléments anatomiques trouvent les meilleures conditions de fonctionnement à des températures sensiblement au-dessous des nôtres, et que, par conséquent, au contact et par comparaison, ils nous paraissent froids. Ces animaux sont également dits à *températures variables*, parce qu'en effet leurs éléments peuvent fonctionner, dans de bonnes conditions, à des températures encore assez écartées les unes des autres.

Toutefois, ces écarts sont moins étendus qu'on pourrait le croire d'après ce nom. Si nous prenons la grenouille, par exemple, nous verrons que ses éléments anatomiques souffrent déjà d'une manière sensible à $+30°$, et qu'ils ont perdu une partie notable de leur énergie dès $+10°$. Ces éléments, il est vrai, pour la plupart, résistent à $+37$ et aussi jusqu'aux environs de 0 ; mais, bien avant ces degrés, leurs fonctions sont supprimées ou, tout au moins, sensiblement diminuées. Au-dessus de $35°$, l'animal tombe dans le coma, puis il meurt si cette température se prolonge; et, dans les environs de $+2$, s'il résiste plus longtemps, il tombe dans un état de complète inertie : c'est l'hibernation (1).

Pour le lézard (lacerta agilis), les éléments anatomiques, d'une manière générale, ne trouvent les conditions d'une bonne fonction, qu'entre $37°$ et $+10°$ (2). Les limites des températures favorables ne sont même pas aussi étendues pour la tortue. Pour la plupart des poissons, d'après mes recherches faites en partie avec le D$^r$ Lagriffe (3), s'ils peuvent résister quelques instants à une température de $+2$, ils succombent souvent à $0°$ (4); et leurs divers éléments anatomiques ne conservent leurs fonctions réellement intactes qu'entre $24°$ et $16°$ (5).

(1) MAUREL, *Recherches sur les leucocytes*, 3ᵉ fascicule. Doin, Paris, 1891.

(2) LAGRIFFE et MAUREL. *Société de Biologie*, comptes rendus 1890, pages 219 et 432.

(3) MAUREL. *Recherches sur les leucocytes*, 3ᵉ fascicule. Doin, Paris, 1891.

(4) MAUREL et LAGRIFFE. *Société de Biologie*, 4 novembre 1899, p. 877.

(5) MAUREL et LAGRIFFE. *Société de Biologie*, 21 octobre 1899, p. 797.

Enfin, quoique mes expériences aient été moins complètes pour les crustacés, celles que j'ai faites sont suffisantes pour établir également que les limites des températures dans lesquelles leurs éléments anatomiques trouvent les meilleures conditions de leurs fonctions, sont, en somme, peu étendues. Ces températures descendent, il est vrai, un peu plus bas que pour les animaux précédents, mais aussi elles sont moins élevées.

Nous pouvons donc conclure que réellement, pour les divers animaux à sang froid, leurs éléments anatomiques ne trouvent de bonnes conditions de chaleur que dans des limites qui ne dépassent pas 15 à 20 degrés.

De plus, et j'appelle l'attention sur ce point, les divers hétérothermes ne se mettent pas en équilibre de température avec le milieu ambiant par les simples lois de rayonnement, comme le ferait un corps inerte. Certes, il me paraît difficile que la température extérieure n'agisse pas sur eux, et que le milieu ambiant ne leur cède pas de leur calorique, s'il est plus élevé, ou qu'il ne leur en emprunte pas, s'il est plus bas ; mais ce fait n'en existe pas moins, que ce sont eux qui font au moins une partie du calorique qui leur est nécessaire pour se mettre en équilibre de température avec leur milieu ; et ce qui le prouve, c'est que leurs dépenses sont plus grandes par les températures extérieures élevées que par les basses. Ce fait a d'abord été établi, pour le lézard, par Regnault et Reiset en 1843. Trois lézards pesant 68 gr. 5, dépensaient par heure et par kilogramme, seulement 0 gr. 0246 d'oxygène à 7°3 ; et trois autres lézards, sensiblement du même poids, 62 grammes, dans le même temps et également par kilogramme, en dépensaient 0 gr. 1916 à 23°4 (1).

Retrouvé par Marchand et Moleschott, en 1857, pour la grenouille, ce fait a été bien étudié par Pflüger et ses élèves ainsi que par Vernon (1894-1895) ; et je l'ai constaté de nouveau pour la tortue pendant leur sommeil hibernal (2).

Pendant que par une température moyenne de 10°31 leurs dépenses par kilogramme et par jour était de 0 gr. 32, par une température de 13°52, cette dépense s'élevait à 0 gr. 62 (1).

(1) Article Chaleur du *Dictionnaire encyclopédique*, par J. ATTANASIU et G. CARVALLO, p. 225..

(2) *Société de Biologie*, séance du 6 octobre 1900, p. 822 des comptes rendus.

Ainsi donc, et c'est là le point que j'ai surtout voulu mettre en relief, même les animaux à températures variables, dépensent une partie de leurs aliments pour faire du calorique, et pendant leur sommeil hibernal, qui suspend leur alimentation, ils dépensent leur réserve.

C'est là une première disposition adoptée par la nature pour satisfaire aux conditions de chaleur relativement au bon fonctionnement des éléments anatomiques ; et, je l'ai dit, l'étendue des températures auxquelles ce bon fonctionnement reste possible est assez restreinte. Pour tout un autre groupe d'animaux, la nature a procédé autrement. Pour ces formes animales, dont l'ensemble paraît appartenir à un ordre plus élevé, c'est-à-dire plus perfectionné, la nature a pris une autre voie. Elle s'est aussi préoccupée de faciliter à leurs éléments anatomiques leur bon fonctionnement dans des milieux dont les températures sont écartées les unes des autres; mais elle a permis à ses formes animales de conserver toujours la même température ; et on peut le dire quelle que fut celle du milieu ambiant, au moins en limitant ces températures à peu près à celles qui existent à la surface de notre planète. Ce sont ces animaux que nous désignons sous le nom d'homéothermes ou à température constante ou encore à sang chaud, les autres ayant reçu, je l'ai dit, celui d'hétérothermes ou à températures variables ou à sang froid. Ce sont donc là deux plans d'organisation tout à fait différents.

Toutefois, j'ai déjà eu l'occasion de faire cette remarque, la nature, toujours prudente et opérant par transitions, ne semble avoir passé du premier au second plan qu'après une période d'hésitation, ou, du moins d'essai, en s'arrêtant momentanément aux homéothermes hibernants. Ceux-ci sont organisés pour être homéothermes ; et, en effet, ils vivent comme tels une partie de l'année; mais, comme si la nature avait craint de rester, dans l'exécution, au-dessous de sa conception, elle a laissé à leurs éléments anatomiques des propriétés analogues à celles des hétérothermes, propriétés dont ils bénéficient pendant leur sommeil hibernal. Néanmoins, il ne s'agit, en somme, pour ces derniers animaux, d'un nombre, du reste, assez restreint, que de la combinaison des deux plans précédents.

Le procédé, pour atteindre ces deux résultats si différents, cependant varie peu. Pour les premiers, une sensibilité

particulière du système nerveux règle la circulation, de telle
manière que la chaleur produite ait surtout pour but
de suivre la température du milieu extérieur; et pour les
autres, le même système nerveux, impressionné par le
milieu ambiant, règle cette même circulation de telle manière,
que l'organisme reste à la même température, quelle que soit
celle de ce milieu. Dans ce cas, on le conçoit, contrairement
à ce qui a lieu pour le premier, les dépenses en calorique
sont d'autant plus élevées que la température du milieu
ambiant est plus basse.

Mais ces deux faits importants ne se retrouvent pas
moins dans ces deux groupes d'animaux et même dans le
groupe intermédiaire des homéothermes hibernants, qui se
partagent la totalité des formes animales :

1° Que leurs éléments anatomiques ne fonctionnent qu'à la
condition d'avoir à leur disposition une certaine quantité de
calorique ;

2° Que leur organisme présente des dispositions qui lui
permettent de faire au moins en grande partie ce calorique;

3° Enfin que les uns et les autres ne peuvent obtenir le
calorique qui leur est nécessaire, qu'en utilisant ou leurs
aliments organiques ou leurs réserves provenant de ces
mêmes aliments.


L'utilisation d'une partie des aliments ou de leurs réserves pour faire du calorique est donc un fait sans exception
pour toutes les formes animales.

La quantité de calorique nécessaire aux éléments anatomiques varie avec les espèces animales. D'une manière générale, cette quantité est moindre pour les animaux à températures variables que pour ceux à températures constantes.

Pour les divers mammifères, leur température normale
moyenne ne varie que de quelques degrés d'une espèce à une
autre; et, si celle des oiseaux s'élève de 3 à 4 degrés au-
dessus de celle des mammifères, elle reste également assez
constante pour tout cet embranchement.

Ainsi, chaque espèce animale a une température normale
moyenne qui lui est propre ; et c'est évidemment dans les
environs de cette température que ses divers éléments anatomiques trouvent leurs meilleures conditions de fonctionne-

ment. Mais, en outre, nous le savons, pour chaque animal, la température varie avec ses régions et ses organes. Les veines sus-hépatiques présentent la température maxima, et c'est aux extrémités que l'on trouve les moins élevées. Le sang du cœur droit est plus chaud que celui du cœur gauche ; et au contraire, le sang veineux des membres est moins chaud que leur sang artériel. Aujourd'hui, grâce aux travaux de Cl. Bernard, de Chauveau, de Béclard, etc., la topographie thermique nous est bien connue. Or, il est évident que chacun des éléments, occupant ces différentes régions ou constituant ces divers organes, doit être adapté à la température normale de ces régions ou de ces organes, et trouver dans cette température la meilleure condition de son fonctionnement. Toutefois, et malgré l'idée contraire qui semble résulter de la dénomination d'animaux à *température constante*, la température de ces animaux est loin d'être invariable. Même en s'en tenant à l'état de santé, elle varie, au contraire, d'une manière incessante. Elle est plus élevée le soir que le matin ; elle augmente après les repas, après les exercices, etc. Elle baisse par un repos prolongé, par le sommeil et après un bain froid, etc., etc. Pour l'homme, ces écarts dépassent largement 1 degré.

Mais, de plus, dans des conditions exceptionnelles ou à l'état de maladie, ces écarts peuvent être bien plus grands, tout en laissant à nos éléments une partie de leurs fonctions. Pour l'homme, la fièvre conduit souvent sa température axillaire à 41 degrés, et le froid extérieur peut la faire descendre largement au-dessous de 30 degrés, tout en lui permettant de survivre. Or, dans ces conditions, la température du foie dépasse souvent celle de l'aisselle ; et celle des extrémités descend sûrement bien au-dessous de l'axillaire. De sorte que, l'on peut considérer que, pour l'ensemble de nos divers éléments anatomiques, leur fonction peut se maintenir d'une manière suffisante, du moins dans une certaine mesure, avec des écarts qui atteignent 10 degrés.

J'ai déjà résumé les recherches que j'ai faites pendant ces dernières années pour fixer les températures maxima et minima compatibles avec la vie de quelques représentants des principaux embranchements des vertébrés : poissons, batraciens, sauriens, chéloniens, oiseaux et mammifères ;

mais, en outre, j'ai cherché à déterminer quels sont, parmi les principaux éléments anatomiques, ceux qui sont le plus sensibles à ces variations de température et ceux qui perdent les premiers leur fonction sous l'influence de la chaleur comme sous celle du froid. Or, ces recherches, faites également chez tous ces mêmes animaux, m'ont conduit à ces conclusions qui, vu leur généralité, me paraissent présenter un réel intérêt et que l'on peut résumer ainsi :

1° Que quelque soit le vertébré, à température variable ou à température constante, les différents éléments anatomiques examinés sont impressionnés par la chaleur et par le froid, toujours dans le même ordre ;

2° Que c'est également dans le même ordre que sous les mêmes influences ils perdent leurs fonctions ;

3° Que l'ordre de leur sensibilité, ainsi que celui de la perte de leur fonction est le suivant : leucocyte, fibre striée, fibre cardiaque, nerf sensitif, nerf moteur, fibre lisse, hématie;

4° Que les températures auxquelles ces divers éléments perdent leurs fonctions, varient avec chaque espèce animale, mais que l'ordre reste le même ;

5° Que la température maxima à laquelle les éléments anatomiques perdent leur fonction est d'autant plus élevée que la température normale moyenne de l'animal l'est davantage. Le leucoyte, la fibre striée des oiseaux résistent à des températures plus élevées que les mêmes éléments chez les mammifères ;

6° Que les plus basses températures compatibles avec la vie de ces éléments descendent d'autant plus bas que la température normale est elle-même moins élevée;

7° De telle manière que les écarts de température auxquels la vie est possible restent sensiblement les mêmes pour ces diverses espèces animales ;

8° Que ces écarts, sauf pour les homéothermes hibernants, dépassent souvent 15 degrés et atteignent rarement 20 degrés.

Mais si ces considérations établissent que les éléments anatomiques des animaux à température constante peuvent exercer leurs fonctions à des températures encore assez éloignées de leur température normale, on ne doit pas moins considérer, comme bien démontré, et c'est là le point capital, que ces éléments anatomiques, pour fonctionner et même pour vivre, ont besoin d'être placés à une température qui, le plus souvent, est au-dessus de celle du milieu ambiant, et que c'est leur organisme qui doit produire cette température.

Or, cela étant, voyons maintenant comment l'organisme animal peut se procurer ce calorique, et quelles sont les principales lois qui président à cette production.

## MISE EN RÉSERVE DU CALORIQUE DANS NOS ALIMENTS

Nous avons vu, au commencement de cette étude, que, sous la double influence de la chlorophylle et de la lumière, la cellule végétale peut combiner les éléments minéraux, oxygène, carbone, hydrogène et azote, et leur donner la composition et les propriétés de la matière organique. La plus simple de ces combinaisons, on s'en souvient, paraît être celle de l'aldélyde formique, $CH^2O$, se formant sous cette double influence par la réduction simultanée de l'acide carbonique, $CO^2$, et de l'eau, $H^2O$, et par la mise en liberté de deux molécules d'oxygène :

$$CO^2 + H^2O = CH^2O + 2\,O.$$

Or, fait considérable, cette combinaison ne se forme qu'en absorbant une certaine quantité de calorique, qui restera à l'état latent, tant que ces trois corps seront unis dans cette proportion; mais qui, au contraire, se dégagera dès que, par la désagrégation de cette molécule organique, les corps qui la constituent, reviendront à l'état minéral.

Il en sera de même des autres molécules organiques, qui, en passant par divers états, les rendront de plus en plus complexes. D'une manière générale, une certaine quantité de calorique sera absorbé par chacune de ces nouvelles combinaisons.

Toutes les modifications que subit ainsi la substance organique, même au sein du végétal, n'auront pas toujours pour résultat d'absorber une certaine quantité de calorique; parfois, ce sera le contraire. Mais, cependant, arrivées au point où elles ont le plus de tendance à rester stables, et surtout

à ceux où elles peuvent être considérées comme des aliments
de réserve, amidon et cellucose, toutes ces substances ont
emmagasiné une quantité de calorique qui varie, mais
toujours assez importante. Or, ces quantités de chaleur
ainsi absorbées, je l'ai dit, resteront latentes, sans diminution et sans augmentation, tant que ces substances conserveront leur constitution ; mais, par contre, cette chaleur sera
mise en liberté au fur et à mesure que les molécules de ces
substances se désagrégeront ; et elle sera complètement déga-
gée, quand les corps simples qui composent ces molécules,
seront revenus à l'état minéral.

Dans le cas que je viens d'envisager, j'ai eu en vue les
*hydrates de carbone*; mais les mêmes considérations s'appliquent aux *corps gras* et aux *albuminoïdes*.

La facilité avec laquelle la chlorophylle et la lumière
décomposent l'eau, explique aussi la facilité qu'a la cellule
végétale de se procurer l'hydrogène à l'état naissant pour
élaborer les corps gras, qui, pour quelques plantes, constituent une réserve, comme l'amidon l'est pour d'autres. Cette
combinaison des corps gras est expliquée d'après Gautier,
d'une part, par la formule suivante :

$$3\ CO^2 + 4\ H^2O = C^3H^8O^3 + 70$$
6 volumes      glycérine, 7 volumes

et, d'autre part, toujours sous les mêmes influences,

$$34\ CO^2 + 3\ H^2O = 6^{18}H^{36}O^2 + 16\ CH^2O^2 + 68\ O$$
68 volumes     acide stéarique    acide formique    68 volumes

Or, en arrivant à ces divers états d'acides gras, stéarique,
formique, et à l'état de glycérine qui doit permettre à ces
acides de devenir des corps gras neutres, tout ces corps
auront absorbé une quantité encore sensible de chaleur.

Enfin, il en est de même des composés quaternaires, dans
lesquels, outre les trois corps précédents, entre toujours l'azote
et parfois aussi le soufre ou le phosphore. L'azote, nous
l'avons vu, arrive à la plante à l'état de nitrate, ou à l'état
d'azote libre. Mais, dans ce dernier état, grâce à la quantité
d'oxygène dont dispose la plante, son oxydation devient facile,
et il en est de même de son passage à l'état de nitrate par sa
combinaison avec les matières salines, si abondamment con-

tenues dans les végétaux. Il peut se faire que l'oxydation de l'azote s'arrête à l'état d'acide azoteux, ou bien, s'il s'agit d'un nitrate ayant pénétré comme tel dans la plante, que, sous l'influence d'un corps fortement réducteur comme l'alcool, $C^2H^6O$, cet acide azotique revienne à l'état d'acide azoteux, ainsi que l'indique la formule suivante :

$$AzO^3H + C^2H^6O = AzO^2H + C^2H^4O$$

ac. azotique     alcool     ac. azoteux     aldehyde

L'acide azoteux en se combinant avec l'aldehyde donnera de l'acide cyanydrique, de l'acide formique et de l'eau, selon cette formule.

$$AzO^2H + C^2H^4O = CAzH + CH^2O^2 + H^2O$$

ac. azoteux  aldehyde ac. cyanyd.  ac. formique

et, une fois le groupe cyanhydrique constitué, CAzH, vu sa grande tendance à se combiner avec les aldehydes, vu aussi la facilité avec laquelle le végétal peut se procurer l'hydrogène, nous arrivons à la constitution de la molécule albuminoïde :

$$45\ CH^2O + 17\ CAzH + 21\ H^2 = 6^{62}H^{103}Az^{17}O^2 + 23\ H^2O$$

ac. formique ac. cyanhydrique                 albumine

ou bien encore :

$$66\ CH^2O + 17\ CAzH = 6^{62}H^{103}Az^{17}O^{22} + 21\ CH^2O^2 + 2\ H^2O$$

ac. formique ac. cyanhydrique        albumine        acide formique

Or, de même que pour les hydrates de carbone et les graisses, les différentes combinaisons qui conduisent à la constitution de la molécule de l'albumine, quoique avec des changements, finissent par conserver une certaine quantité de calorique, que cette molécule ne cédera qu'au moment de sa désagrégation.

En résumé, toutes les substances organiques ont une certaine quantité de calorique qui reste à l'*état latent*, tant que leur molécule organique est intacte; mais qui se dégage par la désagrégation de cette molécule, et qui ou bien passe à l'état de *calorique actuel*, ou bien se transforme en mouvements.

## IDÉE GÉNÉRALE DE LA THERMIQUE.

### I

La calorie a deux valeurs, l'une au point de vue *thermique* représente la quantité de chaleur nécessaire pour élever un litre d'eau d'un degré  Elever dix litres d'eau de deux degrés, c'est dépenser 20 calories; et, par contre, ces dix litres d'eau, en s'abaissant de trois degrés, cèdent au milieu ambiant 30 calories. Mais, de plus, le mot calorie a une signification *mécanique*; et, pris dans ce sens, la calorie correspond à 425 kilogrammètres, c'est-à-dire qu'elle représente la quantité de chaleur nécessaire pour élever 425 kilogrammes de 1 mètre, quantité de chaleur qui, du reste, est bien celle qui est nécessaire pour élever un litre d'eau d'un degré.

Ces deux sens trouvent leurs applications dans l'étude de l'utilisation des aliments organiques dans notre organisme. Ceux ci peuvent être employés soit à produire le calorique dont nos éléments anatomiques ont besoin, soit à produire le mouvement qui, plus ou moins accentué, est inséparable de la vie animale. Or, aussi bien au point de vue calorifique qu'au point de vue mécanique, les phénomènes de ces deux ordres, se passant dans l'organisme animal, sont soumis aux mêmes lois que s'ils s'accomplissaient en dehors de lui.

### II

Je rappelle que les divers aliments organiques que la chimie et les fonctions digestives ont déjà permis de grouper dans trois catégories, les hydrates de carbone, les corps gras et les azotés, peuvent l'être également au point de vue de la calorification. Les divers composés organiques, compris dans chacune de ces trois catégories d'aliments, ont sensiblement la même valeur calorifique. Il en est surtout ainsi, si l'on envisage ceux qui sont le plus fréquemment utilisés pour notre alimentation; et j'ai déjà dit que pour la pratique la quantité de chaleur totale développée par ces corps peut être considérée comme équivalente à 4 calories pour les hydrates de carbone, à 9 pour les corps gras et à 5 pour les azotés.

### III

Au point de vue thermique, c'est à-dire à celui qui est le plus important, puisque c'est à la calorification qu'est employée de beaucoup la plus grande quantité des aliments organiques, les quantités ci-dessus représentent bien réellement leur *équivalent*; puisque. dans ce but, les trois catégories peuvent se remplacer dans la proportion indiquée par ces quantités. Un organisme animal. ayant besoin de 100 calories, pourra les demander, toutes autres conditions écartées, à 25 grammes d'hydrates de carbone, à 11 grammes de corps gras ou à 20 grammes d'azotés.

Ces quantités 4, 9 et 5 représentent donc les équivalents isothermiques ou isocalorifiques, expressions qui me paraissent préférables à celle d'isodynamiques, encore le plus souvent employée.

Mais ces équivalents, d'après les travaux de Chauveau, doivent être modifiés quand la chaleur produite est utilisée pour un travail mécanique.

Le muscle, en effet, dont relève tout travail mécanique, ne peut utiliser, d'après ce savant physiologiste, que de la glucose ; de sorte qu'au point de vue du mouvement ou, d'une manière plus générale, de toute contraction musculaire, les deux autres catégories d'aliments ne valent que la quantité de glucose que l'organisme peut leur demander. Or, 1 gramme de graisse ne pouvant donner que 1 gr. 61 de glucose, si l'organisme doit utiliser des corps gras pour faire du mouvement, 1 gramme de ces corps ne donnerait que $1,61 \times 4 = 6$ cal. 440 pouvant être utilisées par le muscle, au lieu de 9 calories.

Il en sera de même pour les azotés. Comme un gramme de ces corps ne peut donner que 0 gr. 80 de glucose, ce ne sera que 3 cal. 200 que le muscle pourra utiliser. A ce point de vue. les équivalents des corps gras et des azotés ne sont plus 9 et 5, mais seulement 6.440 et 3.200 ; la glucose seule conserve le sien, de 4 calories.

Pour rappeler leur origine, Chauveau a donné à ces équivalents le nom d'*isoglucosiques*. On peut aussi les désigner sous le nom d'équivalents *mécaniques* ; et il me semble que

c'est à eux, mieux qu'aux précédents, que revient le nom
d'*isodynamiques*.

Mais, fait sur lequel j'appelle l'attention, si les corps gras
et les azotés utilisés pour un travail mécanique ne donnent à
ce point de vue que 6 cal. 440 et 3 cal. 200, le reste de leur
calorique n'est pas perdu pour l'organisme ; la différence,
entre leur pouvoir calorique et leur valeur isoglucosique, est
utilisée au point de vue de la calorification. Un gramme de
corps gras donnera donc toujours 9 calories ; mais 6 cal. 440
seront utilisées comme travail mécanique, et le reste, 2 cal. 560,
le sera comme agent de calorification. Pour les azotés, sur
5 calories, leur valeur totale, 3 cal. 200, seront employées
comme travail mécanique et 1 cal. 800 comme chaleur.

Ce principe n'en subsiste donc pas moins, que tout corps
organique minéralisé dans l'organisme lui cède, sous une
forme ou sous une autre, la totalité du calorique qu'il contient. Une partie quelconque de ce calorique ne saurait donc
jamais être perdue.

IV

Tout le calorique de l'organisme animal, quel que soit son
emploi, provient des substances organiques ; et celles-ci, j'ai
trop insisté sur ce point pour qu'il soit nécessaire d'y revenir, ne peuvent provenir que du végétal.

Il en est ainsi, bien entendu, même pour les divers aliments que l'homme demande à l'animal, lactose, corps gras,
fibrine, etc. Ces diverses substances, elles-mêmes, nous le
savons, ont toutes une origine végétale. L'animal peut augmenter sa température par le mouvement ; et, sous l'influence
de ce dernier, il peut surtout augmenter beaucoup son rayonnement, mais c'est toujours au detriment de ses aliments ou
de ses réserves.

V

Les substances organiques conservent leur calorique à
l'état *potentiel*, tant qu'elles gardent leur constitution normale. Ce calorique passe à l'état *actuel*, quand la molécule
organique commence à se désagréger ; et sa mise en liberté
continue au fur et à mesure qu'elle-même ou ses dérivés
marchent vers la minéralisation.

La désagrégation de la molécule organique, je l'ai déjà dit,

commence le plus souvent par l'hydratation ; et c'est l'oxydation qui l'achève. Mais pour les raisons que j'ai déjà données,
le calorique produit doit être considéré comme égal à celui
de l'oxydation.

## VI

Un composé organique n'a donné tout son calorique que
lorsque tous ses éléments sont revenus à l'état minéral.

Dans l'organisme animal, les hydrates de carbone et les
corps gras sont complétement minéralisés ; mais les azotés ne
sont ramenés qu'à l'état d'urée. Pour les deux premiers, le
calorique cédé à l'organisme est égal à celui cédé au calorimètre ; mais pour les azotés, il faut déduire de leur calorique
total, celui que peut encore donner l'urée.

## VII

La quantité de calorique produite par un composé organique est indépendante du temps que met ce composé à se
minéraliser. Un gramme de corps gras donnera toujours
9 calories, quel que soit le temps nécessaire à sa minéralisation complète ; et il en est de même des autres aliments.

## VIII

Cette quantité de calorique est également indépendante
des modifications intermédiaires que peut subir ce composé.

## IX

Lorsqu'un organisme animal a besoin d'un nombre donné
de calories, et qu'il a des substances organiques disponibles
en excès, il demande ces calories à toutes ces substances disponibles ; la durée de leur minéralisation est en raison inverse
de la quantité mise en œuvre. S'il doit, par exemple, dépenser 100 calories par heure, ce qui correspond sensiblement à
la consommation d'un adulte de poids moyen, il pourra les
demander à 25 grammes de glucose ; et, dans une heure, ces
25 grammes seront ramenés à l'état d'eau et d'acide carbonique. Mais, si cet organisme met en jeu en même temps,
50 grammes de glucose au lieu de 25, il est évident que chacun de ces 50 grammes, n'aura cédé dans une heure, que la

moitié des calories qu'il peut donner, et que la minéralisation ne se fera que dans deux heures, au lieu d'une.

Les produits intermédiaires de ces 50 grammes de glucose contenus dans cet organisme seront donc doublés. Or, si certains de ces produits intermédiaires sont sans danger pour l'organisme, il peut en être autrement de quelques autres, et notamment de ceux résultant de la désagrégation des azotés et des corps gras. Nous verrons plus tard quelle importance peuvent prendre ces considérations.

## X

Lorsqu'un composé organique, en tendant vers la minéralisation, donne lieu à deux ou plusieurs de ses dérivés organiques, la quantité de chaleur cédée à l'organisme est représentée par la différence entre la chaleur totale et celle de ces dérivés.

Ainsi 1 gramme d'azotés donnerait 5 cal. 754, s'il était complétement minéralisé. Mais il laisse 0 gr. 355 d'urée ; et comme 1 gramme d'urée donne 2 cal. 523, 0 gr. 355 donneront 0 cal. 896. La quantité de chaleur cédée à l'organisme par un gramme d'azoté, ramené à l'état d'urée, sera donc de 5.754 — 0.896 = 4 cal. 858, c'est-à-dire la chaleur totale diminuée de celle des dérivés.

## XI

Lorsqu'un composé organique est employé en partie à produire un travail mécanique, le calorique cédé à l'organisme est représenté par la différence entre le calorique total et celui correspondant au travail mécanique évalué en kilogrammètres.

Si nous supposons une ration de 2.400 calories, c'est-à-dire sensiblement celle de l'adulte moyen pendant les saisons intermédiaires, et que cet adulte accomplisse un travail mécanique de 150.000 kilogrammètres, ce travail équivaudra à $\frac{150.000}{425}$ = 352 calories et les calories restant pour la calorification seront de 2.400 — 352 = 2.048 calories.

## XII

Lorsque la graisse ou les azotés sont utilisés par la contraction musculaire, leur valeur mécanique est représentée par la quantité de glucose qu'ils peuvent donner, mais la différence est cédée à l'organisme comme calorique.

Je rappelle que le coefficient isoglucosique des azotés est 3 cal. 200 et celui des corps gras 6 cal. 440. Les premiers ne donnent, par gramme, que 0 gr. 80 de glucose et les seconds 1 gr. 61.

## XIII

Les quantités de calorique que les composés organiques cèdent à l'organisme par leur minéralisation complète, sont les mêmes que celles qu'ils cèdent au calorimètre par une oxydation complète.

C'est, en effet, ce qui résulte des expériences de Rubner que je résume dans le tableau suivant :

| CONDITIONS DES EXPÉRIENCES | CHALEUR CALCULÉE | CHALEUR PRODUITE |
|---|---|---|
| Inanition. . . . . . . . . . . . . | 1296 | 1305 |
| Alimentation par la graisse . . . | 1510 | 1496 |
| Alimentation par la viande . . . | 2249 | 2276 |

Comme on le voit, la chaleur calculée et celle mesurée au calorimètre sont aussi rapprochées que possible. La minéralisation dans l'organisme équivaut donc à l'oxydation complète en dehors de lui. Enfin, il est bon de remarquer que, dans ces conditions, ce sont les coefficients thermiques qui ont été employés et non les isoglucosiques.

### QUANTITÉS DE CALORIES FOURNIES PAR LES DIVERS ALIMENTS ORGANIQUES.

Plusieurs fois déjà j'ai eu à faire remarquer les analogies qui rapprochent les divers aliments constituant les trois groupes de matières organiques, les hydrates de carbone, les graisses et les albuminoïdes. Les aliments compris dans chacun de ces groupes se rapprochent par leur mode de formation, par les modifications qu'ils subissent pour être assimilés, par celles qu'ils reçoivent dans l'organisme avant d'être minéralisés, par le rôle qu'ils y jouent ; et maintenant

nous allons leur trouver un autre point commun, celui de
disposer sensiblement de la même quantité de calorique.

Je donnerai, à la fin de cette étude, la chaleur de combustion d'un assez grand nombre de substances, mais ici je veux
me contenter de prendre quelques exemples.

Parmi les *hydrates de carbone*, je citerai les suivants qui
pour 1 gramme donnent :

| | | |
|---|---|---|
| Cellulose | 4 | 209 |
| Amidon | 4 | 227 |
| Dextrine | 4 | 147 |
| Glucose et isomères | 3 cal. | 739 |
| Saccharose et isomères | 3 | 962 |
| Lactose | 3 | 777 |

Ces substances sont sûrement celles qui sont le plus
répandues dans les végétaux. Or, comme on le voit, leur
valeur calorifique est peu éloignée ; elle oscille autour de
quatre calories. Il en est de même, du reste, des autres, qui
n'entrent dans notre alimentation que pour une part beaucoup
plus faible : telles que la mannite, 4 cal. 003 ; la quercite,
4 cal. 328 ; l'arabinose, 3 cal. 726 et enfin la raffinose, 4 cal. 012.

De ces divers chiffres, on peut donc conclure que, d'une
manière moyenne et approximative, ces divers corps donnent
quatre calories par gramme ; et l'on doit d'autant moins
craindre, en l'adoptant comme moyenne, de prendre un
chiffre trop fort, que l'amidon, qui est le plus répandu dans
les végétaux, correspond à 4 cal. 227.

Pendant leur constitution, les *matières grasses* absorbent
une quantité de calorique bien supérieure à celle des hydrates
de carbone ; mais nous allons voir de nouveau que, pour les
différentes substances grasses, ces quantités sont sensiblement les mêmes.

| | |
|---|---|
| Tristéarine / Trioléine | 9.862 |

et d'une manière plus pratique :

| | |
|---|---|
| Graisse de porc | 9.280 |
| Graisse de mouton | 9.466 |
| Beurre | 9.192 |
| Huile d'olive | 9.328 |

Ainsi, que l'on prenne les corps gras purs, ou que l'on prenne les corps tels qu'ils existent dans nos aliments animaux ou végétaux, nous trouvons toujours une quantité qui dépasse de peu 9 calories. Les écarts sont peu marqués ; et comme les 9 calories sont dépassées de peu, je pense que l'on peut, d'une manière suffisamment exacte, pour la pratique, accepter ce dernier chiffre comme moyenne.

Pour les *albuminoïdes*, la question est un peu plus complexe, en ce sens que ce n'est qu'exceptionnellement qu'ils sont éliminés dans un état minéral. Si, en effet, la plupart des éléments qui composent leur molécule organique quittent l'organisme sous forme d'eau et d'acide carbonique, quelques autres et notamment l'azote restent à l'état d'urée, substance qui donne encore une certaine quantité de calorique.

Toutefois, le même fait se vérifie : toutes les substances albuminoïdes donnent sensiblement la même quantité de calorique. On pourra en juger par les chiffres suivants correspondant à la chaleur développée par la combustion totale, et par le passage à l'état d'urée.

| NOMS DES SUBSTANCES | CHALEUR TOTALE | TRANSFORMATION EN URÉE |
|---|---|---|
| Albumine . . . . . . . . . . . . . | 5.687 | 4.857 |
| Chair musculaire. . . . . . . . | 5.731 | 4.749 |
| Fibrine du sang . . . . . . . . | 5.532 | 4.586 |
| Osséine. . . . . . . . . . . . . . | 5 414 | 4.544 |
| Caséine du lait . . . . . . . . . | 5.629 | 4.799 |
| Gluten . . . . . . . . . . . . . | 5.995 | 5.245 |
| Fibrine végétale . . . . . . . . | 5.836 | 4.986 |

Comme on le voit, la chaleur totale dépasse toujours cinq calories, et celle qui a été développée en arrivant à l'état d'urée, dépasse toujours 4 cal. 500. De même que pour les groupes précédents, les écarts sont peu considérables. Quant au chiffre moyen, si nous tenons compte, qu'au moins en ce qui concerne l'alimentation de la France, c'est le pain, la viande et la caséine qui fournissent la plus grande quantité de substances azotées, et que c'est le gluten qui en donne au moins autant que les deux autres réunies, nous arrivons à une moyenne approximative de 5 calories.

Ainsi, de tout ce qui précède, nous arrivons à ces deux conclusions, qui ont un grand intérêt pratique :

1° Que les substances appartenant à chacun de ces trois groupes d'aliments donnent une quantité de calories qui reste la même pour chacun de ces groupes ;

2° Que d'une manière approximative, on peut, pour faciliter les calculs, s'en tenir aux chiffres entiers suivants : 4 calories pour les hydrates de carbone, 9 pour les corps gras et 5 pour les albuminoïdes ramenés à l'état d'urée.

Les chiffres moyens et approximatifs que je viens d'indiquer représentent les quantités de calorique que nos divers aliments donneraient au calorimètre par une minéralisation totale. Mais, évidemment, les conditions dans lesquelles ces aliments sont utilisés dans notre organisme ne comportent pas cette même précision. D'une part, en effet, je l'ai déjà indiqué et j'y reviendrai, une partie de ces aliments ingérés n'est pas absorbée et constitue le déchet intestinal, et, d'autre part, une autre partie, même après avoir été absorbée, quitte l'organisme avant sa complète minéralisation. Ce sont donc là deux influences qui, toutes les deux, tendent à diminuer la valeur calorifique que j'ai attribuée aux trois catégories d'aliments.

Toutefois, ainsi que nous allons le voir, ces diminutions sont peu importantes ; et quoique utiles à connaître, il me semble qu'elles ne sauraient nous faire renoncer aux coefficients auxquels les considérations précédentes nous ont conduit.

Le déchet intestinal varie avec les divers aliments, et j'en ai donné déjà quelques raisons ; mais, en outre, il varie avec la quantité d'aliments ingérés. Ce déchet est d'autant moindre pour chaque aliment que la quantité de cet aliment dépasse moins le pouvoir digestif du sujet. Dans les conditions d'une alimentation moyenne normale, le déchet intestinal d'après Rubner ne dépasserait pas 5,5 % et pour Atwater 4,5 %, soit une moyenne de 5 %. De ce chef, la diminution à faire subir aux coefficients que j'ai adoptés, me paraît donc négligeable au point de vue des calculs pratiques. Le coefficient des azotés deviendrait 4,75 au lieu de 5 ; et, même en tenant compte que la seconde cause d'erreur doit s'ajouter à celle qui précède, je pense qu'il en est de même pour elle. Cette seconde cause d'erreur provient, je l'ai dit, du défaut de complète minéralisation d'une partie des aliments absorbés. Des albuminoïdes au lieu d'être ramenés à l'état d'eau, d'acide carbonique et d'urée, s'arrêteraient à l'état d'acide urique, de xanthine, etc.; et la quantité d'eau et d'acide carbonique serait ainsi diminuée. Pour les ternaires, une partie serait éliminée à l'état d'acide oxalique, lactique, benzoïque, etc.

D'après Atwater, les pertes dues à ces deux chefs s'élèveraient à 11 % pour les substances animales, à 8 % pour les végétales et à 9 % pour une alimentation mixte ; et comme la perte due au déchet intestinal, pour la même expérimentation, est de 4,5 %, il faut en conclure que la perte due à la non utilisation est elle-même de 4,5 %. Mais pour cette dernière, mes recherches personnelles m'ont prouvé combien elle est diminuée par un bon dosage de l'alimentation. J'ai pu, en effet, en portant les azotés de 1 gr. 50 à 2 gr. par kilog de mon poids, faire doubler l'acide urique ; il est donc probable, qu'au moins avec une alimentation correspondant aux besoins et en rapport avec la nature de ces derniers, cette perte de 4,5 % représente un maximum, et que la perte en calories due à ces deux causes. subie par les aliments ingérés, ne doit pas dépasser 10 % de leur valeur totale.

En s'appuyant sur ses observations, Atwater propose d'adopter comme coefficients calorifiques les quantités de chaleur données pour 1 gr. de chacune des trois catégories d'aliments en tenant compte de la perte due à ces deux chefs. Ces coefficients ainsi réduits deviendraient : 3 cal. 680 pour les azotés, 8 cal. 650 pour les corps gras ; et 3 cal. 880 pour les hydrates de carbone.

Comme on le voit, ces deux derniers coefficients diffèrent assez peu de ceux que j'ai donnés précédemment pour qu'il n'y ait pas d'inconvénient, dans la pratique, à maintenir les chiffres ronds de 9 calories pour la graisse et de 4 calories pour les hydrates de carbone. Il me paraît si capital, si l'on veut faire pénétrer les notions de thermique dans la pratique médicale, de conserver des coefficients qui facilitent les calculs, que je demande même, à ce que l'on conserve les chiffres entiers ci-dessus qui sont ceux qui se rapprochent le plus de ce résultat.

Quant aux coefficients des albuminoïdes, les résultats obtenus par Atwater me rendent plus hésitant. La valeur d'utilisation de ces aliments, en effet, d'après lui, tombe au-dessous de 4 calories; et avec la plupart des auteurs j'avais donné à ces aliments une valeur de 5 calories, correspondant sensiblement au calorique qu'ils fournissent dans le calorimètre. On pourrait donc peut-être ramener ce coefficient à 4 calories, ce qui, à ce point de vue, identifierait les azotés et les hydrates de carbone.

Néanmoins, et tout en utilisant les remarquables recherches d'Atwater, il me semble plus avantageux, au point de vue de la pratique, de laisser aux aliments azotés leur coefficient *théorique*, de même que pour les deux autres catégories d'aliments; et de tenir compte des résultats d'Atwater, confirmant, du reste, ceux de Rubner, en admettant que, dans les conditions d'une alimentation normale, la valeur calorifique utilisée est inférieure d'un dixième à celle que la valeur au calorimètre fait prévoir.

Les recherches si précises d'Atwater seraient, certes, utilisées avec grand profit pour des travaux de laboratoire; elles pourraient l'être, également dans certains cas particuliers de clinique; mais, je le répète, pour faire passer le dosage de l'alimentation dans la pratique médicale, en le basant sur la valeur calorifique des aliments, et je considère ce progrès comme d'une extrême importance, il faut nécessairement adopter des chiffres entiers comme coefficient; et j'estime, que malgré ce qu'ils ont d'inexact, l'adoption de ceux que je propose constituerait déjà un progrès dont il faudrait pour le moment se contenter; sauf à les remplacer, dans l'avenir, par d'autres d'une exactitude plus rigoureuse.

Je reproduis ici les tableaux, donnés par A. Gautier dans son traité de l'alimentation (p. 64 et 65), indiquant la valeur calorifique des divers aliments.

**Calories produites par la combustion totale, au calorimètre, des divers principes alimentaires non azotés.**

| NOMS DES SUBSTANCES | FORMULES | GRANDES CALORIES pour 1 gramme de matière. |
|---|---|---|
| Alcool vinique | $C^4H^6O$ | 7.061 |
| — butylique | $C^4H^{10}O$ | 8.550 |
| — amylique | $C^5H^{12}O$ | 9.960 |
| Glycol | $C^2H^6O^2$ | 4.564 |
| Glycérine | $C^3H^8O^3$ | 4.317 |
| Mannite | $C^6H^{14}O^6$ | 4.003 |
| Glucose et isomères | $C^6H^{12}O^6$ | 3.739 |
| Inosite | $C^6H^{12}O^6$ | 3.702 |
| Arabinose | $C^5H^{10}O^5$ | 3.726 |
| Amidon | $(C^6H^{10}O^5)m$ | 4.227 |
| Inuline | $(C^6H^{10}O^5)m$ | 4.184 |
| Dextrine | $(C^6H^{10}O^5)p$ | 4.180 |
| Cellulose | $(C^6H^{10}O^5)q$ | 4.209 |
| Saccharose | $C^{12}H^{22}O^{11}$ | 3.962 |
| Lactose | $C^{12}H^{22}O^{11}$ | 3.777 |
| Acide acétique | $C^2H^4O^2$ | 3.505 |
| — butyrique | $C^4H^8O^4$ | 5.912 |
| — valérique | $C^5H^{10}O^2$ | 6.608 |
| — caproïque | $C^6H^{12}O^2$ | 7.164 |
| — margarique | $C^{16}H^{32}O^2$ | 9.262 |
| — stéarique | $C^{18}H^{36}O^2$ | 9.433 |
| — oléique | $C^{18}H^{34}O^2$ | 9.510 |
| — oxalique | $C^2H^2O^4$ | 0.667 |
| — succinque | $C^4H^6O^4$ | 3.000 |
| — lactique | $C^3H^6O^3$ | 3.661 |
| — citrique | $C^6H^6O^7$ | 2.500 |
| — malique | $C^4H^8O^3$ | 4.549 |
| — ben oïque | $C^7H^6O^2$ | 6.319 |
| — quinique | $C^7H^{12}O^6$ | 4.389 |
| Trilaurine | $C^{57}H^{104}O^6$ | 8.945 |
| Trioléine |  | 9.862 |
| Tristéarine | $C^{57}H^{110}O^6$ | 9.840 |
| Graisse de porc | » | 9.380 |
| — de mouton | » | 9.406 |
| Beurre | » | 9.192 |
| Huile d'olive | » | 9.328 |

Calories produites par les principales substances azotées : 1° par leur combustion totale au calorimètre; 2° avec production d'urée.

| NOMS DES SUBSTANCES | FORMULES | Pour 1 gr. de ces Matières | |
|---|---|---|---|
| | | Comb. totale | Form. d'urée |
| Oxamide . . . . . . | $C\ H^4Az^2O^2$ | 3.250 | » |
| Alanine. . . . . . . . . | $C^3H^7Az^2O^2$ | 4.370 | 3.562 |
| Asparagine. . . . . . . . | $C^4H^8Az^2O^2$ | 3.395 | 2.306 |
| Acide hippurique. . . . | $C^9H^9AzO^3$ | 5.659 | 5.490 |
| Urée . . . . . . . . | $CH^4Az^2O$ | 2.690 | » |
| Tyrosine . . . . . . . | $C^9H^{11}AzO^3$ | 5.918 | 5.203 |
| Taurine. . . . . . . . | $C^2H^7Az^5O^2$ | 2.503 | » |
| Leucine. . . . . . . . | $C^6H^{12}AzO^2$ | 6.526 | 6.191 |
| Acide urique. . . . . . | $C^5H^4Az^4O^3$ | 2.747 | 1.040 |

Calories produites : 1° par la combustion totale de ces substances, et 2° en admettant que la totalité de l'azote s'élimine à l'état d'urée.

| NOMS DES SUBSTANCES | POUR 1 gr. DE CES MATIÈRES | |
|---|---|---|
| | Combustion totale | Avec formation d'urée |
| Albumine d'œuf . . . . . . . . | 5.687 | 4.857 |
| Fibrine du sang . . . . . . . | 5.529 | 4.749 |
| Hémoglobine . . . . . . . | 5.914 | 4.964 |
| Caséine. . . . . . . . . . | 5.629 | 4.820 |
| Osséine. . . . . . . . . | 5.414 | 4 546 |
| Colle de poisson . . . . . . . | 5.242 | » |
| Vitelline . . . . . . . . . . | 5.784 | 4.954 |
| Gluten . . . . . . . . . | 5.994 | 5.245 |
| Chitine. . . . . . . . . . | 4.655 | 4.235 |
| Jaune d'œuf sec . . . . . . . . | 8.124 | 7.704 |

# ALIMENTATION DE LA FRANCE.



Dans une première étude, j'ai montré quelles sont les combinaisons à l'aide desquelles le végétal transforme les substances minérales en substances organiques, en les convertissant en hydrates de carbone, graisses et albuminoïdes.

Puis, dans une seconde étude, je me suis attaché à faire voir comment les animaux servant à notre alimentation transforment ces aliments d'origine végétale en leur propre substance, pour en constituer, à leur tour, des hydrates de carbone, des graisses et des albuminoïdes qui sont destinés à leur développement et à leur entretien.

Il ne nous reste plus maintenant, pour compléter ce qui a trait aux aliments, qu'à nous occuper de notre propre alimentation.

Or, tandis que le végétal se nourrit du minéral qu'il organise, et que l'herbivore se nourrit du végétal, l'homme, soit par suite de ses habitudes ou sous l'inspiration de ses besoins, utilise les aliments de ces deux origines : ceux d'origine végétale et ceux d'origine animale.

Son alimentation est donc mixte. Or, je dois le dire immédiatement, tout ce que j'ai exposé sur la transformation des végétaux par les animaux, s'applique également à l'homme. Son organisme, comme celui de l'herbivore, peut faire de la glucose non seulement avec tous les hydrates de carbone, mais aussi avec les graisses et avec les albuminoïdes. Il peut également utiliser les corps gras des végétaux en leur donnant la même composition qu'aux siens propres; et il en est de même des corps gras animaux. Il peut aussi obtenir ces corps gras, quand besoin est, avec les hydrates de carbone et

avec les albuminoïdes. Enfin, en ce qui concerne ces derniers, de même que l'herbivore, il ne peut qu'utiliser ceux
qu'il trouve déjà constitués à l'état d'albuminoïdes, soit dans
les végétaux. soit dans les animaux. Toutes ces substances,
en effet, nous le verrons dans la suite, quelle que soit leur
origine, sont transformées en peptones par les liquides digestifs ; et ce sont ces peptones que notre organisme, suivant
ses besoins, transformera en sérine, fibrine, osséine, chondrine, mucine, etc.

Ainsi, condition importante à retenir, l'homme peut demander chacune de ces trois catégories de substances qui servent
à son alimentation. hydrates de carbone, graisses et albuminoïdes, à un quelconque des deux règnes ; et, de plus, quel
que soit le règne auquel il les demande, les modifications
qu'il aura à leur faire subir pour les assimiler et les utiliser,
resteront les mêmes.

L'amidon végétal et la lactose d'origine animale devront
être transformés en glucose, et seront, en dernière analyse,
utilisés comme telle. Les corps gras végétaux provenant de
l'olive, de l'amande, du cacao, seront saponifiés et émulsionnés de la même manière que les corps gras de l'œuf, du
lait et ceux provenant des volailles. du bœuf ou du poisson.
Enfin, je viens de le dire, toutes les substances azotées, végétales et animales. gluten, légumine, caséine, serine, fibrine, etc.,
seront transformées en peptones et utilisées dans la suiteavec
la composition que l'organisme leur aura donnée selon ses
besoins au moment de leur absorption.

A de nombreux points de vue. il est donc établi que nous
pouvons, d'une manière indifférente, demander ces aliments
à un quelconque des deux règnes ; et cela d'autant mieux
qu'en ce qui concerne la calorification, un des rôles les plus
importants des aliments, les diverses substances d'une même
catégorie, nous l'avons vu, quel que soit leur règne d'origine,
donnent sensiblement la même quantité de calorique.

L'étude de la transformation des aliments par notre organisme et de leur assimilation se trouve donc ainsi considérablement simplifiée. Les transformations, en ce qui concerne
les substances végétales, sont les mêmes que celles que j'ai
décrites en étudiant l'alimentation des herbivores ; et, quant

aux transformations des aliments d'origine animale, d'une part leur assimilation se fait comme celle des aliments de même catégorie, mais d'origine végétale; et, une fois absorbés, l'organisme les modifie en sa propre substance et cela quelle que soit leur origine.

Mais si, grâce aux considérations dans lesquelles je suis entré précédemment, je puis me dispenser de m'étendre longuement sur les conditions dans lesquelles nous pouvons trouver les divers aliments qui nous sont nécessaires, et surtout comment ces aliments peuvent se substituer les uns aux autres, aussi bien au point de vue de leur calorification qu'à celui de leur constitution chimique, je pense qu'il y aura néanmoins encore un sérieux intérêt à montrer quelle est, en réalité, l'origine de nos propres aliments et surtout en précisant mieux ce qui a lieu pour la population de notre pays.

### Origine des hydrates de carbone servant a notre alimentation

L'homme tire les hydrates de carbone servant à son alimentation des deux règnes, mais surtout du règne végétal; et il les demande à ces deux règnes, tantôt en les laissant dans leur état naturel, tantôt au contraire en leur faisant subir certaines modifications, qui, tout en les laissant dans un état qui les rapproche des hydrates de carbone, modifient cependant leur composition chimique; tels sont l'alcool et le sucre.

HYDRATES DE CARBONE NATURELS. — Parmi ces aliments, le règne animal ne fournit guère à l'homme que la lactose. Le sucre de lait est, en effet, le seul hydrate de carbone d'origine animale, qui, par sa quantité, mérite l'attention au point de vue pratique. Le glycogène ne se trouve guère que dans le foie; et cet organe quoique servant à notre alimentation n'y joue guère qu'un rôle bien secondaire. Mais, il n'en est pas de même, je l'ai déjà dit, de la lactose. Qu'il me suffise de rappeler que les statistiques fixent la production du lait pour la France, pour l'année 1898, à 82 millions d'hectolitres, ce qui à 50 grammes de lactose par litre donne 410 millions de kilogrammes de lactose. En admettant que tout le lait soit consommé par l'homme, et il l'est en grande partie, soit comme lait, petit-lait ou fromage, ce serait donc 10 kilogrammes de lactose qui seraient dépensés, en moyenne, par chaque habitant de notre pays. De plus, si l'on tient compte du lait de femme pris par près d'un million de nourrissons, on verra que le rôle joué par la lactose dans notre alimentation a bien son importance.

Cependant, je le répète, c'est principalement le végétal qui nous fournit de beaucoup la plus grande quantité de ces aliments.

Les climats et la nature du sol ont créé des habitudes différentes chez les divers peuples, de sorte que chacun d'eux a donné la préférence à quelques-uns de ces végétaux.

En Europe, dans l'Amérique du Nord, et surtout en France, c'est le BLÉ qui en fournit le plus. Pour notre pays, la consommation moyenne en blé a été évaluée de 1821 à 1836 à 62 millions d'hectolitres, de 1837 à 1855 à 78 millions ; de 1856 à 1870 à 100 millions, de 1870 à 1879 à 104 millions ; de 1880 à 1888 à 120 millions d'hectolitres et à 108 millions de 1889 à 1898. Notre production a été de 128 millions d'hectolitres en 1898 soit 99.312.290 quintaux métriques.

En admettant que la consommation soit restée la même, et je ne crois pas qu'elle ait diminué, nous devons donc admettre une dépense de 3 hectolitres par personne, soit 225 kilogrammes de blé. Mais comme le blé se consomme à l'état de farine, blutée à 30 % environ, c'est 70 % de ce blé, soit 160 kilogrammes de farine environ qui sont réellement consommés, les autres 30 % le sont, à l'état de son, par les animaux. Enfin, la farine contenant 60 à 65 % de substances amylacées, nous arrivons approximativement à 100 kilogrammes de ces substances, par personne et par an, provenant du blé, soit 270 grammes par jour.

En Asie, et surtout dans ses deux grands foyers de population, la Chine et l'Hindoustan qui possèdent à eux deux à peu près la moitié de la population totale de la terre, c'est le RIZ, qui a reçu la préférence ; et, sans avoir la même importance, il est encore très utilisé pour l'alimentation dans les îles de l'Asie, dans les Antilles, dans le sud l'Amérique du Nord et dans le nord de l'Amérique du Sud.

En France, sa consommation est encore faible, mais elle augmente rapidement. En 1876, nous n'utilisions que 43.433 tonnes métriques de riz ; en 1885, les dépenses s'élevaient à 53.389 et elles atteignaient 158.815 tonnes en 1895. Il y a tout lieu de supposer que cette consommation ne fera que s'accroître, surtout si l'on tient compte du prix du riz et de sa valeur nutritive. En 1898, le prix moyen a été de 27 francs le quintal métrique, soit sensiblement le prix du blé. En ce moment, le riz est souvent meilleur marché que ce dernier. Or, tandis que 100 grammes de blé, mis en farine, blutés à 30 % et consommés comme pain, ne donnent que 230 calories, 100 grammes de riz, étant mangés en nature, en donnent 330. C'est presque un tiers en plus.

Pour notre pays, à côté du blé et bien avant le riz, il faut placer le *seigle*, le *maïs* et le *sarrasin*.

Des trois, c'est le seigle dont la récolte est la plus abondante. De 1889 à 1898, la moyenne de sa production a été de 23.148.758 hectolitres soit de 16.682.342 quintaux métriques.

Le maïs, il est vrai est utilisé en grande partie pour la nourriture des animaux; cependant, il entre encore assez souvent dans l'alimentation d'une partie de notre population. Sa production moyenne, de 1882 à 1891, a été 9.849.454 hectolitres et elle est restée sensiblement la même de 1889 à 1898, soit 9.405.268 hectolitres.

La production du *sarrasin*, employé en plus grande partie par l'homme que le maïs, pour les deux mêmes périodes, est restée très rapprochée de celle du maïs. Elle a été de 9.456.194 hectolitres, de 1882 à 1892, et 9.490.687, de 1889 à 1898.

La richesse du seigle et du maïs en hydrates de carbone est environ de 65 % et celle du sarrasin de 53 %, cette dernière restant ainsi un peu au-dessous de celle du froment. De plus, si nous tenons compte qu'une partie est utilisée par les animaux, on arrive, pour ces trois graines réunies, à la quantité approximative de 10 kilogrammes de substances amylacées.

Les légumes secs : haricots, lentilles, pois et fèves, dont la production avait augmenté rapidement jusqu'en 1830, ne s'est plus accrue depuis; et leur production, en 1880, a été de 3.475.441 hectolitres. En admettant le poids de 70 kilogrammes par hectolitre, c'est une production de 243.280.870

kilogrammes, soit très sensiblement 6 kil. 400 par habitant ;
et, comme ces légumes secs contiennent en moyenne 35 %
de substances assimilables aux hydrates de carbone, nous
arrivons seulement à 2 kil. 100 de ces substances, par personne et par an.

Les *châtaignes* vont nous donner à peu près les mêmes
quantités. Leur production, qui n'a été que de 3.720.000 quintaux métriques en 1898, est en moyenne de 5.500.000 quintaux
métriques ; ce qui laisse, pour la partie comestible, 5 millions
de quintaux métriques. Or, la teneur en hydrates de carbone
étant de 35 %, nous arrivons, par le calcul, au chiffre minimum de 3 kilog. d'hydrates de carbone par personne et par an.

Comme on le voit, en France, les quantités d'hydrates de
carbone que l'homme demande au maïs, au sarrasin, aux
légumes secs et aux châtaignes, ne font qu'un total de 15 à
17 kilogrammes, et n'atteignent guère, par conséquent, que le
sixième de celle qu'il demande au froment.

Mais, après le froment, parmi les produits naturels, le végétal qui lui en fournit le plus est la *pomme de terre*. Celle-ci,
depuis plus de 20 ans, a une production qui, pour la France,
dépasse 100 millions de quintaux métriques. La moyenne de
1889 à 1898 a été de 120.123.779 quintaux métriques ; et
comme les hydrates de carbone, pour elle, sont dans la proportion un peu au-dessous de 20 % (18.50), elle nous donne
environ 20.000.000 de quintaux métriques d'hydrates de carbone ; ce qui, vu la population de la France, équivaut approximativement à 50 kilogrammes par personne et par an, soit le
cinquième du blé.

Nous demandons, en outre, une quantité très appréciable
d'hydrates de carbone à un certain nombre de *légumes* et de
*fruits*, pour lesquels nous n'avons pas de statistiques comme
pour les produits précédents ; mais que nous pouvons cependant apprécier d'une manière suffisamment approximative
pour l'étude que nous faisons ici.

Parmi les *racines* et *tubercules*, je puis citer pour les productions de la France : la betterave, le navet, l'oignon, les
carottes, les radis, les salsifis et les topinambours. Parmi les
*légumes herbacés* : les divers choux, les haricots verts, les
pois verts, l'épinard, l'oseille, l'asperge, le céleri, la courge,
les champignons, la romaine, l'endive et la laitue.

Or, si d'une part nous calculons quelle est la quantité que nous consommons de ces divers légumes, nous verrons que cette quantité n'est guère au-dessous de 50 grammes des premiers et de 100 grammes des seconds par jour ; et si, d'autre part, nous cherchons à apprécier leur richesse moyenne en hydrates de carbone, nous arrivons à 15 % pour les racines et tubercules et à 5 % pour les autres. Ce qui donne une moyenne approximative de 10 grammes par personne et par jour, soit environ 4 kilogrammes par an.

Enfin, nous devons également tenir compte de la quantité d'hydrates de carbone que nous demandons aux *fruits frais* et *secs*.

Parmi les premiers, je citerai : la figue, la cerise, le raisin, la pêche, la poire, la pomme, l'abricot, la groseille, la prune, la fraise, la framboise, l'orange et le melon ; et parmi les seconds : la figue, la datte, le cacao, la cerise, le raisin, la pomme et la poire sèches, la prune, l'amande, la noix et la noisette.

Quoique, forcé de m'en tenir, relativement à leur consommation, à une évaluation tout à fait approximative, mes observations me permettent d'admettre que, par jour, nous consommons 100 grammes des premiers ou 50 grammes des seconds ; et, comme la teneur des premiers en hydrates de carbone est environ de 10 % et celle des seconds de 40 %, nous arrivons à cette conclusion que les fruits nous donnent par jour au moins 10 grammes d'hydrates, de carbone soit environ 3 kil. 500 par an.

Bien entendu, et je l'ai répété pour chacun de ces aliments, tous ces chiffres sont purement approximatifs. Mais, cependant, ils me paraissent d'une exactitude suffisante, d'abord pour nous permettre d'apprécier quels sont parmi ces aliments, ceux qui nous donnent le plus d'hydrates de carbone, et ensuite quelle est la quantité que leur ensemble fournit à chacun des habitants de la France, en considérant tous ces derniers comme des unités égales.

En réunissant ces chiffres et en les arrondissant, nous trouvons donc :

| | | | | |
|---|---|---|---|---|
| Hydrates de carbone fournis par le blé............ | | | | 100 k. |
| — | — | — | riz............... | 3 » |
| — | — | — | maïs et sarrasin. | |
| — | — | — | seigle........... | 10 » |
| — | — | — | légumes secs... | 2 » |
| — | — | — | châtaignes..... | 3 » |
| — | — | — | pommes de terre. | 50 » |
| — | — | — | légumes........ | 4 » |
| — | — | — | fruits.......... | 3 » |
| | | | | 175 k. |

Ce serait donc déjà près de 500 grammes d'hydrates de
carbone qui pourraient nous être fournis par ces aliments;
et, en y ajoutant les 10 kilogrammes de lactose, soit 28 grammes par jour, les 500 grammes seraient largement dépassés.


HYDRATES DE CARBONE ARTIFICIELS. — Outre les hydrates
de carbone que l'homme demande aux végétaux dans leur
état naturel, il en est deux autres artificiels, et dont la consommation, même au simple point de vue de l'alimentation, a
une réelle importance. Je veux parler du *sucre* et de l'*alcool*.

*Alcool.* — Nous demandons l'alcool, au moins en France,
d'une manière à peu près exclusive, aux végétaux. L'hydro-
mel provenant de la fermentation du miel, et les produits
fermentés du lait, Koumys et Kefir, ne sont consommés, en
effet, qu'à titre tout à fait exceptionnel. Mais il en est bien
autrement des alcools tirés des divers végétaux, quel que soit
celui qui les fournisse : raisins, pommes, poires, cannes à
sucre, betteraves, céréales, tubercules, etc.

Au point de vue de leur valeur, comme agent de calorification, les alcools utilisés sont pratiquement équivalents. Il est
loin d'en être de même, nous le savons, au point de vue de
l'hygiène; mais ce n'est pas ici le lieu d'envisager cette
question.

Nous prenons l'alcool, comme *boissons de table* ou comme
*liqueurs*.

Les trois boissons de tables les plus usitées en France
sont le *vin*, le *cidre* et la *bière*.

*Vins.* — Nos vins français ordinaires peuvent être considérés comme contenant environ 10 % d'alcool.

**Composition moyenne des Vins** (1)

| ORIGINE DES VINS | ALCOOL en degrés centigrades. | EXTRAIT à 100 degrés. | TARTRE | CENDRES | GLYCÉRINE | Acidité totale en acide sulfurique. | Matière réduisant la liqueur cupro-potass⁶ ram. en glue⁶⁶ | SULFATE de peptone. |
|---|---|---|---|---|---|---|---|---|
| Moyenne des vins de Bourgogne ordin^res. | 10.8 | 20.5 | 2.6 | 2.1 | 4.5 à 7 | 4.7 | 1.3 | » |
| Moyenne des vins rouges du Médoc. | 10.1 | 19.3 | 2.2 | 1.9 | » | 5.5 | 0.7 | » |
| Moyenne des vins de Bordeaux ordin^res. | 9.8 | 22 5 | 1.9 | 2.2 | 5 à 7.5 | 4.1 | 1 1 | » |
| Vins de Narbonne plâtrés. | 11.7 | 21.8 | » | 4.5 | » | 4.5 | 1.3 | 2-2.5 |
| Vins blancs français. | 7 à 11 | 13 à 18 | 1.8-2.4 | 1.7 | » | 5.5 à 7 | » | » |
| Vins rouges d'Algérie. | 12.2 | 22.3 | 0.75 | 3.1 | » | 6.4 | 1.04 | » |
| Moyenne de 74 analyses de vins divers (1). | 10.9 | 24.18 | 1.52 | 3.48 | 7.5 | » | 1.15 | » |
| Vins de coupage. | 9.5 | 19.1 | 1.9 | 3.1 | » | » | 1.8 | 1 à 2 |
| Moyenne des vins rouges d'Italie import. en France. | 13.72 | 33.70 | » | 3.92 | » | » | » | » |
| Vins d'Espagne rouges ordinaires. | 13 1 | 18.5 | » | 3.8 | » | 4.6 | 1.4 | » |
| Idem. | 13.8 | 23.5 | 1.8 | 4.3 | » | » | 1 9 | 2.5 |

(1) Laboratoire municipal de Paris.

La consommation moyenne totale de ces vins pour la France, provenant soit de sa production soit des pays voisins, l'Italie et l'Espagne, a été, de 1879 à 1888, de 27.000.000 d'hectolitres ; et, de 1895 à 1898, de 35.000.000. La proportion d'alcool étant de 10 % en volume, nous arrivons donc à une consommation, dans les années les plus proches de nous, à 3.500.000 hectolitres. Notre production de 1889 à 1898 a donné une moyenne de 33.528.223 hectolitres de vin.

(1) Tableau emprunté à A. Gautier.

*Cidre.* — Après le vin, c'est le cidre qui est le plus usité en France. Sa consommation varie beaucoup. Elle s'est élevée à 23.000.000 d'hectolitres en 1883, et a pu tomber à 4.000.000 d'hectolitres seulement en 1889 ; mais la moyenne annuelle, de 1889 à 1898, a été de 13.745.442 d'hectolitres. La quantité d'alcool varie de 3 à 5 °/₀ ; et, en prenant une moyenne de 4 °/₀, ces 13.000.000 d'hectolitres ont donc contenu 520.000 hectolitres d'alcool.

*Bière.* — Enfin, notre consommation de bière, de 1879 à 1888, a été de 8.000.000 d'hectolitres. Nos bières rivalisent avec les bières anglaises pour leur richesse en alcool. Tandis, en effet, que les bières allemandes en contiennent de 2 à 4 °/₀, celles de Danemarck et de Belgique de 2 à 5°/₀, celles d'Autriche 3 °/₀, celles d'Angleterre et les nôtres en contiennent de 4 à 5 °/₀. En prenant un chiffre moyen de 4-5 °/₀, nous arrivons donc à 360.000 hectolitres d'alcool.

Si nous totalisons maintenant l'alcool pris avec le vin. le cidre et la bière, nous arrivons au chiffre énorme de 4 millions 380.000 hectolitres d'alcool pris sous cette forme, soit plus de 11 litres par personne.

*Liqueurs.* — Mais, en outre, à cet alcool vient s'ajouter celui pris sous forme de *liqueurs* diverses, dont la consommation a triplé dans cinquante ans. Les dépenses en alcool sous cette forme, en effet, ont été en 1853 de 600.000 hectolitres, de 850.000 hectolitres en 1860 ; de 870.000 hectolitres en 1865 ; de 920.000 hectolitres en 1870 ; de 1.000.000 d'hectolitres en 1875 ; de 1 million 300.000 hectolitres en 1880 ; de 1.450.000 hectolitres en 1885 et 1.600.000 hectolitres en 1890.

Même en supposant que cette consommation n'ait pas augmenté depuis dix ans, et tout fait supposer qu'elle l'a été de beaucoup, nous arrivons à une dépense de plus de 4 litres par personne et par an, qui, réunis aux 11 litres provenant des boissons dites hygiéniques, font un total de 15 litres d'alcool par personne et par an, soit environ 33 grammes par jour.

Cette quantité d'alcool pourrait paraître minime relativement aux quantités d'hydrates de carbone fournis par les végétaux à l'état naturel. Mais je dois faire remarquer que tandis que ces hydrates de carbone ne donnent environ que

quatre calories par gramme, l'alcool vinique en donne sept,
ce qui double presque sa valeur de calorification (1). Ces
15 litres d'alcool pesant environ 12 kilog., ces 12 kilog., à
7 calories par gramme, donnent donc un total de 84.000 calories ; et si nous supposons la ration d'entretien comme équivalente à 2.400 calories, on verra que cette quantité d'alcool,
à elle seule, en fournit 233, soit presque le dixième. Elle
pourrait fournir la ration d'entretien à elle seule pendant plus
d'un mois.

*Sucre.* — Sous différentes formes, le sucre, cet hydrate de
carbone par excellence, entre de plus en plus dans notre alimentation. Nous le prenons en nature soit cristallisé, soit en
sirop. Il forme le fond de la confiserie et des confitures ;
entre pour une part importante dans la pâtisserie ; et enfin
une partie, qui probablement va augmenter encore sa consommation, est transformée en alcool en utilisant la fermentation du raisin.

Cette consommation, qui tendrait déjà à augmenter ne serait-ce que par le goût prononcé qu'a l'homme pour cette
substance, est encore facilitée par l'abaissement relatif de son
prix. Le sucre de nos colonies nous est arrivé en 1898 au
prix de 0 fr. 32 environ le kilog. Malgré le droit énorme d'entrée de 0 fr. 28 le kilog. le gros commerce se le procure donc
au prix de 0 fr. 60.

C'est également, du reste, dans les environs de ce prix que
doit revenir le sucre de betterave. Pendant les dix années de
1889 à 1898, le prix de la betterave à sucre a été de 2 fr. 35
le quintal. Or, le quintal donnant environ 10 kilog. de sucre,
celui-ci, par le prix d'achat de la matière première, reviendrait à 0 fr. 23 le kilog. ; et, en y ajoutant le prix de la mani-
pulation, je ne crois pas que l'on s'éloigne beaucoup de
0 fr. 60.

Aussi, comme on va le voir, la consommation du sucre
est-elle devenue considérable. Nous en avons importé environ 100 millions de kilos en 1898, sur lesquels 96 millions
provenaient de nos colonies. Mais, de plus, la production
moyenne de la betterave à sucre, de 1889 à 1898, ayant été

_____

(1) L'alcool propylique en donne 7,9, le butylique 8,5, l'amylique 8,9 et
l'éthylique 10,5.

de 69.183.258 quintaux métriques, et la betterave donnant en
moyenne, je l'ai dit, au moins 10 %, c'est donc une production
annuelle de 700 millions de kilog. Le total de ces deux provenances est donc de 800 millions de kilog. Si donc toute
cette production est dépensée en France, et je crois qu'elle
doit l'être en bonne partie, ce serait plus de 20 kilog. de
sucre que chaque français dépenserait par an, sous une forme
quelconque, soit plus de 50 gr. par jour.

Mais je dois faire remarquer qu'une partie de l'alcool et
du sucre est tirée des hydrates de carbone naturels. Tels
sont les alcools retirés des céréales et de la pomme de terre ;
ces quantités ne doivent donc pas s'ajouter, d'une manière
complète. Cependant une partie doit s'y ajouter au moins
en ce qui concerne le sucre, celui de la canne étant importé,
et la betterave n'ayant pas été comprise dans les légumes
dont j'ai parlé. Nous ne devons donc guère déduire du sucre
que celui qui est transformé en alcool, surtout dans la fabri-
cation des vins et qui a déjà figuré comme tel. Mais, même
en déduisant cette partie, je pense que l'on peut encore considérer la quantité de sucre dépensé, soit directement soit
avec nos divers aliments, comme arrivant au moins à 30 gr.
par jour.

Si donc, nous réunissons aux hydrates de carbone naturels,
l'alcool, évalué en glucose et le sucre, nous arrivons à un
total qui avoisine 600 gr. de ces aliments, qui peuvent être
mis tous les jours à la disposition de chaque membre de notre
population.

De ce qui précède, nous pouvons donc conclure qu'en
France :

1° La presque totalité des hydrates de carbone est fourni
à l'homme par le règne végétal ;

2° Que parmi les végétaux, vu nos habitudes actuelles,
c'est le froment qui en fournit le plus, et qu'ensuite viennent
l'alcool, le sucre et la pomme de terre ;

3° Que, quoique dans des proportions moindres, les quantités venant des légumes, des fruits ne sont pas négligeables ;

4° Enfin, qu'ainsi que nous le verrons dans la suite, ces
quantités sont plus que suffisantes pour faire face aux besoins
de notre population en cette catégorie d'aliments.

ORIGINE DES CORPS GRAS SERVANT A NOTRE ALIMENTATION.

L'homme demande les corps gras qui servent à son alimentation aux deux règnes, dans des proportions qui varient dans chaque climat, et aussi selon la production du sol. On peut dire, d'une manière générale, que, dans la zone intertropicale. d'une part, la quantité de substances grasses employées dans l'alimentation, relativement aux hydrates de carbone, est moins grande que dans les pays froids ; et ensuite que, dans ces derniers pays, les corps gras utilisés sont demandés surtout au règne animal et dans les pays chauds surtout au règne végétal.

Pour la France, ce n'est guère qu'en Provence que les corps gras tirés du règne végétal peuvent l'emporter sur ceux provenant de l'animal. Partout ailleurs, les corps gras les plus employés sont le beurre et la graisse de porc ou de volaille. Il est vrai que l'industrie tend à nous induire en erreur à cet égard. Une partie du beurre de nos marchés, en effet, est extraite des corps gras des végétaux.

La plupart des corps gras sont principalement constitués par un mélange de margarine, de stéarine et d'oléine ; c'est du moins de ces trois substances que sont composés le beurre et les diverses graisses de nos animaux domestiques et aussi d'assez nombreux corps gras végétaux. Ce qui distingue ces corps les uns des autres, outre la différence de proportions de ces substances, ce sont les huiles essentielles dont quelques-unes les font estimer, et que d'autres font rejeter de notre alimentation. Or, l'industrie, excitée par l'appât du gain, est arrivée, d'une part, à séparer les divers corps composants les uns des autres et, par conséquent, à les mélanger dans les proportions qu'elle veut ; et, d'autre part, à débarrasser toutes ces graisses de leur huile essentielle, et même, pour certains cas, à les imprégner de quelques autres.

On m'a soumis, il y a quelques années, un beurre fait avec des corps gras végétaux, qu'il m'a été impossible de distinguer de quelques autres naturels et excellents au milieu desquels je savais qu'il avait été placé.

Du reste, j'ai déjà dit, à propos des herbivores, que quoique ayant une composition différente, tels que huile d'olive, graisse du porc ou même huile de ricin, lorsque ces corps ne sont pas ingérés en trop grande quantité, l'organisme de ces animaux les transforme facilement en corps gras qui lui sont propres. Or, il en est de même de notre propre organisme, qui, dans les mêmes conditions, peut transformer, en ses propres corps gras, tous ceux qu'il peut demander aux deux règnes. Je dois ajouter, en outre, que tous les corps gras, quelle que soit leur provenance, ont des pouvoirs calorifiques qu'en pratique on peut considérer comme identiques.

Ces quelques indications données, voyons maintenant, comme nous l'avons fait pour les hydrates de carbone, quelles sont les principales origines des corps gras utilisés par la population française.

La quantité contenue dans les *céréales* qui servent à notre alimentation est bien peu importante. Le froment n'en contient guère plus de 1 gr. pour % (1 gr. 20), le riz moins de 0 gr. 50, le sarrasin et le seigle environ 2 % ; et si le maïs arrive à 7 %, nous savons qu'il compte peu dans notre alimentation. Toutefois, étant donné que nous utilisons par an, environ 160 kilog. de froment, environ 10 kilos de maïs et de sarrasin, et enfin encore des quantités appréciables de seigle et de riz, je pense que l'on peut estimer à 2 kilog. par an la quantité de corps gras qui nous est fournie par ces divers aliments.

Les *légumes secs* nous en fournissent encore moins. Si, en effet, la fève en contient 1 gr. 50 pour 100 gr. et les haricots ainsi que les lentilles et les pois environ 2 %, la quantité de ces légumes qui revient à chacun de nous n'étant que de 6 kil. 400 par an, leur richesse en corps gras n'est guère que de 125 grammes.

Les 5 millions de quintaux métriques de châtaignes, celles-ci ne contenant guère que 1 % de matières grasses, nous donnent 5 millions de kilog. de ces matières qui, répartis sur notre population, se réduit à 125 grammes par personne et par an.

La *pomme de terre*, que nous avons déjà vu occuper une place importante dans notre alimentation en ce qui concerne les hydrates de carbone, joue également un rôle digne de

notre attention au point de vue des corps gras. Sa richesse
en ces substances peut être évaluée à 1 gr. 75 %, ce qui,
vu son énorme dépense de 120 millions de quintaux métriques, donne 190 millions de kilos de matières grasses, soit
sensiblement 5 kilos par an et plus de 13 grammes par jour.
Comme on le voit, c'est une quantité qui n'est pas négligeable.

Quant aux *légumes frais* et aux divers *fruits*, malgré la grande
quantité que nous en dépensons, je ne crois pas qu'on puisse
évaluer à plus de 0 gr. 50 par jour, soit environ 175 grammes
par an, le poids des corps gras qu'ils nous fournissent.

Mais, dans le règne végétal, plusieurs fruits sont particulièrement riches en corps gras ; et nous utilisons ces derniers,
soit après leur extraction de ces fruits, soit avec les fruits
eux-mêmes.

Parmi les premiers, je dois citer l'olive, la noix, l'arachide
et, quoique dans des proportions moindres, le colza, la navette et l'œillette. Enfin, parmi les seconds, trouvent place
l'amande, la noisette et le cacao.

L'olive est utilisée à l'état de fruit soit verte, soit mûre ;
mais c'est surtout à l'extraction de l'huile que, de beaucoup,
la plus grande quantité est employée. La récolte de 1898 en
a fourni 1.418.977 quintaux métriques ; et la proportion de la
matière grasse étant de 52 % environ, nous arrivons à une
quantité moyenne approximative de 2 kilog. par an et par
personne, soit sensiblement de 6 grammes par jour.

Mais, de plus, à l'huile d'olive, dans la consommation, s'a-
joute une grande quantité d'autres huiles vendues sous son
nom et provenant du colza, de la navette et de l'œillette.

Pendant cette année 1898, les récoltes pour ces trois graines oléagineuses ont été de 688.236 quintaux métriques pour
le colza, de 53.507 quintaux métriques pour la navette et de
81.475 pour l'œillette, soit un total de 773.208 quintaux métriques pour les trois. En supposant que ces diverses graines
donnent 50 % de corps gras, nous arrivons à un total de
38.660.400 kilog. de matières grasses. La quantité de matières
grasses fournie par ces graines, en admettant qu'elle soit employée en totalité pour notre alimentation, n'atteindrait donc
pas 1 kilog. par personne et par an.

La noix est utilisée aussi bien à l'état de fruit qu'à l'extraction de son huile. Sa récolte en 1898 a atteint 595.775 quin-

taux métriques. et comme le poids de l'amande est sensiblement le même que celui de l'écorce. nous arrivons à un poids
approximatif de 297.887 quintaux métriques pour cette dernière. Enfin la noix contenant 60 % de corps gras, c'est un
total de 1.787.200 kilog. de cette substance, quantité qui,
répartie sur notre population, ne nous donne que 45 grammes
par personne et par an, soit une quantité réellement négligeable.

Quant aux amandes, aux noisettes et au cacao, malgré leur
richesse en matières grasses, qui est respectivement de 55,7,
64 et 40 %, et leur utilisation fréquente surtout pour les
amandes, je ne crois pas que leur production totale en matières grasses dépasse celle des noix.

Enfin, en ce qui concerne les arachides, l'importation pour
1898 a été de 80 millions de kilog. une fois décortiquées; en
leur attribuant une richesse moyenne en matières grasses de
20 %, c'est donc 16 millions de kilog. de matières grasses,
soit sensiblement 400 grammes par personne et par an.

Si maintenant nous réunissons les matières grasses de provenance végétale, nous trouvons donc : pour les céréales,
2 kilog.; pour les légumes secs, 125 gr.; pour les châtaignes,
125 gr.; pour les pommes de terre, 5 kilog.; pour les fruits
et légumes frais, 175 gr.; pour l'olive, 2 kilog.; pour la noix,
45 gr.; pour l'amande, la noisette et le cacao, 0 gr. 50; enfin,
pour les arachides, 400 gr., soit un total de 9 kil. 920 par an;
et très sensiblement 30 grammes par personne et par jour.


Voyons maintenant quelle est là quantité de ces mêmes
substances qui nous est fournie par les aliments d'origine
animale.

Nous verrons bientôt que la quantité de viande de boucherie dépensée en moyenne par la France est environ de
55 kilos par an. D'autre part, la quantité de graisse contenue
dans cette viande étant de 12 % pour le bœuf ordinaire et de
16 % pour le bœuf gras, d'après A. Gauthier, nous pouvons
admettre un chiffre moyen de 14 %. Pour le veau, il est vrai,
il est rare d'arriver à 10 %; mais le mouton atteint souvent
20 %. Je pense donc ne pas être loin de la vérité en fixant à
14 % la richesse moyenne de la viande de boucherie en matières grasses. Ce serait donc 8 kil. 250 de ces substances par
personne et par an, soit 22 grammes environ par jour.

La race porcine, d'après les statistiques officielles, se maintient dans les environs de 6 millions, en y comprenant les animaux jeunes et les adultes. Or, si, en outre, nous tenons compte de l'âge auquel ces animaux sont abattus et de leur poids en ce moment, on voit que la totalité de leur viande, répartie entre notre population, fournirait à chacun de ses membres environ 15 kilog; et, cette viande ayant une proportion moyenne de 25 % de substances grasses, nous arrivons à 3 kil. 750 de cette substance par personne, soit sensiblement 10 grammes par jour.

Notre production en lait, je l'ai déjà dit, est de 82 millions d'hectolitres, ce qui donne plus de 200 litres par personne et par an; c'est donc environ 540 grammes de lait par personne et par jour, soit sensiblement 20 grammes de matières grasses. Enfin, si l'on réunit les matières grasses que nous trouvons dans les œufs, dans les volailles, le gibier et dans les produits animaux d'eau douce et de mer, je pense qu'on peut estimer à 8 grammes la quantité totale des substances grasses que ces aliments contiennent.

Nous arrivons donc ainsi à un total de 60 grammes de substances grasses provenant des aliments d'origine animale; et cette quantité, ajoutée à celle provenant des aliments végétaux, nous conduit à un total général de 90 grammes par jour et par personne.

En ce qui concerne les corps gras servant à notre alimentation, nous pouvons donc conclure :

1° Que nous prenons ces substances dans les deux règnes;

2° Que, d'une manière générale, nous les demandons surtout au règne animal ;

3° Qu'ainsi que nous le verrons dans la suite, l'ensemble de ces corps gras est largement suffisante pour faire face aux dépenses de notre population.


ORIGINE DES SUBSTANCES ALBUMINOÏDES SERVANT A NOTRE ALIMENTATION.

Malgré l'augmentation constante de la part que les divers aliments d'origine animale prennent dans notre nourriture, c'est encore le végétal, qui, au moins en France, nous fournit la plus grande quantité des substances albuminoïdes.

C'est là un point qui me paraît digne d'être signalé ; car, en général, on semble croire le contraire.

ALBUMINOÏDES D'ORIGINE VÉGÉTALE. — *Le blé* contient une moyenne de 14 à 16 °/₀ de substances azotées, c'est-à-dire une proportion qui dépasse les trois quarts de celle des aliments animaux ; et, si le riz n'arrive guère qu'à 6 ou 7 °/₀, le maïs atteint encore à 12 °/₀ et le seigle ainsi que le sarrasin, dans les environs de 9 °/₀.

Pour le blé, les 225 kilos, qui reviennent par an à chaque habitant, donnent, après le blutage, 150 kilog. de farine ; et celle-ci contenant environ 12 °/₀ de substances azotées, c'est donc environ 50 grammes de ces substances que la farine peut fournir à chacun de nous.

La consommation du seigle et du sarrasin diminue de plus en plus, et le maïs est employé surtout à la nourriture des animaux. Pendant la période de 1889 à 1898, je l'ai dit, la production du seigle a été de 23,148,758 hectolitres, soit de 16,682,342 quintaux métriques ; pour la même période, la récolte du sarrasin a donné 9,290,687 hectolitres, et celle du maïs, 9,406,268 hectolitres.

Le total de cette production dépasse donc 40 millions d'hectolitres ; et, même en attribuant les trois quarts de cette récolte à l'alimentation des animaux, il reste encore 10 millions d'hectolitres pour la nôtre, soit 7,500,000 quintaux métriques. Or, en admettant la proportion moyenne de 10 °/₀ de matières azotées contenues dans ces trois graines, nous arrivons à un total de 750,000 quintaux métriques de ces substances, qui, répartis sur notre population, nous donne environ 2 kilog. par an et par personne et sensiblement 5 grammes par jour pour chacune d'elles.

*Les légumineuses* sont très riches en matières azotées, mais leur consommation est faible relativement aux aliments précédents.

Le haricot, le pois et la fève en contiennent plus de 22 °/₀ ; la lentille arrive à 26 et la fève de Soja à 33 °/₀. Même en éliminant cette dernière, qui n'est pas encore entrée dans notre alimentation d'une manière courante, on voit que les graines de légumineuses contiennent plus de substances azotées que les viandes les plus riches ; et comme, d'autre part, elles contiennent également plus d'aliments ternaires, on voit combien est grande leur valeur nutritive ; et on s'explique mal leur rare apparition sur la table surtout de la population urbaine. En admettant que la quantité qui revient à chacun de nous soit par jour de 26 grammes, c'est un minimum de 6 grammes de substances azotées que nous trouvons dans ces aliments.

Quoique, d'une manière générale, les *racines*, les *tubercules* et les *légumes herbacés* soient peu riches en substances albuminoïdes, leurs proportions restant, pour la plupart, entre 1 et 2 %, vu leur grande consommation, la quantité de substances azotées qu'ils nous fournissent est, encore appréciable.

La pomme de terre, dont la richesse varie de 1 gr. 50 à 2 gr. %, par sa grande consommation, qui dépasse 120 millions de quintaux métriques, nous donne par jour, à elle seule, plus de 7 gr. 50 de substances azotées ; et les autres légumes, dont on peut évaluer la consommation à 150 grammes par jour, leur richesse dépassant souvent 1 %, nous en donnent environ 1 gr. 50, soit en tout un minimum de 9 grammes pour l'ensemble des légumes.

Parmi les *fruits*, c'est la châtaigne, qui par sa grande production, nous donne le plus de substances azotées. Elle en contient de 5 à 8 %, soit une moyenne de 6,5. Or, même en admettant qu'une partie soit consommée par les animaux, nous arrivons encore à une quantité de 1 gr. 50 de substances azotées par jour et par personne.

Quelques fruits, consommés secs, sont très riches en ces azotés ; tels sont la noix, la noisette et le cacao, qui en contiennent environ 25 %, et l'amande qui peut dépasser le double. Or, la noix, l'amende et la noisette, sont fréquemment sur nos tables pendant l'hiver. Ils y figurent avec l'olive et le raisin sec, dont la première contient 5 % et le second 2 % de ces substances. Enfin l'usage du chocolat contenant le cacao, se répand de plus en plus.

Comme on le voit, si tous les fruits étaient aussi riches, ils pourraient nous fournir des substances albuminoïdes en assez grande quantité. Mais, par contre, les fruits frais, pêches, abricots, cerises fraîches, framboises, prunes, pommes, poires, groseilles, figues, raisins et oranges n'en con-

tiennent guère que 0 gr. 50 %, en moyenne, de sorte qu'en
tenant compte que ce sont ces derniers qui sont consommés
en plus grande quantité, je crois ne pas m'écarter beaucoup
de la réalité en évaluant à 1 gr. la quantité de substance
albuminoïde qu'ils nous donnent.

D'après ces différentes évaluations, qui forcément sont
seulement approximatives, nous arrivons donc aux quantités
suivantes :

| | | | |
|---|---|---|---|
| Blé | 50ᵍ  » | Autres légumes, tubercules, | |
| Maïs, sarrasin et seigle | 5  » | racinés | 1ᵍ50 |
| Légumes secs | 6  » | Châtaignes | 1 50 |
| Pommes de terre | 7 50 | Autres fruits | 1  » |
| | Total | 72ᵍ 50 | |

C'est donc un total de 72 gr. 50 de substances albuminoïdes
que le règne végétal peut fournir, chaque jour, à chacun de
nous; et qui, en réalité, d'une manière approximative, sont
probablement dépensés.

Voyons maintenant ce que nous donne le *règne animal*.

*Viandes de boucherie.* — Mes renseignements sur les dépenses de la France en viande de boucherie ne remontent pas
au-delà de 1816; et encore n'ai-je pu trouver que les quantités concernant les villes. Mais, dès cette époque, les dépenses de la population urbaine sont des plus élevées. Les 318
villes de France formant un total de 3.922.388 habitants
dépensaient déjà, en 1816, 198.885.650 kilog. de viande,
soit 50 kil. 680 par habitant. Mais cette consommation reste
stationnaire pendant un certain temps; et, si elle augmente
en réalité, ce n'est que par l'accroissement de la population
urbaine. En 1833, en effet, les villes ayant plus de 5.000 habitants sont au nombre de 376, et leur population s'élève
à 4.803.405 habitants. Quant à la dépense en viande par
personne, elle est restée la même : elle est de 242 millions
231.830 kilog., soit 50 kil. 430 gr. par habitant.

De plus, une statistique de 1830 va nous permettre d'apprécier les dépenses de la population rurale. Pendant cette
année, la consommation totale de la France, pour la viande
de bœuf, de vache et de veau, a été de 454.680.412 kilog.,
et celle de la viande de race ovine de 109.951.668 kilog., soit
en tout 564.632.080 kilog. Or, si nous supposons que pen-

dant cette année la dépense de la population urbaine ait été
la même qu'en 1833, il nous restera, pour la dépense du reste
de la population, 322.400.250 kilog. Et, d'autre part, si nous
retranchons de la population de la France à cette époque,
les 4.800.000 habitants des villes, il nous reste environ
28 millions d'habitants pour cette consommation de 322 millions de kilog. de viande soit sensiblement 11 kilos par
habitant. Si, enfin, à ces 11 kilog. de viande de bœuf et de
mouton, nous ajoutons 10 kilog. de viande de porc, dépense
approximative de cette viande à cette époque, nous arrivons
à un total de 60 kilog. de viande pour un sixième de la population, et 20 kilog. pour les autres cinq sixièmes.

Mais peu à peu l'élevage se multiplie et la consommation
de la viande triple en 50 ans. Partie de 454.680.412 kilog.
en 1830, la consommation totale de la France, en viande
de bœuf seulement, arrive :

A    872.506.900 kilog. en 1856
A 1.092.287.352 kilog. en 1862
A 1.138.131.449 kilog. en 1867
A 1.104.117.958 kilog. en 1872
A 1.317.071.682 kilog. en 1877

Or, tout en admettant qu'une partie de cette augmentation
soit due à la population urbaine qui, d'une part, s'était
accrue, et qui, d'autre part, avait augmenté ses dépenses indi-
viduelles, il n'en reste pas moins comme très probable que la
plus large part de cette augmentation doit être attribuée à la
population rurale. C'est, du reste, ce qui résulte d'une statistique due à Flechey (1), qui trouve que, pour la période
s'étendant de 1856 à 1877, la consommation annuelle a varié
de 17 à 24 kilog. pour la campagne, de 54 à 66 kilog. pour
les villes de plus de 10.000 habitants, et de 24 à 34, en
moyenne, pour la France.

Dans une autre statistique, portant également sur une
période de vingt ans, mais plus rapprochée de nous, de 1862
à 1882, Lecouteux (2) estime, ainsi qu'il suit, ces dépenses en
viande de boucherie :

(1) Renseignements fournis par Baillet, directeur honoraire de l'Ecole
vétérinaire de Toulouse — Société d'agriculture, *Officiel* du 13 mai 1883,
page 2406.

(2) Renseignements de Baillet. *Journal d'agriculture pratique*, 1890,
2e semestre, p. 403.

|                           | 1862 | 1882 |
|---------------------------|------|------|
| A Paris                   | 66$^k$600 | 79$^k$310 |
| Dans les autres villes    | 50   | 58 87 |
| Moyennes des villes       | 53   | 64 600 |
| Moyenne pour la France    | 25 92 | 33 050 |

Enfin, d'après une statistique plus récente, les dépenses
seraient :

Dans le Midi, de 62 kilog.

Dans le Centre, de 65 kilog.

Dans le Nord, de 70 kilog.

Et dans le rayon de Paris, de 91 kilog.

Ces dépenses me paraissent comprendre la viande de porc,
en même temps que celle du bœuf et du mouton. D'après
des renseignements que j'ai obtenus grâce à l'obligeance des
préfets de quelques départements, tels que ceux de la Haute-
Garonne, de l'Allier, de la Corrèze, des Pyrénées-Orientales,
du Pas-de-Calais, du Puy-de-Dôme, des Basses-Pyrénées et
de la Sarthe, pour les trois années, 1892, 1893 et 1894, les
dépenses en viande de boucherie ne seraient que de 45 kilog.
pour un tiers de la population, celles des petites localités; de
55 kilog. pour un autre tiers; et de 65 kilog. pour le dernier
tiers représenté par les villes de plus de 5.000 habitants.

La moyenne était donc, il y a dix ans environ, de 55 kilog.
pour toute la France; et je ne crois pas que depuis elle ait ni
diminué ni beaucoup augmenté.

Or, en prenant ce chiffre moyen et approximatif de 55 kilog.,
c'est donc par jour et par habitant environ 150 grammes de
viande; et en acceptant le chiffre de 18 °/₀ de substances
azotées, nous arrivons à une moyenne, de ce chef, de 27 gr.
par jour et par personne.

La population porcine depuis longtemps dépasse 5.500.000 ;
et elle arrive en ce moment dans les environs de 6.000.000
(6.230.966 en 1898). Or, en tenant compte de l'âge auquel on
sacrifie cet animal, de son poids en ce moment et de la proportion des matières azotées, j'arrive à ce résultat que nous
en dépensons en moyenne 15 kilog. par an; et qu'il nous
fournit dans les environs de 8 grammes de substances
azotées par jour.

J'ai déjà dit que nous dépensons plus de 82 millions d'hectolitres *de lait* par an ; c'est environ 200 litres par an et par personne qui entrent dans l'alimentation sous une forme quelconque, lait, beurre, fromage, etc. C'est donc plus d'un demi-litre par jour, ce qui nous donne sensiblement 20 grammes de substances azotées.

Il est difficile d'apprécier la consommation de la *volaille*, des *œufs* et de tous les *produits de basse-cour*, auquel nous pouvons joindre le *gibier*. Cependant, je ne crois pas être loin de la réalité en évaluant cette consommation à 200 grammes environ par semaine, ce qui fait en tout quatre œufs, ou un quart de poulet, ou un huitième d'un lapin ou la moitié d'un pigeon. Or, ces 200 grammes par semaine donnent sensiblement 30 grammes par jour, soit encore approximativement 5 grammes de substances azotées par jour.

Enfin, d'après les chiffres fournis par les différentes statistiques, en réunissant tous les animaux demandés à la mer et à nos cours d'eau, poissons frais et salés, les crustacés et les mollusques, on arrive à un total de 7 kilos par an et par habitant, ce qui donne pour chacun d'eux environ de 3 à 4 grammes de matières azotées.

Si donc nous réunissons les substances fournies par ces divers animaux, nous trouvons :

| | |
|---|---|
| Viande de boucherie................... | 27 gr. |
| Viande de porc........................ | 8 » |
| Lait et ses produits.................. | 20 » |
| Volaille, œufs et gibier.............. | 5 » |
| Poissons et aliments tirés de la mer.. | 4 » |
| Total................................. | **64 gr.** |

De ce qui précède, nous pouvons donc conclure :

1° Que, d'une manière approximative, les aliments azotés d'origine végétale peuvent s'élever à 72 grammes par jour; et ceux d'origine animale à 64, ce qui constitue un total de 136 grammes.

2° Que, contrairement à ce que l'on serait porté à croire, ce sont encore les végétaux qui nous donnent la plus grande partie de nos azotés.

3° Enfin que cette quantité est largement suffisante pour assurer les besoins de notre population, en ce qui concerne cette catégorie d'aliments.

SUBSTANCES MINÉRALES CONTENUES DANS LES ALIMENTS VÉGÉTAUX
ET ANIMAUX SERVANT A NOTRE ALIMENTATION.

Dans deux études précédentes, je me suis arrêté longuement sur les quantités de substances minérales contenues
dans les végétaux servant à l'alimentation en général, mais
surtout des herbivores, et ensuite sur les quantités de ces
mêmes substances faisant partie des tissus de ces animaux.
Or, l'homme utilisant, pour son alimentation, ces végétaux et
ces animaux, on trouvera dans ces deux études tous les renseignements nécessaires pour se faire une idée de la quantité
de substances minérales qu'il trouve dans les aliments ayant
ces provenances. Cependant, comme les considérations dans
lesquelles je suis entré dans ces études, ont été présentées à
un autre point de vue, je pense qu'il y aura quelque utilité à
résumer ici, en me plaçant au point de vue spécial de notre
alimentation, ce qui a trait à quelques-uns de nos principaux
aliments.

De plus, dans les études précédentes, les substances minérales ont souvent été données en rapportant chacune d'elles
à 100 grammes de la totalité de ces substances contenues
dans chaque aliment. Cette manière de procéder a l'avantage de faire ressortir la proportion des différentes matières
salines, potasse, soude, chaux, etc., mais elle a l'inconvénient de ne pas indiquer immédiatement la quantité de chacune de ces substances que nous absorbons, quand nous
prenons un poids donné de ces aliments. Or, au point de vue
auquel nous nous plaçons ici, c'est là évidemment ce qui
nous intéresse le plus. Je vais donc m'attacher à donner ici
la composition minérale des aliments suivants, en indiquant
les quantités des principales matières salines contenues dans
100 grammes de chacun d'eux.


SUBSTANCES MINÉRALES CONTENUES DANS NOS ALIMENTS
D'ORIGINE VÉGÉTALE

Je vais donner rapidement les matières minérales contenues
dans les principales céréales, les légumes secs, quelques légumes frais et les principaux fruits.

*Froment.* — D'après la plupart des analyses, la quantité de matières salines est en moyenne de 1 gr. 60 sur 100 grammes de froment. Or, en tenant compte des proportions données, nous arrivons aux quantités suivantes contenues dans 100 gr. de blé.

| $K^2O$ | 0g500 | MgO | 0g190 | So⁵ | 0g020 |
|---|---|---|---|---|---|
| $Na^2O$ | 0.050 | $Fe^2O^3$ | 0.020 | $SiO^2$ | 0.030 |
| CaO | 0.050 | $P^2O^5$ | 0.720 | Cl | 0.004 |

*Riz.* — Le riz est beaucoup moins riche en matières salines. Les 100 grammes n'en contiennent que 0 gr. 68, soit moins de la moitié du froment ; et, sur ces 0 gr. 68, en faisant le même calcul que pour le froment, nous trouvons :

| $K^2O$ | 0g120 | MgO | 0g073 | So³ | 0g006 |
|---|---|---|---|---|---|
| $Na^2O$ | 0.035 | $Fe^2O^3$ | 0.012 | $SiO^2$ | 0.012 |
| CaO | 0.027 | $P^2O^5$ | 0.270 | Cl | 0.006 |

*Maïs.* — Le maïs contient en moyenne 1 gr. 10 de substances minérales pour 100 grammes ; et, en tenant compte des proportions des diverses matières salines contenues dans 100 grammes de cendres (voir page 123) nous arrivons aux quantités suivantes pour 100 grammes de maïs :

| $K^2O$ | 0g330 | MgO | 0g170 | So³ | 0g008 |
|---|---|---|---|---|---|
| $Na^2O$ | 0.012 | $Fe^2O^3$ | 0.008 | $SiO^2$ | 0.002 |
| CaO | 0.024 | $P^2O^5$ | 0.500 | Cl | 0.010 |

*Manioc.* — Je place ici le manioc, parce que, pour une population encore importante, il constitue l'aliment principal, au même titre que le froment et le riz pour d'autres groupes de population. L'analyse du manioc a été faite sur sa farine desséchée ; et dans ces conditions la quantité totale de matières minérales s'élève à 5 gr. 25.

De plus, Béleurgey, qui a bien voulu faire cette analyse à ma demande, comme la plupart des auteurs, a donné la composition des matières salines en la rapportant à 100 grammes de cendres (voir page 124) ; mais en faisant le calcul pour 100 grammes de manioc desséché, nous arrivons pour les bases, les seules substances qu'il ait dosées, aux quantités suivantes :

| $K^2O$ | 2g230 | CaO | 0g091 |
|---|---|---|---|
| $Na^2O$ | 0.003 | MgO | 0.060 |

Mais, je viens de le dire, ces quantités sont celles contenues dans 100 grammes de manioc desséché. Or, en supposant que ce tubercule contienne 80 % d'eau, nous arrivons aux quantités suivantes qui ne s'éloignent pas sensiblement de celles de la pomme de terre.

K²O . . . . . . . . . . . . . . .    0ᵍ440   |   CaO . . . . . . . . . . . . . . .    0.018
Na²O . . . . . . . . . . . . .    0.0006   |   MgO . . . . . . . . . . . . .    0.012

Je rapproche ces quatre aliments dans le tableau suivant :

| MATIÈRES SALINES | FROMENT | RIZ | MAÏS | MANIOC |
|---|---|---|---|---|
| Matières salines totales....... | 1.60 | 0.68 | 1.10 | 1.05 |
| Potasse . . . . . . . . . . . . . . . | 0.500 | 0.120 | 0.330 | 0.446 |
| Soude..... . . . . . . . . . . | 0.050 | 0.035 | 0.012 | 0.0006 |
| Chaux . . . . . . . . . . . . . . . | 0.050 | 0.027 | 0.024 | 0.018 |
| Magnésie. . . . . . . . . . . . . | 0.190 | 0.073 | 0.170 | 0.012 |
| Fer. . . . . . . . . . . . . . . . | 0.020 | 0.012 | 0.008 | » |
| Acide phosphorique. . . . . . . . | 0.720 | 0.270 | 0.500 | » |
| Acide sulfurique. . . . . . . . . . | 0.020 | 0.006 | 0.008 | » |
| Acide silicique/. . . . . . . . . . . | 0.030 | 0.012 | 0.002 | » |
| Chlore. . . . . . . . . . . . . . . | 0.004 | 0.006 | 0.010 | » |

Or, comme on peut le voir, des quatre, s'il s'agit de la minéralisation totale, c'est le froment qui a la plus forte et le riz qui a la plus faible. Pour les trois, pour lesquels les acides ont été dosés, c'est l'acide phosphorique qui l'emporte, non seulement sur les autres acides, mais aussi sur toutes les matières salines. Les deux autres acides et le chlore ne se placent que bien loin après lui. Ce sont donc les phosphates qui sont les plus abondants.

Quant aux bases, pour toutes c'est la potasse qui est la plus largement représentée, puis vient la magnésie, sauf pour le manioc. La chaux et la soude suivent de loin en se partageant la prépondérance, mais toujours dans de faibles proportions; et enfin le fer trouve son maximum dans le froment avec 0 gr. 02.

En somme, de ces quatre aliments, qui occupent une place si importante dans l'alimentation de l'homme, c'est le froment qui est le plus riche en matières salines. Il l'emporte sur tous les autres non seulement pour sa minéralisation totale, mais aussi au point de vue de l'acide phosphorique, de la soude, de la chaux, de la magnésie et du fer qui sont les substances minérales qui nous intéressent le plus.

LÉGUMES SECS. — Pour ces légumes, j'ai trouvé, d'après Moleschott, la composition des substances minérales pour 100 grammes des quatre principaux : le *haricot*, la *lentille*, la *fève* et le *pois*; et voici ces compositions :

*Haricot.* — Dans 100 grammes de haricots, on trouve 2 gr. 375 de substances minérales, et celles ci contiennent :

| | | | | | |
|---|---|---|---|---|---|
| $K^2O$ | 0g982 | $MgO$ | 0g185 | $So^3$ | 0g070 |
| $Na^2O$ | 0.241 | $Fe^2O^3$ | 0.001 | $SiO^2$ | 0.005 |
| $CaO$ | 0.236 | $P^2O^5$ | 0.460 | $Cl$ | 0.025 |

*Lentilles.* — La lentille, de ces quatre légumes secs, est le moins riche en matières salines ; 100 grammes n'en contiennent que 1 gr. 665, sur lesquels on trouve :

| | | | | | |
|---|---|---|---|---|---|
| $K^2O$ | 0g570 | $MgO$ | 0g041 | $So^3$ | |
| $Na^2O$ | 0.220 | $Fe^2O^3$ | 0.033 | $SiO^2$ | 0.022 |
| $CaO$ | 0.104 | $P^2O^5$ | 0.597 | $Cl$ | 0.076 |

*Fèves.* — La fève est, de ces quatre légumes secs, la plus riche en matières salines. Elle en contient 2 gr. 533 pour 100 grammes, à savoir :

| | | | | | |
|---|---|---|---|---|---|
| $Ko^2$ | 0g624 | $MgO$ | 0g205 | $So^3$ | 0g086 |
| $Na^2O$ | 0.341 | $Fe^2O^3$ | 0.030 | $SiO^2$ | 0.014 |
| $CaO$ | 0.153 | $P^2O^5$ | 0.900 | $Cl$ | 0.051 |

*Pois secs.* — La richesse totale des pois secs en matières salines est de 2 gr. 375, parmi lesquels figurent :

| | | | | | |
|---|---|---|---|---|---|
| $K^2O$ | 0g864 | $MgO$ | 0g182 | $So^3$ | 0g077 |
| $Na^2O$ | 0.163 | $Fe^2O^3$ | 0.023 | $SiO^2$ | 0.005 |
| $CaO$ | 0.104 | $P^2O^5$ | 0.850 | $Cl$ | 0.044 |

De même que je l'ai fait pour les aliments précédents, je vais rapprocher la composition minérale de ces quatre légumes secs, de beaucoup les plus employés dans notre alimentation, pour les comparer entre eux à ce point de vue.

| MATIÈRES MINÉRALES | HARICOTS | LENTILLES | FÈVES | POIS SECS |
|---|---|---|---|---|
| Matières minérales totales... | 2.375 | 1.665 | 2.533 | 2.375 |
| Potasse...................... | 0.982 | 0.570 | 0.624 | 0.864 |
| Soude ...................... | 0.241 | 0.220 | 0.341 | 0.163 |
| Chaux ...................... | 0.236 | 0.104 | 0.153 | 0.104 |
| Magnésie... .............. | 0.185 | 0.041 | 0.205 | 0.182 |
| Fer........................ | 0.010 | 0.033 | 0.030 | 0 023 |
| Acide phosphoriqne....... | 0.460 | 0.597 | 0.900 | 0.850 |
| Acide sulfurique........... | 0.070 | » | 0.086 | 0.077 |
| Acide silicique..... ........ | 0.005 | 0.022 | 0.014 | 0.005 |
| Chlore...................... | 0.025 | 0.076 | 0.051 | 0.044 |

Comme on le voit, ces légumes sont, d'une manière générale, deux fois plus riches en matières minérales que les aliments précédents. Le haricot, la fève et le pois ont une minéralisation à peu près égale, la lentille restant sensiblement au-dessous.

L'acide phosphorique l'emporte encore de beaucoup sur les autres acides ; mais il ne l'emporte pas, au moins d'une manière marquée, sauf pour la fève, sur la potasse. Si ces chiffres sont exacts, il y a même lieu d'être frappé de ce fait, que, même en tenant compte des autres acides et du chlore, les bases l'emportent de beaucoup sur les acides. Vu la richesse de ces légumes en albumine, ne pourrait-on pas admettre qu'une partie des bases s'y trouve à l'état d'albuminates ?

Parmi les bases, c'est encore la potasse qui l'emporte ; mais les autres, soude, chaux et magnésie, la suivent de plus près. Enfin le fer, d'une manière générale, y est plus largement représenté.

Il faut donc conclure que ces légumes secs, qui sont déjà si importants au point de vue de leur richesse en substances albuminoïdes et en hydrates de carbone, le sont aussi au point de vue de leur forte minéralisation, et plus particulièrement pour les substances qui sont le plus nécessaires à notre organisme, l'acide phosphorique, la soude, la chaux et le fer.

Je passe maintenant aux légumes frais pour lesquels je me restreindrai aux quatre suivants : la *pomme de terre*, la *carotte*, le *choux* et la *romaine*.

*Pomme de terre.* — La pomme de terre, si largement consommée en France et dans plusieurs autres pays, contient 1 gr. 025 de matières salines pour 100 grammes de substances fraîches, et parmi ces matières salines nous trouvons :

| | | | | | |
|---|---|---|---|---|---|
| $K^2O$ | 0gr626 | MgO | 0gr053 | $So^3$ | 0gr047 |
| $Na^2O$ | *traces.* | $Fe^2O^3$ | 0.005 | $SiO^2$ | 0.018 |
| CaO | 0.026 | $P^2O^5$ | 0.179 | Cl | 0.013 |

Mais, pour les trois suivants, j'ai dû calculer les quantités des diverses matières salines d'après les proportions données pour 100 grammes de cendres, et voici les résultats de ces calculs :

*Carotte.* — La carotte fraîche contient 1 gr. 39 de matières salines pour 100 grammes; et, parmi ces matiérés salines, figurent les suivantes :

| | | | | | |
|---|---|---|---|---|---|
| $K^2O$ | 0gr510 | MgO | 0gr060 | $So^3$ | 0gr089 |
| $Na^2O$ | 0.290 | $Fe^2O^3$ | 0.014 | $SiO^2$ | 0.033 |
| CaO | 0.150 | $P^2O^5$ | 0.177 | Cl | 0.064 |

*Chou vert.* — Pour 100 grammes de ce légume frais, on trouve 1 gr. 70 de matières salines, dont les principales sont les suivantes :

| | | | | | |
|---|---|---|---|---|---|
| $K^2O$ | 0gr450 | MgO | 0gr070 | $So^3$ | 0h210 |
| $Na^2O$ | 0.230 | $Fe^2O^3$ | 0.027 | $SiO^2$ | 0.088 |
| CaO | 0.250 | $P^2O^5$ | 0.220 | Cl | 0.127 |

*Romaine.* — La romaine, mangée le plus souvent crue et en salade, contient environ 1 gramme de matières salines pour 100 grammes à l'état frais; et dans ces matières salines, nous trouvons :

| | | | | | |
|---|---|---|---|---|---|
| $K^2O$ | 0gr250 | MgO | 0gr043 | $So^3$ | 0gr039 |
| $Na^2O$ | 0.350 | $Fe^2O^3$ | 0.013 | $SiO^2$ | 0.030 |
| CaO | 0.120 | $P^2O.^5$ | 0.110 | Cl | 0.042 |

Je rapproche ces quatre légumes dans le tableau suivant :

| SUBSTANCES MINÉRALES | POMMES de terre. | CAROTTE | CHOUX verts. | ROMAINE |
|---|---|---|---|---|
| Substances minérales totales . | 1.025 | 1.39 | 1.70 | 1.00 |
| Potasse.................. | 0.626 | 0.510 | 0.450 | 0.250 |
| Soude .... ............ | traces | 0.290 | 0.230 | 0.350 |
| Chaux ........... | 0.026 | 0.150 | 0.250 | 0.120 |
| Magnésie.. . ............. | 0.053 | 0.060 | 0.070 | 0.043 |
| Fer.................... | 0.005 | 0.014 | 0.027 | 0.013 |
| Acide phosphorique.... ... | 0.179 | 0.177 | 0.220 | 0.110 |
| Acide sulfurique .......... . | 0.047 | 0.089 | 0.210 | 0.039 |
| Acide silicique............. | 0.018 | 0.033 | 0.088 | 0.030 |
| Chlore................... | 0.013 | 0.064 | 0.127 | 0.042 |

De même que pour les céréales et les légumes secs, c'est encore l'acide phosphorique, qui, parmi les acides, est le plus largement représenté. Mais sa prédominance, si marquée pour la totalité des matières salines dans les céréales, et qui avait déjà diminué beaucoup dans les légumes secs, comparativement avec les bases, disparaît ici d'une manière complète à ce point de vue. Ce sont les bases qui l'emportent et surtout la potasse. Ces légumes étant pauvres en albumine, on ne saurait admettre la même hypothèse que pour les légumes secs. Dans quel état se trouvent ces bases? Je ne saurais le dire.

Mais quoi qu'il en soit à cet égard, il ressort de l'examen de ces analyses, que ces divers légumes sont pauvres en substances minérales, surtout d'une manière relative, en acide phosphorique, et que c'est la potasse qui, de toutes ces substances minérales, y est le plus largement représentée.

FRUITS. — Parmi les fruits, je donnerai, d'après Moleschott, les quantités de matières minérales contenues dans 100 grammes des fruits suivants à l'état frais : *Châtaignes*, *Pommes*. *Poires*, *Prunes*, *Cerises* et *Groseille*.

*Châtaignes*. — La châtaigne, je l'ai dit, joue un rôle important dans l'alimentation d'une partie de la France. Elle contient, d'après Moleschott, 53,71 % d'eau, et pour 100 grammes, environ 1 gr. 517 de matières salines.

Parmi ces dernières figurent :

| | | | | | |
|---|---|---|---|---|---|
| K²O.......... | 0ᵍ596 | MgO ....... | »   » | So³........... | 0ᵍ058 |
| Na²O........ | 0.292 | Fe²O⁵........ | 0ᵍ015 | SiO²........ | 0.035 |
| CaO....... . | 0.118 | P²O⁵.......... | 0.124 | Cl........... | 0.074 |

*Pommes.* — La pomme entre dans notre alimentation sous plusieurs formes. Elle arrive sur nos tables comme fruits frais, comme fruits secs, comme confitures et aussi, pour une partie importante de notre population, après sa fermentation, à l'état de boisson de table, le cidre. Or, voici sa composition minérale d'après Moleschott.

Elle contient 82,13 % d'eau et seulement 0,365 de substances salines dont voici la répartition :

| | | | | | |
|---|---|---|---|---|---|
| K²O......... | 0ᵍ130 | MgO ......... | 0ᵍ032 | So³........... | 0ᵍ022 |
| Na²O..... .. | 0.095 | Fe²O⁸........ | 0 005 | SiO²......... | 0.016 |
| CaO.. . .... . | 0 015 | P²O⁵.......... | 0.050 | Cl.......... ... | »   » |

*Poires.* — La poire, avec ses nombreuses variétés, est d'abord un des fruits auxquels, à l'état frais, nous demandons le plus souvent notre dessert, et cela aussi bien pendant l'automne que pendant l'hiver. Pendant cette dernière saison, nous l'utilisons également à l'état sec. Enfin, dans une partie de la France, on en fait une liqueur fermentée comparable au cidre, le *poiré*. A ces divers titres, la poire est donc un des fruits qui nous intéresse le plus.

Or, d'après Moleschott, voici qu'elle serait sa composition au point de vue minéral :

La poire contient 83,24 % d'eau et un total de 0 gr. 357 de matières salines, dont les principales sont les suivantes :

| | | | | | |
|---|---|---|---|---|---|
| K²O.......... | 0ᵍ196 | MgO......... | 0ᵍ019 | So³........... | 0ᵍ019 |
| Na²O........ | 0.031 | Fe²O¹....... . | 0.004 | SiO². ...... .. | 0.005 |
| CaO.......... | 0.019 | P²O⁵.......... | 0.054 | Cl.......... ... | traces |

*Prunes.* — La prune est également un des fruits les plus importants au point de vue de notre alimention. Elle apparaît sur nos tables, en effet, non-seulement au moment de sa maturité, à l'état frais, mais pendant toute l'année à l'état sec.

Voici la composition que lui attribue Moleschott :

A l'état frais elle contient 80,5 % d'eau, et sur 100 grammes de prunes fraiches on trouve 0 gr. 48 de matières salines dont les principales sont :

| | | | |
|---|---|---|---|
| K$^2$O | 0$^g$263 | P$^2$O$^5$ | 0$^g$085 |
| Na$^2$O | 0.042 | So$^3$ | 0.015 |
| CaO | 0.025 | SiO$^2$ | » |
| MgO | 0.022 | | |
| Fe$^2$O$^3$ | 0.012 | Cl | 0.003 |

*Cerises.* — La cerise, même en tenant compte de celles que l'on conserve et de celles que l'on utilise comme confiture, est loin d'avoir l'importance des fruits précédents. Cependant, vu la grande quantité que l'on en consomme au moment de sa maturité dans toute la France, elle mérite encore notre attention. Moleschott lui attribue la composition minérale suivante : 100 grammes de cerises contiennent 77 gr. 7 d'eau et un total de 0 gr. 658 de substances minérales dont les principales sont les suivantes :

| | | | |
|---|---|---|---|
| K$^2$O | 0$^g$340 | Pr$^2$O$^5$ | 0$^g$105 |
| Na$^2$O | 0.008 | SO$^3$ | 0.034 |
| CaO | 0.050 | SiO | 0.060 |
| MgO | 0.035 | | |
| Fe$^2$O$^3$ | 0.012 | Cl | 0.014 |

*Fraise.* — La fraise est un des fruits les plus estimés par sa saveur et son parfum. Nous l'utilisons soit à l'état frais, soit en confiture.

D'après Moleschott, 100 grammes de fraises contiennent 87 gr. 40 d'eau et 0 gr. 756 de matières salines dont les principales sont :

| | | | |
|---|---|---|---|
| K$^2$O | 0.177 | P$^2$O$^5$ | 0$^g$105 |
| Na$^2$O | 0.227 | So$^3$ | 0.033 |
| CaO | 0.120 | SiO$^2$ | 0.020 |
| MgO | traces | | |
| Fe$^2$O$^3$ | 0.050 | Cl | 0$^g$024 |

*Groseille.* — La groseille, moins recherchée que la fraise à cause de sa trop grande acidité, l'est davantage sous forme de confiture et de sirop. Sur 100 grammes, d'après Moleschott, on trouve 85 gr. 36 d'eau et 0 gr. 497 de matières minérales ainsi réparties :

| | | | |
|---|---|---|---|
| K$^2$O | 0$^g$193 | P$^2$O$^5$ | 0$^g$098 |
| Na$^2$O | 0.047 | So$^3$ | 0.028 |
| CaO | 0.061 | SiO$^2$ | 0.013 |
| MgO | 0.028 | | |
| Fe$^2$O$^3$ | 0.023 | Cl | 0.006 |

En rapprochant la composition minérale de ces divers fruits dans un tableau, les faits suivants s'en dégagent.

| SUBSTANCES MINÉRALES | Châtaignes | Pommes | Poires | Prunes | Cerises | Fraises | Groseille |
|---|---|---|---|---|---|---|---|
| Eau ... ..... | 53.71 | 82.13 | 83.24 | 80.50 | 77.70 | 87.40 | 85.36 |
| Matières minérales totales. | 1.517 | 0.365 | 0.357 | 0.480 | 0.658 | 0.756 | 0.497 |
| $K^2O$ ........ .. | 0.596 | 0.130 | 0.196 | 0.263 | 0.340 | 0.177 | 0.193 |
| $Na^2O$ ........ | 0.292 | 0.095 | 0.031 | 0.042 | 0.008 | 0.227 | 0.047 |
| $CaO$ ....... ... | 0 118 | 0.015 | 0.019 | 0.023 | 0 050 | 0.120 | 0.061 |
| $MgO$ .......... | » | 0.032 | 0.019 | 0.022 | 0.035 | traces | 0.028 |
| $Fe^2O^3$........ | 0.015 | 0.005 | 0.004 | 0.012 | 0.012 | 0.050 | 0.023 |
| $P^2O^5$ ......... | 0.124 | 0.050 | 0.054 | 0.085 | 0.105 | 0.105 | 0.098 |
| $So^3$ .......... | 0.058 | 0.022 | 0.019 | 0.015 | 0.034 | 0.033 | 0.028 |
| $SiO^2$ . ........ | 0.035 | 0.016 | 0.005 | » | 0.060 | 0.020 | 0.013 |
| $Cl$ .......... | 0 074 | » | traces | 0.003 | 0.014 | 0.024 | 0.006 |

De même que pour les légumes précédents, ce sont les bases qui l'emportent et d'une manière encore plus marquée. L'acide phosphorique, le plus largement représenté des acides, reste toujours bien au-dessous de la potasse, qui se maintient la substance minérale la plus abondante.

Si maintenant, nous comparons ces quatre groupes d'aliments provenant du règne végétal, les céréales, les légumes secs, les légumes frais et les fruits, nous verrons que :

1° Ce sont les légumes secs qui ont la plus riche minéralisation. Pour quelques-uns d'entre eux, leur richesse dépasse 2 grammes pour 100 grammes, tandis qu'elle reste toujours au dessous de cette quantité pour les céréales et les légumes frais, et que, sauf pour la châtaigne, elle n'atteint même pas 1 gramme pour les fruits;

2° L'acide phosphorique pour ces quatre groupes est toujours l'acide le plus largement représenté. Mais, de plus, tandis que pour les cérérales, il est même plus abondant qu'aucune base, il tombe au-dessous de la potasse pour les légumes verts et les fruits;

3° Parmi les bases, c'est toujours la potasse qui est la plus abondante; mais, de plus, elle est en même temps la plus abondante de toutes les substances minérales, pour les légumes frais et pour les fruits;

4° La soude est toujours en faibles proportions. Cependant, proportionnellement elle est plus largement représentée dans les fruits ;

5° La magnésie et la chaux sont toujours en très faibles quantités ;

6° Le fer ne dépasse pas 0 gr. 02 par kilog. et peut descendre au-dessous de 0 gr. 005 ;

7° L'acide sulfurique est en général faiblement représenté. Il l'est un peu moins dans les choux ;

8° L'acide silicique n'existe jamais qu'en faible quantité.

9° Enfin le chlore est toujours parmi les substances les moins abondantes.

Voyons maintenant quelle est la richesse en substances minérales des aliments que nous demandons au règne animal.

### SUBSTANCES MINÉRALES CONTENUES DANS LES ALIMENTS D'ORIGINE ANIMALE.

Je vais donner successivement la composition minérale de la viande de bœuf, du veau, du porc, des poissons de rivière et de mer, ainsi que celle du lait et des œufs.

*Viande de bœuf.* — Pour Moleschott, 100 grammes de cendres de cette viande contiennent :

| | | | |
|---|---|---|---|
| $K^2O$ | 35$^{gr}$90 | $P^2O^5$ | 34$^{gr}$36 |
| $Na^2O$ | ..... | $So^3$ | 3.37 |
| $CaO$ | 1.73 | $SiO^2$ | 2.07 |
| $MgO$ | 3.31 | | |
| $Fe^2O^3$ | 0.98 | $Cl$ | 1.022 |

D'autre part, Bunge a donné la composition suivante pour 100 grammes de viande fraîche :

| | | | |
|---|---|---|---|
| $K^2O$ | 0$^{gr}$465 | $P^2O^5$ | 0$^{gr}$467 |
| $Na^2O$ | 0.077 | $So^3$ | ..... |
| $CaO$ | 0.009 | $SiO^2$ | ..... |
| $MgO$ | 0 041 | | |
| $Fe^2O^3$ | 0.006 | $Cl$ | 0.067 |

*Veau.* — La composition de 100 grammes de matières salines provenant de la viande de veau serait de :

| | | | | |
|---|---|---|---|---|
| $K^2O$ | 34g30 | $P^2O^5$ | 48g13 |
| $Na^2O$ | 2.35 | $So^3$ | .... |
| $CaO$ | 1.95 | $SiO^2$ | 0.81 |
| $MgO$ | 1.45 | | |
| $Fe^2O^3$ | 0.27 | $Cl$ | 1.09 |

En partant de ces proportions, on arrive aux quantités suivantes pour 100 grammes de viande fraîche.

| | | | | |
|---|---|---|---|---|
| $K^2O$ | 0g344 | $P^2O^5$ | 0g481 |
| $Na^2O$ | 0.023 | $So^3$ | ... |
| $CaO$ | 0.019 | $SiO^2$ | 0.008 |
| $MgO$ | 0.014 | | |
| $Fe^2O^3$ | 0 027 | $Cl$ | 0.105 |

*Porc.* — D'après Echevaria, cité par Pouchet, dans 100 gr. de cendres de viande de porc on trouverait :

| | | | | |
|---|---|---|---|---|
| $K^2O$ | 37g79 | $P^2O^5$ | 44g47 |
| $Na^2O$ | 4.02 | $So^3$ | .... |
| $CaO$ | 7.54 | $SiO^2$ | .... |
| $MgO$ | 4.81 | | |
| $Fe^2O^3$ | 0.35 | $Cl$ | 1.02 |

En tenant compte que cette viande contient sensiblement 1 gramme de matières salines pour 100 grammes, nous arrivons pour ces 100 grammes à la composition suivante :

| | | | | |
|---|---|---|---|---|
| $K^2O$ | 0g378 | $P^2O^5$ | 0g444 |
| $Na^2O$ | 0.040 | $So^3$ | .... |
| $CaO$ | 0.075 | $SiO^2$ | ... |
| $MgO$ | 0.048 | | |
| $Fe^2O^3$ | 0.003 | $Cl$ | 0.010 |

*Poissons de mer* (Gadus aglifinus). — Pour ce poisson, 100 grammes de parties molles donnent 11 gr. 26 de parties sèches ; et 100 grammes de ces parties sèches ont la composition minérale suivante :

| | | | | |
|---|---|---|---|---|
| $K^2O$ | 13g41 | $P^2O^5$ | 13g70 |
| $Na^2O$ | 36.51 | $So^3$ | 0.31 |
| $CaO$ | 3.39 | $SiO^2$ | .... |
| $MgO$ | 1.90 | | |
| $Fe^2O^3$ | .... | $Cl$ | 38.11 |

Or, en ramenant ces matières salines aux quantités contenues dans 100 grammes de substances fraîches, étant donné que ces dernières substances contiennent 1 gr. 50 de substances minérales, on arrive aux résultats suivants :

$K^2O$ .. .. ......... $0^g180$ | $P^2O^5$............. $0^g180$
$Na^2O$.. ..... .... 0.500 | $So^3$............... .. 0.035
Cao......... ...... 0.045 | $SiO^2$......... ...... .....
MgO.. ....... .. ... 0.030 |
$Fe^2O^3$............. .. .. | Cl.... .. ...... .. 0.51

*Poissons de rivière* (Brochet).— Pour ce poisson, 100 grammes de viande ne donnent que 6 grammes de matières desséchées; et 100 grammes de ces matières contiennent les matières salines dans les proportions suivantes :

$K^2O$.............. $23^g92$ | $P^2O^5$............. $38^g17$
$Na^2O$.............. 20.46 | $So^3$.... ........... 2.60
CaO ............ ... 7.38 | $SiO^2$.............. ....
MgO....... ... . 3.81 |
$Fe^2O^3$............. . .... | Cl. ..... ........ 4.70

Or, en tenant compte que 100 grammes de viande fraiche de ce poisson contient, comme le précédent, 1 gr. 50 de matières salines, nous arrivons aux quantités suivantes :

$K^2O$ ............... $0^g36$ | $P^2O^5$ .. ............ $0^g57$
$Na^2O$.............. 0.30 | $So^3$................. 0.03
CaO................ 0.11 | $SiO^2$............... ....
MgO................ 0.06 |
$Fe^2O^3$....... ....... .... | Cl................... 0.07

Je vais maintenant, comme je l'ai fait pour les aliments d'origine végétale, réunir ces différentes viandes dans le même tableau pour les comparer entre elles.

| SUBSTANCES MINÉRALES | Viandes de bouchᵉ en général (1). | BŒUF | VEAU | PORC | POISSONS | |
|---|---|---|---|---|---|---|
| | | | | | Mer. | Rivière |
| Subst. minérales totales | 1.30 | 1.50 | 1.30 | $1^g$ | 1.50 | 1.50 |
| Eau ................. | | 76.7 | 78.8 | 72.6 | 82 | 82 |
| $K^2O$ .... ....... | 0.50 | 0.465 | 0.344 | 0.378 | 0.180 | 0.36 |
| $Na^2O$ ......... | 0.08 | 0.077 | 0 023 | 0.040 | 0.500 | 0 30 |
| CaO ......... | 0.01 | 0.009 | 0.019 | 0 075 | 0 045 | 0.11 |
| MgO......... | 0.04 | 0.041 | 0.014 | 0.048 | 0.030 | 0.06 |
| $Fe O^3$ ....... | 0.006 | 0.006 | 0.027 | 0.003 | » | » |
| $P^2O^5$ ............. | 0.50 | 0 467 | 0.481 | 0.444 | 0.180 | 0.57 |
| $So^3$ ........... | » | » | » | » | 0.035 | 0.03 |
| $SiO^2$ ........... | » | » | 0.008 | » | » | » |
| Cl. ........... | 0.07 | 0.067 | 0.105 | 0.010 | 0.51 | 0.07 |

(1) Munck et Ewald, page 138.

De ce tableau se dégagent donc les faits suivants :

1° Pour ces différentes viandes, et il en est de même du mouton, la quantité de substances minérales est comprise entre 1 gramme et 1 gr. 50. Sous ce rapport, elles se rapprochent donc des céréales et de nombreux légumes frais, restant au-dessous des légumes secs et l'emportant sur la plupart des fruits frais.

2° Parmi les acides, c'est l'acide phosphorique qui est presque exclusivement représenté ; mais à côté de lui, le chlore atteint des proportions qu'il n'a dans aucun végétal, si ce n'est dans les choux.

3° Parmi les bases, c'est toujours la potasse qui domine, mais la soude s'en rapproche davantage que chez les végétaux, et même chez les poissons de mer, c'est cette dernière qui l'emporte.

4° Les proportions de la magnésie et de la chaux se rapprochent de celles des céréales et des fruits, restent au-dessous de celles des légumes secs, et l'emportent sur celles des fruits, sauf la châtaigne qu'il vaudrait mieux rapprocher des légumes secs.

5° Le fer reste peu abondant dans les viandes de boucherie, dans lesquelles il est inférieur à celui des céréales, et il disparaît presque dans les poissons.

6° Enfin la totalité des acides, en y joignant le chlore, se rapproche sensiblement de la totalité des bases.

*Lait.* — La composition du lait varie selon de nombreuses circonstances ; et c'est ce qui explique la différence des analyses données par les divers auteurs ; mais l'observation prouve que les différences d'espéces animales dominent les autres.

Fait important et sur lequel Bunge a insisté avec raison, le lait, au point de vue des matiéres salines, a la même composition que les parties molles des jeunes.

D'après le même auteur (cité par Marfan (1), voici quelle serait la composition minérale du lait de femme et de vache par 100 grammes :

(1) Cette analyse, du reste, diffère sensiblement des suivantes, dues à Pagès, également cité par Marfan.

|         | Femme. | Vache. |          | Femme. | Vache. |
|---------|--------|--------|----------|--------|--------|
| $K^2O$  | 0ᵍ703  | 1ᵍ776  | $Fe^2O^3$ | 0ᵍ005  | 0ᵍ003  |
| $Na^2O$ | 0 257  | 1.110  | $P^2O^5$  | 0.468  | 1.974  |
| CaO     | 0.312  | 1.599  |          |        |        |
| MgO     | 0.065  | 0.210  | Cl       | 0.445  | 1.697  |

D'après Pagès, 1,000 centimètres cubes du lait contiendraient :

| LAITS DIVERS | POTASSE | SOUDE | CHAUX | ACIDE phosphorique. | CHLORE | TOTAL de ces substances |
|---|---|---|---|---|---|---|
| Femme | 0.8 | 0.6 | 0.2 | 0.3 | 0.5 | 2.40 |
| Vache | 2 / 2.5 (2.25) | 0.5 / 0.9 (0.7) | 1.2 / 2.0 (1.6) | 1.4 / 2.5 (1 9) | 1.3 / 0.9 (1.1) | 6.92 |
| Chèvre | 1.9 / 3 (2.50) | 0.50 | 1 9 / 2.0 (2.0) | 2.0 / 2.2 (2.1) | 1.5 / 2.0 (1.7) | 8.8 |
| Anesse | 0.3 | 0.9 | 1.5 | 1.2 | 0.3 | 4.2 |
| Brebis | 1.6 | 0 6 | 3.0 | 3.7 | 0.9 | 9.8 |
| Jument | 0.3 | 2.0 | 0.6 | 0.8 | 3.0 | 6.7 |
| Chamelle | 3.0 | 1.0 | 1.7 | 1.5 | 3.0 | 10.2 |
| Chienne | 1.4 | 0.7 | 4.0 | 4.2 | 1.4 | 11.7 |

De l'examen de ce tableau, qui est le plus complet, il résulte donc : 1° que des quatre laits qui sont le plus employés par l'homme : celui de femme, de vache, de chèvre et d'ânesse, ce serait celui de chèvre qui serait le plus riche et celui de femme qui le serait le moins ;

2° Que c'est celui d'ânesse, qui, sous ce rapport, se rapprocherait le plus de celui de la femme ;

3° Des trois bases : potasse, soude et chaux, chacune d'elles peut être prépondérante. La potasse l'est dans le lait de femme, de vache, de chèvre et de chamelle ; la soude, dans celui de jument, et la chaux, dans celui de l'ânesse, de la brebis et de la chienne ;

4° Parmi les acides, c'est sûrement l'acide phosphorique qui est le plus largement représenté ; il atteint son maximum chez la jument, la chienne et la brebis.

5° Mais le chlore le suit souvent de près et même le dépasse dans le lait de jument et de chamelle.

6° Enfin, si nous comparons la composition minérale du

lait avec celle des aliments précédents, en ramenant les chiffres qui le concerne à 100 grammes, tandis qu'ils se rapportent au litre, soit sensiblement à 1,000 grammes, nous verrons que le lait serait un des aliments les moins riches en matières salines. Ceux de femme, de vache, de chèvre et d'ânesse ne contiendraient que 0,24, 0,69, 0,88 et 0,42 de ces matières, ce qui les met, à cet égard, au-dessous même des fruits frais.

Œufs. — Les œufs constituent un de nos aliments les plus usuels. Nous les trouvons, en effet, aussi bien dans l'alimentation des villes que dans celle de la campagne, et aussi souvent sur la table du riche que sur celle du pauvre. Enfin, l'œuf convient à tous les âges. Ainsi s'explique sa consommation, qui est réellement considérable.

D'après les renseignements fournis par Lapicque et Richet, en 1890, la population de 2.235.000 habitants de Paris a dépensé 22.325.103 kilog. d'œufs, soit presque exactement 10 kilog. d'œufs par habitant de tout âge. L'œuf ayant un poids moyen de 50 grammes, c'est donc une dépense moyenne de 200 œufs par an et par personne. Or, rien n'autorise à penser que les dépenses de cet aliment soient moindres dans les autres parties de la France que dans Paris, et surtout que ces dépenses aient diminué depuis 1890; car, au contraire, notre population se porte de plus en plus sur les aliments fins, crèmes, pâtisseries, etc., toutes préparations dans lesquelles l'œuf entre pour une part notable.

L'importance de cet aliment ainsi établie, voyons quelle est sa richesse en substances minérales.

J'ai trouvé les suivantes :

Pour l'œuf entier et pour 100 grammes, la richesse totale est de 1 gramme environ et les principales substances minérales sont les suivantes :

| | | | |
|---|---|---|---|
| $K^2O$ | 0g 174 | $P^2O^5$ | 0g 376 |
| NaO | 0.230 | $So^6$ | 0.003 |
| CaO | 0.110 | $SiO^2$ | 0.003 |
| MgO | 0.110 | | |
| $Fe^2O^3$ | 0.004 | Cl | 0.089 |

Le blanc est la partie la moins riche en matières salines. Il n'en contient que 80 centigrammes pour 100 grammes; et sur ces 80 centigrammes, nous trouvons :

| | | | |
|---|---|---|---|
| $K^2O$ | 0gr250 | $P^2O^5$ | 0gr035 |
| $Na^2O$ | 0.250 | $So^3$ | 0.017 |
| $CaO$ | 0.022 | $SiO^2$ | 0.085 |
| $MgO$ | 0.022 | | |
| $Fe^2O^3$ | 0.005 | $Cl$ | 0.23 |

Enfin le jaune contient environ 1 gr. 36 de matières salines sur 100 grammes. et parmi ces matières figurent :

| | | | |
|---|---|---|---|
| $K^2O$ | 0gr120 | $P^2O^5$ | 0gr85 |
| $Na^2O$ | 0.070 | $So^3$ | 0.11 |
| $CaO$ | 0.170 | $SiO^2$ | .... |
| $MgO$ | 0.027 | | |
| $Fe^2O^3$ | 0.021 | $Cl$ | 0.025 |

Ce qui nous conduit à ces constatations :

1° Que le jaune est sensiblement plus riche en matières minérales que le blanc :

2° Que, pris dans son ensemble, l'œuf contient encore moins de substances minérales que la viande, que les céréales et surtout que les légumes secs ;

3° Que de même que dans tous les autres groupes d'aliments que nous avons examinés, c'est toujours l'acide phosphorique qui est le plus largement représenté ;

4° Que parmi ces bases la potasse et la soude l'emportent dans le blanc et la chaux dans le jaune. La soude enfin l'emporte dans l'œuf entier ;

5° Que la magnésie est en petite quantité ;

6° Que la quantité de fer y est également faible ;

7° Que le chlore, abondant dans le blanc, est beaucoup moins représenté dans le jaune ;

8° Enfin que le soufre, presque nul dans le blanc, arrive à une proportion assez élevée dans le jaune.

Si maintenant nous jetons un coup d'œil d'ensemble sur les divers groupes d'aliments que je viens de passer en revue, nous arriverons aux conclusions générales suivantes :

1° Ce n'est que pour quelques légumes secs, haricots, fèves et pois. que les matières minérales dépassent 2 %.

2° Sont compris entre 1 et 2 gr. % les céréales, sauf le riz, les lentilles, les légumes frais, la châtaigne, les viandes de boucherie, les poissons et les œufs.

3° Restent au-dessous de 1 gr. °/₀ le riz, les fruits et le lait.

4° Parmi les acides, d'une manière invariable, c'est toujours l'acide phosphorique qui a la prédominance.

5° Parmi les bases, sauf pour quelques laits et l'œuf, c'est toujours la potasse qui l'emporte.

6° Pour l'œuf et quelques laits, c'est la soude qui l'emporte.

7° La chaux, habituellement très loin de la potasse et de la soude, ne dépasse ces deux bases que dans les laits d'ânesse, de brebis et de chèvre.

8° La magnésie dépasse rarement 0,20 °/₀ et reste souvent au-dessous de 0,10 °/₀.

9° L'oxyde de fer atteint rarement 0 gr. 02 pour 100 grammes, et souvent même reste au-dessous de 0 gr. 01.

10° Le plus souvent, le total des bases l'emporte sur celui des acides, même en y ajoutant le chlore; c'est ce qui a lieu pour les légumes secs, les légumes frais, les fruits et, quoique d'une manière moins marquée, pour la viande de boucherie et les poissons, pour le lait et l'œuf.

11° Pour les céréales, au contraire, c'est le groupe des acides qui l'emporte sur celui des bases.

Dans la première partie de cette étude, en tenant compte de la production de la France et de ses importations, j'ai calculé qu'elle est, pour les diverses substances alimentaires que nous utilisons, la quantité d'*aliments organiques* qui en revient chaque jour à chacun de ses habitants; et, en procédant ainsi, j'ai pu établir que les quantités des trois catégories d'aliments mises à la disposition de ces derniers, sont, ainsi, du reste qu'il sera prouvé plus tard, largement suffisantes pour couvrir leurs dépenses.

Cette conclusion se dégage donc de cette étude qu'au point de vue des aliments organiques les productions alimentaires de la France sont plus que suffisantes pour nourrir sa population. Nous verrons même, quand nous approcherons cette question de plus près, qu'elles pourraient faire face aux dépenses d'une population beaucoup plus nombreuse.

Mais en est-il de même des *matières minérales* et plus spécialement des matières salines contenues dans ces aliments? Vu le rôle important que les matières salines jouent probablement dans les phénomènes de la nutrition, on le voit, c'est

là une question qui mérite toute notre attention. Or, quoique
les quantités de ces diverses matières salines ne puissent être
appréciées que d'une manière approximative, puisque d'une
part les aliments qui les contiennent ne peuvent eux-mêmes
être évalués qu'approximativement; et que, d'autre part, la
richesse de ces aliments en ces matières peut varier beaucoup, je pense pouvoir considérer les quantités suivantes
comme se rapprochant sensiblement de la réalité.

Je rappelle d'abord qu'en tenant compte de la production
des divers aliments et de notre population, je suis arrivé à ces
évaluations approximatives que chaque habitant de la France,
si toutes ses productions et ses importations alimentaires
étaient réparties uniformément, pourrait recevoir environ :
500 grammes de froment, 10 grammes de riz, 20 grammes de
légumes secs, 40 grammes de pommes de terre, 50 grammes
de racines ou tubercules ou 100 grammse de légumes frais,
100 grammes de fruits pris secs ou frais, 150 grammes de
viande y compris la volaille et le gibier, 25 grammes d'œuf,
20 grammes de poisson et 500 grammes de lait. Les quantités
des autres substances, telles que le maïs, le seigle, le cacao,
le café, etc., quand on les répartit sur la totalité de la population et qu'on les ramène à la dépense quotidienne et par
habitant, paraissent négligeables.

Or, les quantités des aliments précédents étant fixées, en
nous basant sur la richesse salines des mêmes aliments, nous
arrivons à évaluer ainsi qu'il suit les quantités de matières
salines que chaque habitant trouve dans ces aliments.

| | | | |
|---|---|---|---|
| Froment | 7ᵍ920 | Pommes (4) | 0ᵍ360 |
| Riz | 0.0667 | Total pʳ les subst végét. | 17.8411 |
| Légumes secs (1) | 0.453 | Viandes (5) | 1.675 |
| Châtaignes | 0.5104 | Œufs | 0.593 |
| Pommes de terre | 6.511 | Poissons de mer (6) | 0.663 |
| Carottes (2) | 0.675 | Lait 7) | 3.5935 |
| Choux (3 | } 1.345 | | 6.5245 |
| Romaine | | Total des matières salines | 24.3656 |

(1) Les chiffres relatifs aux légumes secs représentent la moyenne des haricots, des fèves des lentilles et des pois.

(2) J'ai pris la carotte comme type des tubercules et racines dont la composition moyenne s'éloigne peu de la sienne.

(3) J'ai pris la moyenne des choux et de la romaine, comme correspondant

Comme on le voit par ces premiers résultats, la plus grande quantité des matières salines est fournie à la population française par les aliments végétaux. Ceux-ci lui en donnent environ trois fois plus que ceux d'origine animale. Parmi les premiers, il faut citer le pain et la pomme de terre ; puis viennent les légumes herbacés, représentés dans les analyses précédentes par les choux et la romaine, correspondant, les premiers, aux légumes mangés cuits, et la seconde, à ceux pris crus.

Parmi les aliments d'origine animale, c'est le lait, consommé en nature ou sous les différentes formes que lui donne l'industrie, qui nous fournit le plus de matières salines, et les différentes viandes ne viennent que bien après.

C'est là une première indication dont on devra tenir compte, quand il s'agira d'équilibrer une ration minérale.

Mais, de plus, dans le tableau ci-après, j'ai réuni les différentes quantités des matières salines fournies par chacun de ces aliments.

Comme on le voit, l'examen de ce tableau conduit aux observations suivantes :

1° De toutes les matières salines, c'est la potasse qui, dans notre alimentation, est le plus largement représentée. Elle en représente plus de deux cinquièmes, et ce sont les végétaux qui nous en donnent le plus.

2° Les trois autres bases, la soude, la chaux et la magnésie y figurent avec des quantités sensiblement égales : 1,23, 1,65 et 1,64. La soude y est très faiblement représentée, peut-être même en quantité insuffisante. C'est le froment qui nous en fournit le plus. La chaux nous vient surtout du lait, et la magnésie du froment.

à la moyenne des légumes herbacés mangés cuits ou crus. La composition saline des autres légumes frais s'éloigne peu de ceux que j'ai choisis.

(4) La composition saline de la pomme a été prise comme moyenne de celles des autres fruits frais.

(5) J'ai compris, sous ce titre, les différentes viandes au point de vue des quantités, mais je lui ai donné, comme composition saline, celle de la viande de bœuf qui entre le plus dans notre alimentation.

(6) Le poisson de mer étant le plus largement dépensé, c'est sa composition saline que j'ai choisie.

(7) C'est la même considération qui m'a fait donner la préférence au lait de vache, dont j'ai adopté la richesse en matières salines.

| NATURE DES ALIMENTS | Quantités | $K^2O$ | $Na^2O$ | CaO | MgO | $Fe^2O^3$ | $P^2O^5$ | $So^3$ | SiO | Cl | BASES | ACIDES | TOTAL |
|---|---|---|---|---|---|---|---|---|---|---|---|---|---|
| Froment | 500 gr. | 2ᵍ500 | 0ᵍ250 | 0ᵍ250 | 0ᵍ950 | 0.100 | 3ᵍ600 | 0ᵍ100 | 0.150 | 0.020 | 4.050 | 3.870 | 7.920 |
| Riz | 10 » | 0.012 | 0.0035 | 0.003 | 0.007 | 0.001 | 0.027 | 0.0006 | 0.012 | 0.0006 | 0.0265 | 0.0402 | 0.0667 |
| Légumes secs | 20 » | 0.160 | 0.050 | 0 030 | 0 030 | 0.009 | 0.140 | 0.015 | 0.009 | 0.010 | 0.279 | 0.174 | 0.453 |
| Châtaignes | 40 » | 0.240 | 0.120 | 0.048 | » | 0.006 | 0 050 | 0.0024 | 0.014 | 0.030 | 0.414 | 0.0964 | 0.5104 |
| Pommes de terre | 700 » | 4.250 | » | 0.180 | 0.350 | 0.035 | 1.250 | 0.230 | 0.125 | 0.091 | 4.815 | 1.696 | 6 511 |
| Carottes | 50 » | 0.250 | 0.140 | 0.070 | 0 030 | 0.007 | 0.085 | 0.045 | 0.016 | 0.032 | 0.497 | 0.178 | 0.675 |
| Choux ; Romaine | 100 » | 0.350 | 0.300 | 0.200 | 0.050 | 0.020 | 0.160 | 0.120 | 0 066 | 0.085 | 0.920 | 0.425 | 1.345 |
| Pommes | 100 » | 0.130 | 0.090 | 0.015 | 0.032 | 0.005 | 0.050 | 0.022 | 0.016 | » | 0.272 | 0.088 | 0.360 |
| Viande | 150 » | 0.700 | 0.100 | 0.012 | 0.060 | 0.009 | 0.700 | » | » | 0.090 | 0 881 | 0.790 | 1.671 |
| Œufs | 25 » | 0.450 | 0.050 | 0.030 | 0.030 | 0.001 | 0.010 | 0.001 | 0.001 | 0.020 | 0.561 | 0 032 | 0.593 |
| Poissons de mer | 20 » | 0.400 | 0.100 | 0.010 | 0.006 | » | 0.040 | 0.007 | » | 0.100 | 0.516 | 0.147 | 0 663 |
| Lait | 500 » | 1.100 | 0.035 | 0.800 | 0.100 | 0.0015 | 1.000 | 0.007 | » | 0.550 | 2.0365 | 1 557 | 3.5935 |
| | | 10.542 | 1.2385 | 1.648 | 1.645 | 0.1945 | 7.112 | 0 5500 | 0.403 | 1.0286 | 15.2680 | 9.0936 | 24.3616 |

3° Le fer nous vient également du froment, et, en quantité moindre, de la pomme de terre ; mais reste de beaucoup au-dessous des substances précédentes.

4° Parmi les acides, en y joignant le chlore, c'est l'acide phosphorique qui l'emporte de beaucoup. Toutefois, il reste inférieur à la potasse.

5° La quantité de chlore, de même que celle de la soude, parait faible et peut être également insuffisante ; ce qui expli-querait l'usage si général de l'addition du chlorure de sodium à nos aliments.

6° L'acide sulfurique n'y figure que pour 0 gr. 550 ; mais il faut tenir compte qu'une quantité encore très appréciable de soufre nous arrive en combinaison avec la molécule albu-minoïde ; et que, mis en liberté par la désagrégation de cette dernière, il peut être utilisé par l'organisme comme aliment minéral.

7° L'acide silicique, que nous trouvons surtout dans le pain et la pomme de terre, ne paraît pas nous être bien nécessaire.

8° En totalisant les bases d'une part et les acides de l'autre, même en joignant le chlore à ces derniers, on voit que ce sont les bases qui l'emportent ; et dans de proportions telles, qu'ainsi que je l'ai déjà dit, il devient probable qu'une partie doit entrer en combinaison avec les albuminoïdes et constituer probablement soit des albuminates, soit des sels doubles dont ces albuminates font partie.

9° Enfin, considération des plus importantes, et qui ressor-tira mieux dans une autre partie de ce traité, les évaluations des matières salines contenues dans les aliments qui sont dépensés par la population française, quoique seulement approximatives, sont déjà suffisantes pour bien établir que, sauf peut-être pour la soude et le chlore, toutes les autres matières salines envisagées séparément paraissent largement suffisantes pour assurer nos besoins en substances minérales.

C'est là une question dont l'importance sera mieux mise en évidence dans le second volume de ce traité, quand j'éta-blirai les quantités de chacune de ces substances qui sont indispensables à notre organisme.

# MODIFICATIONS DES ALIMENTS

## DANS LE TUBE DIGESTIF ET AVANT LEUR UTILISATION PAR L'ORGANISME.

Dans les quelques considérations qui vont suivre, je ne me propose nullement de présenter l'étude complète des divers actes digestifs: je veux seulement en donner un résumé. Mais ce dernier me paraît indispensable pour l'intelligence des transformations que subissent ensuite les aliments après leur pénétration dans le torrent sanguin. Je ferai donc ce résumé, en ayant en vue surtout ces transformations, soit à l'état normal soit à l'état pathologique.

MODIFICATIONS SUBIES PAR LES DIVERS HYDRATES DE CARBONE. — Parmi ces aliments, quelques-uns sont déjà isolés, comme le sucre en nature, la lactose, etc.; mais d'autres sont encore contenus dans les cellules végétales dont l'enveloppe est composée par la cellulose qui résiste à la plupart des ferments digestifs. Il est donc nécessaire que cette enveloppe soit détruite ; et c'est ce qui est obtenu en partie par la cuisson et aussi par la mastication.

Sous ces deux influences, l'enveloppe des graines, telle que celles des légumineuses ainsi que celles de nombreux autres légumes, éclate ou est déchirée. Mais, de plus, nous le verrons, la cellulose sous l'influence de certains ferments, peut être, au moins en partie, rendue soluble ; et, grâce à cette modification, les hydrates de carbone qu'elle protégeait peuvent être mis directement en contact avec les liquides digestifs.

Parmi les hydrates de carbone, ainsi mis en contact avec ces liquides, les uns étaient déjà solubles ou le sont devenus pendant la préparation des aliments, mais d'autres sont encore insolubles, comme l'amidon. Ces derniers devront donc subir des modifications qui leur permettent de se dissoudre. Ainsi, mise en liberté et passage à l'état soluble de ces substances, tels sont les premiers actes indispensables de leur digestion.

Mais ces actes ne sont pas suffisants; ces substances, quoique solubles et dialysables ne pénètrent pas sous leur forme primitive dans le sang. Elles doivent subir d'autres modifications, dont le but final est de les transformer toutes en glucose. Ce n'est guère, en effet, que sous cette forme que les différents hydrates de carbone quittent l'intestin.

Quelques autres, solubles par nature, peuvent bien être pris en petite quantité par les absorbants ; mais, presque aussitôt ils sont modifiés dans le sens indiqué ; et, en réalité, on peut admettre que les divers hydrates de carbone ne sont utilisés qu'à l'état de glucose.

L'acte essentiel et définitif de la digestion des hydrates de carbone est donc leur transformation en glucose. Mais cette transformation est moins simple qu'on ne l'avait cru tout d'abord. Elle demande souvent l'intervention de plusieurs ferments solubles, et, aussi, probablement, de certains ferments animés, ces derniers pouvant peut-être n'agir que d'une manière accidentelle.

Ces modifications vers l'état de glucose s'opèrent par une série de dédoublements qui varient avec les divers hydrates de carbone ; et qui demandent, pour plusieurs d'entre eux, l'intervention d'un ferment spécial.

Chacun de ces dédoublements s'opérant le plus souvent par hydratation, donne lieu à une certaine quantité de glucose et à un autre corps, qui lui-même se dédoublant de nouveau en fournit également ; et ainsi de suite jusqu'à la transformation complète en ce dernier corps. C'est ainsi que l'*amidon*, un des hydrates de carbone le plus important au point de vue de notre alimentation, est dédoublé sous l'influence de l'*amylase* de la salive en *maltose* et en plusieurs *dextrines* ; et que cette maltose est à son tour transformée en glucose par un autre ferment, la *maltase*, contenu dans le pancéras et le suc intestinal. L'amylopsine ou amylase pancréatique n'exerce pas d'autre action sur l'amidon. Son action sur lui donne, non de la glucose, mais de la maltose ; et ce n'est que sous l'influence de la maltase que cette dernière se transforme en glucose.

*Le sucre de canne* est dédoublé en glucose et en levulose par *l'invertine* ou *sucrase*, sécrétée par la muqueuse de l'intestin. La *tréhalose* est également dédoublée en glucose, sous l'influence d'un autre diastase, la *tréhalase* sécrétée par la même muqueuse. La *lactose* doit être dédoublée en glucose et en galactose ; et il en est de même des autres hydrates de carbone tels que la dextrine, l'inuline l'inosite et la mannite.

Quant à la *cellulose*, elle résiste aux diverses diastases ; mais elle est attaquée par des microbes de l'intestin, tels que l'amylobacter, certains diplocoques et certaines bactéries. Le fait est démontré chez le cheval ; et, comme une quantité notable de cette substance est digérée dans l'intestin de l'homme, il est à supposer que c'est par le même mécanisme.

Ainsi, il résulte donc de ce qui précède, d'abord que si la digestion de l'amidon commence dans l'estomac, sous l'influence de l'amylase salivaire, elle ne s'achève réellement que dans l'intestin ; ensuite, qu'au moins la plupart des autres hydrates de carbone ne sont réellement transformés en glucose que dans cette partie du tube digestif ; et, enfin, que le plus souvent, plusieurs diastases interviennent dans cette transformation.

Mais que devient cette glucose ainsi formée après son absorption ? Sûrement elle ne reste pas longtemps dans le sang dans cet état. D'une part, en effet, si elle y restait, elle s'éliminerait par dialyse à travers le rein, produisant ainsi de la glycosurie ; et, d'autre part, l'analyse directe du sang nous montre qu'elle en disparaît rapidement. Tout fait donc supposer qu'elle est arrêtée, au moins en majeure partie, dans le foie et transformée par déshydratation, en *glycogène*. Elle constitue ainsi, au moins momentanément, un aliment de réserve, comme l'était pour le végétal, l'hydrate de carbone dont elle provient.

Ce glycogène n'est ensuite repris, dans cet organe, par la circulation qu'au fur et à mesure des besoins de l'organisme. Le foie joue donc à cet égard le rôle d'un régulateur de la nutrition et de la calorification On conçoit, du reste, que cette régulation soit indispensable. L'apport des aliments à l'organisme, en effet, n'a lieu que trois ou quatre fois par jour, tandis

que les dépenses sont de chaque instant ; et, quoique l'absorption des produits de la digestion soit plus continue que l'ingestion des aliments, il n'en ressort pas moins l'existence indispensable d'un organe régulateur, pour que les tissus et
organes reçoivent la glucose nécessaire à leur nutrition et à
leurs fonctions d'une manière continue et même en quantité
proportionnelle à leurs besoins.

On conçoit donc l'importance de cette fonction du foie, et
aussi combien il doit être utile de faciliter son rôle, en réglant
l'alimentation de telle manière que l'arrivée de cette glucose
à cet organe régulateur se fasse elle-même régulièrement et
dans des proportions qui correspondent sensiblement au besoin
de l'organisme.

L'importance de cette fonction régulatrice du foie, se révèle, du reste, de la manière la moins discutable, par les
développements différents que nous voyons prendre à cet
organe dans certaines conditions dépendant des variations de
l'alimentation. Dans certains cas, sous l'influence de conditions
dont la plupart nous sont connues, le foie augmente de volume,
son tissu, du reste, restant normal. Il devient ainsi le siège d'une
véritable hypertrophie d'adaptation. Il est vrai, que d'autres
causes interviennent dans la production de ces hypertrophies,
telles que l'infection intestinale persistante, l'exagération des
azotés dans l'alimentation, etc.: mais il est également probable
que dans certaines conditions, telles que la diminution du
nombre des repas compensée par leur abondance, la nécessité
de cette régulation doit entrer en ligne de compte.

Le foie est-il le seul organe dans lequel la glucose puisse être
mise en réserve ? Il faut admettre, au contraire, qu'au moins
certains autres éléments anatomiques peuvent en contenir. On
la trouve, en effet, notamment dans le tissu musculaire. Il est
possible qu'elle existe aussi dans le protoplasma d'autres éléments anatomiques, et peut-être en quantité dépassant un peu
les besoins du moment. Ce serait donc là un autre procédé de régulation destiné à compléter celui qui dépend du foie, qui, toutefois, n'en reste pas moins, et de beaucoup, le plus important.

Les hydrates de carbone quittent donc l'intestin surtout à
l'état de glucose; la plus grande partie est mise en réserve
dans le foie à l'état de glycogène ; et ce glycogène ne quitte
cet organe qu'à l'état de glucose. Ce sont là des faits qui

paraissent désormais bien établis. Mais deux questions se posent ensuite : sous quelle influence la glucose passe-t-elle à l'état de glycogène, et sous quelle autre influence ce glycogène repasse-t-il à l'état de glucose? Nous savons bien, il est vrai, qu'il s'agit d'une déshydratation dans la première de ces transformations, et d'une hydratation dans la seconde; mais, ces faits connus, la question n'en reste pas moins à peu près entière. Il faudrait, en effet, savoir sous quelles influences se font cette déshydratation et cette hydratation ?

Il me paraît difficile d'admettre que ces deux phénomènes, s'opérant en sens contraire, soient sous la dépendance d'un seul et même élément, la cellule hépatique. Il est peu probable que cette même et unique cellule puisse fournir en même temps un ferment déshydratant et un autre hydratant; et rien ne prouve, d'autre part, qu'il y ait dans le foie deux cellules de nature et de fonctions différentes. On est donc conduit à faire intervenir des agents diastasiques ayant d'autres provenances. Or, vu la disposition du système circulatoire, ces agents pourraient provenir de deux organes, du pancréas et de la rate.

Le pancréas et la rate, en effet, déversent leur sang veineux dans le système porte; et, par conséquent, ce système reçoit leurs produits de secrétion et d'excrétion. Or, cela étant, il est permis de supposer, que, parmi ces produits, pourraient se trouver ceux qui interviennent dans la déshydratation ou dans l'hydratation.

L'altération du pancréas, nous le savons, se manifeste souvent par la glycosurie. Or, ce fait étant connu, on pourrait, avec quelques raisons, attribuer à cet organe la diastase déshydratante. L'absence de cette diastase, due à une altération du pancréas, aurait pour résultat de laisser la glucose alimentaire à son état intestinal. Dès lors, celle-ci n'étant plus arrêtée par le foie, passerait dans la circulation générale et dialyserait à travers le filtre rénal. L'existence de cette diastase, au contraire, ferait passer la glucose à l'état de glycogène, qui serait arrêté dans le foie.

Par voie d'exclusion, la diastase hydratante, dans cette hypothèse, appartiendrait à la rate; et ce serait cette diastase splénique qui étant fournie en quantité plus ou moins grande, activerait plus ou moins le retour du glycogène à l'état de glucose.

C'est là une première hypothèse; mais une autre attribuant des rôles inverses à ces deux organes, il faut l'avouer, pourrait être également défendue. Il se pourrait que les veines pancréatiques, au lieu de contenir la diastase déshydratante, continssent, au contraire, celle qui est hydratante; et, dans ce cas, ces produits pancréatiques auraient des propriétés semblables à celles de deux autres produits de ces organes, l'amylase et la trypsine qui agissent toutes les deux par hydratation; la première sur des hydrates de carbone, et la seconde sur les azotés. A la rate, au contraire, appartiendrait la diastase déshydratante, secrétion qui lui serait commune avec les follicules et avec les leucocytes et dont l'action s'exercerait ainsi, par conséquent, sur la glucose absorbée par les lymphatiques.

L'avenir nous dira ce que valent ces hypothèses, qui, du reste, ne sont même pas les seules que l'on puisse faire. On pourrait, en effet, et non sans raison, faire jouer un certain rôle, dans ces actions de déshytratation et d'hydratation, à l'épithélium intestinal.

Mais je crois inutile de multiplier ces hypothèses; il faut laisser au temps le soin d'élucider ces questions. Pour le moment, contentons-nous de dire que nous devons considérer comme fort probable : qu'il doit y avoir des ferments hydratants et d'autres déshydratants, et concourant à la double transformation de la glucose en glycogène et de celui-ci en glucose; et ensuite qu'il se peut que les agents diastasiques auxquels sont dues ces propriétés, puissent provenir du pancréas, de la rate des organes lymphoïdes, des leucocytes et de l'épithélium intestinal. L'avenir, je le répète, nous dira ce qu'il y a de bien fondé dans ces suppositions.

Nous pouvons donc résumer ce qui précède dans les conclusions suivantes :

1° La digestion des hydrates de carbone est constituée par leur transformation en glucose.

2° Cette transformation s'opère par une ou plusieurs hydratations et sous l'influence d'un ou de plusieurs ferments dont quelques-uns paraissent pouvoir être animés.

3° Les deux ferments les plus actifs sont la diastase salivaire et l'amylase pancréatique.

4° Cette digestion, assez active dans l'estomac, se fait cependant surtout dans le petit intestin. On peut la considérer

comme achevée, quand le bol intestinal arrive dans le gros
intestin.

5° La glucose résultant de cette digestion est elle-même
transformée avant d'arriver dans la circulation générale ; mais
l'on ne peut faire que des hypothèses sur les conditions dans
lesquelles se fait cette transformation.

6° Pour la partie qui est absorbée par le système porte, nous
savons que la glucose est arrêtée dans le foie à l'état de glycogène, résultant probablement de sa déshydratation. Mais nous
ignorons sous quelle influence se fait cette déshydratation et
aussi sous quelle influence le glycogène s'hydrate pour quitter
le foie.

7° Il se pourrait que ces agents diastasiques, déshydratant
et hydratant, eussent pour origine le pancréas ou la rate ou
même l'épithélium intestinal.

8° Quant à la partie de la glucose. qui est absorbée par les
lymphatiques, sa déshydratation pourrait dépendre, soit de
l'épithélium intestinal  soit des organes lymphoïdes, soit enfin
des leucocytes.

MODIFICATIONS SUBIES PAR LES CORPS GRAS. — De même que
les hydrates de carbone. les graisses sont ingérées sous deux
formes. Les unes sont libres, comme les huiles, le beurre, les
graisses qui sont prises en nature ou qui servent à la préparation de nos aliments ; et les autres sont encore enfermées dans
les cellules végétales ou animales, comme celles des olives, des
noix ou du tissu adipeux.

Les corps gras libres peuvent être mis. sans autre préparation, directement en contact avec les liquides digestifs, destinés à les modifier. Quant aux autres, pour que les liquides
digestifs puissent agir sur eux, il est nécessaire  que l'enveloppe de la cellule qui les protège soit détruite ou tout au moins
déchirée.

Pour les cellules végétales contenant des corps gras, leur
enveloppe, je l'ai déjà dit à propos des hydrates de carbone,
peut être éclatée par la cuisson ; elle peut être déchirée par la
mastication ; et enfin certains ferments, et plus spécialement
quelques-uns animés, peuvent l'hydrater et la détruire en la
transformant en glucose.

Pour les cellules grasses d'origine animale, la cuisson peut détruire leur enveloppe qui est de nature conjonctive en la transformant en gélatine ; la mastication peut également la déchirer ; et enfin, elle peut être digérée dans l'estomac par son ferment chloro-peptique qui la transforme également en gélatine. Sous ces différentes influences, on peut donc admettre que la plus grande quantité des corps gras, quelle que soit leur origine, arrive à l'état libre dans l'intestin ; ils ont été libérés par la cuisson, la mastication, les ferments agissant sur la cellulose et par celui agissant sur l'enveloppe conjonctive, le ferment chloro-pepsique. En outre, ils trouvent, en arrivant dans l'intestin, la trypsine qui agit également sur cette dernière enveloppe.

Ce n'est, du reste, qu'après avoir franchi le pylore que ces corps gras trouvent les liquides digestifs qui doivent leur donner une constitution leur permettant d'être absorbés. Si, en effet, on a pu constater qu'une partie de ces corps a déjà subi ces modifications dans l'estomac, il faut reconnaître d'abord que cette quantité est bien faible ; et, ensuite, il est possible, ainsi que l'admettent certains physiologistes, qu'une petite quantité des liquides digestifs intestinaux ait reflué dans la cavité gastrique. Dans cette hypothèse, la transformation des corps gras n'en resterait donc pas moins tout à fait d'origine intestinale. Mais, même dans l'hypothèse contraire, il faut reconnaître que la partie qui serait transformée dans l'estomac, serait négligeable.

C'est donc dans l'intestin que les corps gras sont rendus *absorbables*. Cette modification peut se faire par deux procédés : l'*émulsion* et la *saponification*.

L'émulsion n'est qu'un acte mécanique, consistant en la division des corps gras, en corpuscules très tenus, se rapprochant de l'état dans lequel le beurre se trouve dans le lait. Cette modification des divers corps gras, plus facile pour ceux qui sont déjà divisés à leur état naturel, comme dans le lait ou le jaune d'œuf, peut s'accomplir sous l'influence d'abord du pancréas, mais aussi de la bile et probablement du liquide intestinal.

La saponification est, au contraire, un acte chimique, portant atteinte à la constitution du corps gras, qui est dédoublé en acide gras et en glycérine. Cette modification semble devoir toujours commencer par l'hydratation. On sait, en

effet, que les corps gras neutres, tels qu'ils se présentent le
plus souvent dans nos aliments, résultent de la combinaison de
trois molécules d'un acide gras avec une molécule de glycérine et perte de trois molécules d'eau. Or, la combinaison
de ces mêmes corps avec l'eau a pour résultat de reconstituer
les trois molécules d'acide gras et de les séparer de la glycérine. Après leur mise en liberté, les acides gras forment des
sels solubles avec la soude ou la potasse. qui sont toujours en
quantité suffisante dans l'intestin ou les liquides de l'orga
nisme ; et, par conséquent, ils peuvent être absorbés et il en
est forcément de même de la glycérine vu sa solubilité.

Cette saponification s'opère surtout sous l'influence de la
saponine pancréatique. Les observations de Claude Bernard
sur le lapin, l'avaient même conduit à admettre que ce ferment
digestif intervenait seul dans cette action. Or, une ingénieuse
expérience de Dastre, tout en laissant un rôle important au
pancréas, est venu attribuer un rôle peut-être égal à la bile.

On sait que chez le lapin, l'ouverture du canal pancréatique
dans l'intestin a lieu beaucoup plus bas que le canal cholédoque. Or, Claude Bernard avait constaté que pendant l'absorption des corps gras, seuls les lymphatiques partant au-dessous
de l'ouverture du canal pancréatique étaient lactescents ; et il
en avait conclu que la bile est sans action sur la saponification
des corps gras. Mais Dastre, par une expérience délicate et
ingénieuse, est parvenu à aboucher, chez ce même animal, le
canal cholédoque, assez loin au-dessous de l'embouchure du
canal pancréatique : et il a pu constater, à son tour, qu'à partir
de l'insertion du canal cholédoque, ainsi déplacé, l'état lactes-
cent des chylifères était plus marqué que dans ceux partant de
la portion comprise entre ce canal et l'ouverture du canal pancréatique. Il faut donc conclure que la bile intervient dans l'absorption des graisses ; et que, probablement, la meilleure condition de cette absorption est la réunion des deux principaux
liquides digestifs de l'intestin, celui du foie et celui du
pancréas.

Les corps gras saponifiées peuvent être absorbés par les
veines et par les lymphatiques ; et ceux qui sont simplement
émulsionés le sont, au moins pour la plus grande partie, par les
lymphatiques. Mais quelle que soit la voie de leur pénétration,
ils restent peu de temps dans le torrent sanguin.

Lorsque leur quantité ne dépasse pas les besoins de l'orgaganisme et ses habitudes, la totalité des corps gras est mise en réserve dans le foie. Cet organe, peu après la digestion, contient ainsi, non seulement les corps gras ayant pénétré dans le sang à l'état d'émulsion, mais aussi ceux ayant été saponifiés, et qui se sont reconstitués après leur absorption à l'état de corps gras neutres. C'est donc encore le foie qui sert d'organe régulateur pour la dépense de ces corps gras, qui, du reste, on le sait, ont la même destination que les hydrates de carbone.

Dans les conditions d'une alimentation bien réglée, la durée du séjour des corps gras, ainsi mis en réserve dans le foie, ne doit pas dépasser quelques jours. et leur quantité ne doit pas dépasser certaines proportions.

Ces corps gras sont dépensés probablement peu à peu dans l'intervalle des repas ; et, en effet, très abondants peu après les repas, ils diminuent ensuite au fur et à mesure que le jeûne se prolonge. C'est là un fait de facile constatation. Mais, de nouveau, de même que pour les hydrates de carbone, la pénétration des corps gras dans les cellules hépatiques et leur sortie pour être utilisés, sont encore entourées de beaucoup d'obscurité.

Sous quelles formes les corps gras pénètrent-ils dans la cellule hépatique ? Leurs acides et leur glycérine y arrivent-ils séparément, leur combinaison ne s'effectuant qu'après leur absorption par cet élément ? La cellule hépatique ne jouirait-elle pas de mouvements amiboïdes lui permettant l'absorption des corps gras en nature ? Ce sont là autant de questions que jusqu'à présent l'on ne peut que poser sans pouvoir y répondre autrement que par des hypothèses. Et, de même, sous quelle forme les corps gras quittent-ils la cellule hépatique pour être utilisés pour la calorification ? Il est probable qu'ils ne sortent de la cellule hépatique que déjà transformés, et, selon toute apparence, après avoir fourni une certaine quantité de glucose. Mais alors, sous quelle influence se fait cette transformation ? Quel est son agent régulateur ? De nouveau, autant de questions qui, dans l'état actuel de nos connaissances, restent sans réponse.

Le foie suffit, dans les conditions d'une alimentation normale, pour mettre les corps gras en réserve, et régler leurs dépenses ; mais si leur arrivée est trop abondante, il devient insuffisant. Une certaine quantité reste dans le sang jusqu'à ce que d'autres éléments anatomiques l'en débarrassent. Ces éléments sont les cellules conjonctives. Celles-ci, dans des conditions données, et celles de certaines régions plus que d'autres, chez quelques sujets également plus facilement que chez d'autres, peuvent recevoir des corps gras et passer ainsi à l'état de cellules adipeuses. Nous assistons ainsi à l'apparition de l'embonpoint conduisant ensuite à l'obésité. Mais cette fois encore, comment se fait cette pénétration? sous quelle forme les corps gras arrivent-ils dans ces cellules? et enfin, quand ils sont conduits à les quitter pour répondre aux besoins de l'organisme, sous quelles formes quittent-ils leurs cellules conjonctives, et aussi quel est l'agent qui leur fait subir les modifications nécessaires? Enfin, quel est le régulateur qui fixe la quantité qui doit être ainsi modifiée? Tous ces phénomènes, si intéressants pendant l'évolution des corps gras, sont presque tout à fait inconnus, et les tentatives faites pour coordonner les faits acquis sont restées jusqu'à présent sans succès.

Ce que nous savons sur les corps gras depuis leur ingestion jusqu'à leur pénétration dans le torrent sanguin pour être utilisés, peut donc se résumer dans les quelques propositions suivantes :

1° Les corps gras d'origine végétale ou animale arrivent dans le tube digestif soit à l'état libre, soit contenus dans des cellules à enveloppe cellulosique pour le végétal, et conjonctive pour l'animal.

2° L'enveloppe de ces cellules végétales peut être éclatée par la cuisson, déchirée par la mastication ou dissoute par certains ferments.

3° L'enveloppe des cellules adipeuses peut être éclatée ou dissoute par l'ébullition, déchirée par la mastication et dissoute par le ferment chloropeptique ou par la trypsine.

4° Une fois mis en liberté, les corps gras sont émulsionnés ou saponifiés dans l'intestin par la bile, par le liquide pancréatique et peut-être aussi par le liquide intestinal.

5° Sous ces deux formes, ils peuvent être pris par les veines du système porte et par les chylifères.

6° Dans les conditions normales, ils sont momentanément mis en réserve dans le foie.

7° Quand les quantités absorbées dépassent sensiblement

celles que l'organisme peut dépenser, le foie devient insuffisant, mais les cellules conjonctives suppléent à cette insuffisance.

8° Ces corps gras, ainsi mis en réserve dans les cellules hépatiques ou conjonctives, sont ensuite repris au moment des besoins de l'organisme ; mais nous ignorons, d'une manière à peu près complète, sous quelles formes les corps gras entrent dans ces cellules et celles dans lesquelles elles les quittent.

9° Enfin nous ignorons aussi quels sont les agents qui font subir aux corps gras les modifications nécessaires pour leur entrée dans ces cellules et leur sortie, et aussi quels sont les agents régulateurs de leur mise en réserve ou de leur utilisation.

MODIFICATIONS SUBIES PAR LES SUBSTANCES ALBUMINOÏDES. — Comme les hydrates de carbone et les graisses, les substances albuminoïdes sont ingérées soit à l'état libre, soit contenues dans des cellules dont elles constituent le protoplasma. Parmi celles d'origine animale, la caséine, la sérine sont prises à l'état libre, tandis que beaucoup d'autres, telles que la myosine, l'osséine sont contenues dans des cellules. Mais, d'abord, l'enveloppe de ces cellules étant souvent de nature conjonctive, peut être dissoute par l'ébullition. qui la transforme en gélatine ; ensuite la mastication peut également en déchirer un certain nombre : et enfin le ferment chloro-peptique agit sur toutes celles de nature conjonctive pour les transformer, comme l'ébullition, en gélatine. On peut donc admettre, que, dès la fin de la digestion gastrique, la plupart des albuminoïdes d'origine animale existent déjà dans le bol stomacal à l'état libre. De plus, les enveloppes qui ont résisté aux influences précédentes, sont attaquées par la trypsine, qui exerce son action sur la totalité des albuminoïdes.

En ce qui concerne ces aliments d'origine végétale, la plupart, au moment de leur ingestion, sont encore contenus dans des cellules à paroi cellulosique ; et, par conséquent, ne sont rendus libres que sous les influences déchirant ou dissolvant ces enveloppes : l'ébullition, la mastication, la diastase salivaire, l'amylase pancréatique et les ferments figurés. En somme, la mise en liberté de ces albuminoïdes paraît moins bien assurée ; et c'est probablement ainsi qu'il faut expliquer, au moins en partie, qu'ils donnent un déchet intestinal supérieur à celui des albuminoïdes d'origine animale.

Pour les albuminoïdes d'origine conjonctive, conjonctine, osséine, chondrine, élastine, etc., je viens de le dire, l'ébullition peut suffire pour les dissoudre et les transformer en gélatine. Mais, pour la plupart des autres, il faut, pour les rendre solubles et surtout dialysables, l'intervention de certains ferments, que ces aliments rencontrent successivement en parcourant le tube digestif, et dont les plus importants sont le ferment chloro-peptique dans l'estomac, et la trypsine dans la première partie de l'intestin. Le premier, je l'ai dit, exerce son action surtout sur les albuminoïdes de nature conjonctive; il complète ainsi ou remplace l'œuvre de l'ébullition, et prépare celle du ferment pancréatique. Mais ces deux ferments, auxquels il faudrait joindre peut-être le liquide intestinal, semblent avoir une action sinon identique du moins analogue. Tous les deux sont des agents hydratants. Ils présentent bien certaines différences, puisque celui de l'estomac agit mieux dans un milieu acide, et celui du pancréas, dans un milieu alcalin ; mais tous les deux modifient la molécule albuminoïde en l'hydratant. C'est par une série d'hydratations plus ou moins marquées selon ces albuminoïdes, que ces deux ferments les rendent tous solubles et dialysables, pour leur permettre de pénéter dans les lymphatiques ou les vaisseaux sanguins. Ils passent ainsi successivement à l'état d'acidalbumine ou d'alcalialbumine, d'albuminoses ou propeptones, et enfin à l'état de peptones, dernières formes sous lesquelles la plus grande partie est absorbée.

Un des points les plus intéressants du mode d'action de ces deux agents, est que l'influence qu'ils exercent sur les divers albuminoïdes ne dépasse pas cet état de peptone, et que leur hydradation s'arrête à cet état. Dans les conditions d'une alimentation bien réglée, on ne trouve pas, en effet, dans l'intestin des produits d'une hydratation plus avancée ou du moins ils ne s'y trouvent qu'en faible quantité.

Toutefois, ce n'est pas que leur pouvoir hydratant soit limité à la peptonisation. Dans les digestions *in vitro*. en effet, l'hydratation peut aller plus loin. et l'on y trouve des produits qui le prouvent. Mais, dans l'intestin, il est probable que leur action étant lente, et leur sécrétion se faisant au fur et à mesure du besoin, la peptonisation a lieu peu à peu et que les absorbants peuvent prendre la partie peptonisée au fur et à mesure de sa formation. Les peptones n'ont pas le temps de subir une plus longue action de ces ferments.

Les ferments solubles sont-ils les seuls exerçant leur action sur les albuminoïdes ? Des ferments figurés interviennent-ils d'une manière normale ou accidentelle ? C'est là une question qui doit rester à l'étude. Vu la quantité, on peut le dire sans exagération, innombrable de micro-organismes qui vivent dans notre tube digestif, il paraît difficile de ne pas admettre qu'ils exercent une certaine action sur les diverses catégories d'aliments. Des recherches récentes sembleraient même attribuer à ces microorganismes un rôle assez important dans les phénomènes de la digestion ; ils seraient même peut-être presque indispensables. Je le répète, c'est là une question qui doit rester à l'étude ; et rien ne fait prévoir dans quel sens l'avenir la jugera. Mais déjà, ce que nous savons de la vie de ces infiniment petits dont une partie importante est cultivée dans nos laboratoires, permet d'affirmer, qu'ils doivent exercer une action quelconque, au moins sur une partie de nos aliments. Tous ces microorganismes, en effet, ne peuvent vivre qu'à la condition soit de constituer de la matière organique avec la matière minérale s'ils ont une nature végétale, soit de minéraliser la matière organique, s'ils sont de nature animale. Ce sont là des conditions indispensables de leur existence ; et cela quel que soit le milieu dans lequel ils vivent. Ceux de notre intestin sont inévitablement soumis à cette loi, comme tous les autres. Cette conclusion s'impose donc que les micro-organismes intestinaux doivent exercer une action quelconque sur les aliments. Il me paraît difficile, je le répète, qu'il en soit autrement.

Mais, ce point une fois admis, on doit se demander, d'abord, quelle est la nature de cette action ; quelle est son importance à l'état normal ; et enfin ce qu'elle peut devenir à l'état pathologique. La nature de l'action de ces microorganismes peut être connue, au moins approximativement, par les produits existant dans le tube intestinal ; or, de cette étude, il paraît résulter que ces agents sont surtout minéralisateurs. C'est, en effet, ce que prouvent les gaz intestinaux dont les principaux sont l'acide carbonique et l'hydrogène sulfuré, et aussi certains autres produits dérivant des albuminoïdes, ayant dans leur désagrégation, dépassé l'état de peptones. Mais à l'état normal, la quantité de ces produits provenant des albuminoïdes

paraît négligeable. Il semble bien que les substances peptoni-
sées le soient par les ferments digestifs normaux. La digestion,
en effet, parait devoir être plutôt gênée par l'exagération du
microbisme intestinal. Cette exagération concorde plutôt, au
contraire, avec une digestion plus difficile, et avec une production plus grande des produits de minéralisation. C'est ce
qui arrive dans les cas d'embarras gastrique, ainsi que dans
les dyspepsies stomacales et intestinales. Il semble donc, jusqu'à présent, que si les microbes intestinaux interviennent
dans la digestion des substances albuminoïdes, ils le font
surtout à l'état pathologique.

Les substances albuminoïdes sont donc toutes ramenées par
une série d'hydratations à l'état de peptones ; et c'est sous
cette forme qu'elles quittent le tube digestif. Mais, dès leur
arrivée dans le système lymphatique ou dans le système porte,
elles sont déshydratées et passent à l'état de serine non dialysable. Sans cette modification, en effet, les peptones s'élimi-
neraient à travers le filtre rénal. Cette modification leur est
générale.

Mais, de nouveau, la question se pose de savoir sous l'influence de quel agent se fait cette déshydratation. Tout porte
à croire qu'elle n'a pas lieu dans la cellule hépatique. Elle se
fait bien dans les vaisseaux portes et hépatiques, puisque des
peptones ou des produits qui s'en rapprochent existent dans la
veine porte et qu'ils n'existent plus dans les veines sus-hépatiques et surtout dans la circulation générale : mais probablement la circulation hépatique n'est que le siège de cette
transformation sans que la cellule hépatique y ait une action
prépondérante, puisqu'elle est déjà très avancée avant d'y arriver. Il est permis de supposer que l'agent déshydratant les
peptones, comme celui qui déshydrate la glucose, vient des
veines pancréatiques ou des veines spléniques ou bien encore est
fourni par les leucocytes. Mais nous ignorons quelles sont réellement et sa nature et son point d'origine. Nous ignorons aussi
par quel mécanisme cet agent hydratant est formé en quantité
suffisante et seulement en cette quantité. Ce sont là autant de
questions qui sont encore tout à fait inconnues.

En somme, ce que nous savons sur la digestion des albuminoïdes peut se résumer dans les propositions suivantes :

1" Les albuminoïdes sont ingérés à l'état libre ou contenus dans des cellules.

2° Pour ceux d'origine animale, l'enveloppe de leurs cellules est de nature conjonctive; et elle est transformée en gélatine par l'ébullition, le ferment chloro-peptique et la trypsine. Ce dernier ferment rend également solubles les autres enveloppes.

3° Pour ceux contenus dans des cellules à enveloppes cellulosiques, ces enveloppes sont détruites par les mêmes agents que j'ai déjà indiqués en traitant des hydrates de carbone et des corps gras.

4° Tous les albuminoïdes végétaux et animaux sont transformés par une série d'hydratations en peptones dialysables.

5° Cette peptonisation se fait principalement sous l'influence de deux ferments, le chloropeptique et la trypsine. Il est possible que le liquide intestinal intervienne aussi, mais avec moins d'importance. De plus, il est probable que les micro-organismes des voies digestives peuvent peptoniser les albuminoïdes alimentaires; mais, au moins à l'état normal, cette quantité ne paraît pas devoir être considérable.

6° Les albuminoïdes quittent l'intestin à l'état de peptones, mais ils sont vite transformés en sérine. On ne les trouve plus dans la circulation générale.

7° Cette nouvelle modification se fait par une série de déshydratations; mais nous ignorons encore sous quelle influence se font ces déshydratations et quel est leur agent régulateur.

MODIFICATIONS SUBIES PAR LES SUBSTANCES MINÉRALES. — Ces substances, comme les organiques, sont ingérées libres, en dissolution dans les liquides animaux et végétaux, ou en combinaison avec les substances organiques des protoplasmas, qui sont eux-mêmes protégés par des enveloppes animales ou végétales.

Parmi les premières, je puis citer l'eau et les matières salines de la sève, du sang, de la lymphe, du lait et aussi celles contenues dans les boissons. Quant aux autres, celles contenues dans les protoplasmas, elles sont mises en liberté par les mêmes agents que les diverses matières organiques.

Une fois mises en liberté, il est à supposer qu'elles peuvent réagir les unes sur les autres dans les voies digestives, et cela d'après les lois qui nous sont connues. Certains sels peuvent se former leurs acides et leurs bases étant dégagés à l'état de liberté ; d'autres doivent également se former par une double décomposition. Ainsi apparaissent donc deux séries de produits, les uns insolubles qui resteront dans le bol intestinal ; et d'autes solubles qui seront absorbés par les veines et les lymphatiques.

Une fois arrivés dans la grande circulation, ces sels seront pris, selon leurs affinités résultant de leurs compositions et selon les besoins de divers éléments anatomiques, par ces mêmes éléments. Enfin, le surplus, s'il y en a, quittera l'organisme par les diverses voies d'élimination et surtout par la voie urinaire.

Nous savons, en effet, que les divers liquides de l'organisme, et notamment le sang, ont une grande tendance à conserver toujours la même composition au point de vue des matières salines, et que cet équilibre est maintenu grâce à la plus ou moins grande activité de l'élimination.

Comme nous le voyons, le sort de ces substances dans les voies digestives est facile à déterminer ; et on peut les résumer dans les quelques propositions suivantes :

1° Les matières minérales sont ingérées soit à l'état libre en solution dans les liquides, soit dans les protoplasmas, et, dès lors, protégées pour les enveloppes des éléments anatomiques.

2° Ces dernières sont mises en liberté en même temps que les matières organiques par l'effraction mécanique ou la dissolution des enveloppes des éléments anatomiques.

3° Quel que soit leur état au moment de leur ingestion, une fois mises en liberté, ces différentes matières sont soumises, dans le tube digestif aux mêmes lois chimiques qui règlent leur réaction *in vitro*.

4° Par suite de ces réactions, il se forme deux séries de produits, les uns insolubles éliminés avec le résidu de la digestion ; et les autres solubles qui peuvent être absorbés par les veines et les lymphatiques.

5° Arrivées dans le sang, ces matières minérales sont prises par les divers éléments anatomiques suivant leurs besoins et leurs affinités.

6° Ces besoins et ces affinités fixent la quantité à utiliser ; et le reste, vu la tendance qu'ont les liquides organiques à conserver la même composition en matières salines, est éliminé surtout par la voie urinaire.

# VALEUR CONSTITUTIVE, FONCTIONNELLE

# ET CALORIFIQUE DE NOS DIVERS ALIMENTS

---

Tous les aliments dont nous venons d'étudier le mode de formation, la composition et l'état au moment de leur pénétration dans le torrent sanguin, peuvent concourir à un des trois buts suivants : Ils peuvent servir à *constituer les éléments anatomiques*, ils peuvent *servir à leurs fonctions*, et enfin ils peuvent *servir à la calorification*.

Ces divers buts, du reste, je dois le dire, sont loin d'être exclusifs ; chaque aliment peut être utilisé pour plusieurs. Toutefois, au moins pour la plupart, chacun d'eux paraît plus spécialement destiné a un d'entre eux : et, fait important, ces préférences ne sont pas livrées au hasard ; elles concordent, au contraire, avec les différentes catégories d'aliments, telles que la chimie les a établies : les *azotés*, les *hydrates de carbone*, les *corps gras* et les *substances minérales*. De sorte que cette division, que nous avons déjà vue être sanctionnée par le mode d'action des divers agents digestifs, l'est de nouveau par le mode d'utilisation de ces aliments après leur pénétration dans l'organisme.

## Valeur constitutive de nos aliments.

Ce premier rôle de nos aliments appartient surtout aux substances ALBUMINOÏDES ; et cela, il est peut-être utile de le rappeler, d'une manière indifférente qu'ils proviennent du règne animal ou du règne végétal. Ce sont ces aliments, qui, pendant toute la période adulte, sont destinés, et dans ce cas d'une manière exclusive, à remplacer les albuminoïdes usés.

La quantité d'aliments azotés nécessaires à ce remplacement est donc indispensable à l'organisme. La quantité des azotés absorbés ne peut être inférieure à celle de ces produits usés qu'à la condition de voir dépérir l'organisme, s'il était normal. Je dois ajouter, qu'étant donné que nous devons supposer que l'état des albuminoïdes usés au moment où ils quittent les éléments anatomiques, n'est pas très éloigné de celui des azotés absorbés, nous pouvons en conclure que ces deux catégories de produits, les usés et ceux récemment absorbés, se remplacent sensiblement à poids égal et aux deux points de vue suivants : D'abord au point de vue de l'*entretien* des éléments anatomiques, c'est-à-dire qu'un gramme d'albuminoïdes usés exigera pour être remplacé un gramme d'azotés absorbés ; et ensuite au point de vue de la *calorification*, c'est-à-dire que les produits usés donneront sensiblement la même quantité de calories qu'auraient donnée les azotés qui viennent les remplacer, s'ils avaient été utilisés immédiatement à faire de la chaleur.

Pendant la croissance, c'est également à cette catégorie d'aliments qu'il appartient de constituer la partie véritablement active des éléments anatomiques de nouvelle formation ; et il en est de même chez l'adulte, lorsqu'il revient à son volume normal après l'avoir perdu, ou enfin lorsqu'il augmente son volume au-dessus de l'état normal. Chez l'adulte, il est vrai, assez souvent la diminution du poids ne porte guère que sur le tissu adipeux ; et il en est encore plus souvent ainsi, quand nous le voyons augmenter de poids. Mais, cependant, nous savons que, dans tous les cas d'alimentation insuffisante prolongée, le tissu musculaire et les viscères perdent de leur poids ; or, il s'agit bien là, dans ces cas, d'une diminution des albuminoïdes. Dans les cas d'accroissement au-dessus du volume normal, le plus souvent et pour la plus grande partie, c'est encore le tissu adipeux qui subit l'augmentation la plus importante. Mais, d'une part, dans certains cas d'accroissement de volume dus à l'exercice, l'augmentation du poids revient en partie au développement musculaire ; et enfin, même dans les cas où le tissu adipeux augmente seul, il est probable qu'en même temps qu'il emmagasine les corps gras, l'organisme développe et multiplie les cellules conjonctives dont une partie est forcément de nature albuminoïde.

Ainsi les aliments azotés des deux règnes remplissent donc ce premier but de constituer la partie active des éléments anatomiques. Ils remplacent intégralement les albuminoïdes usés; ils concourent à l'augmentation des éléments anatomiques pendant la croissance; et enfin ils participent également à l'augmentation du volume chez l'adulte soit que celui-ci ne fasse que récupérer son volume normal, soit qu'il le dépasse.

Les autres groupes d'aliments peuvent-ils concourir au même but? Peuvent-ils devenir partie constituante des éléments anatomiques? Sont-ils indispensables à cette constitution? On ne saurait en douter. Certes, la substance albuminoïde est bien la partie réellement vivante de nos différents éléments anatomiques; c'est bien en elle que réside la vie; mais, à elle seule, elle ne pourrait constituer nos éléments anatomiques; elle n'en constitue, même au point de vue du poids et du volume, qu'une faible partie, n'arrivant pas à 20 %, et seulement 16 % d'après Bischoff. La plus grande partie est fournie, pour la plupart de nos éléments anatomiques, par l'*eau*.

L'EAU, en effet, constitue toujours plus de 60 % des diverses fibres musculaires, des éléments nerveux, et des épithéliums. Pour quelques éléments, cette proportion dépasse même 75 %. L'eau doit donc être considérée comme une substance constitutive indispensable de nos éléments anatomiques. Je réunis, dans un tableau, la quantité d'eau contenue dans nos principaux tissus.

| TISSUS | EAU o/o | ORGANES | EAU o/o |
|---|---|---|---|
| Muscles | 73 à 74.50 | Foie | 76.17 |
| Tissu conjonctif | 69.50 | Rate | 69.80 |
| — cartilagineux | 59 à 74 | Corps thyroïde | 80.82 |
| — osseux | 16 à 60 | Cheveux | 13.00 |
| — nerveux { nerf | 70 à 80 | Cristallin | 63.66 |
| moelle | 66.00 | Corps vitré | 98.08 |
| subst. blan<sup>che</sup> | 66 à 78 | Sérosité péricardique | 95 51 |
| — grise | 82 à 88 | — pleuretique | 93 à 94 |
| moyenne | 78 | — péritonéale | 94 à 98 |
| Sang { minimum | 76 | Liquide ammiotique | 98 à 99 |
| maximum | 80 | | |
| Plasma | 90.29 | | |
| Lymphe | 98.63 | | |

L'eau est donc une substance constitutive indispensable, non seulement de nos liquides, dont elle représente toujours plus de 75 %, mais aussi de tous nos tissus et de tous nos organes. Si donc, comme j'aurai à le dire plus tard, elle n'a aucune propriété calorifique; et si, sous ce rapport, elle ne peut pas être considérée comme un aliment, elle doit être considérée comme telle au point de vue de ses propriétes constitutives, et, nous le verrons aussi, au point de vue de ses propriétés fonctionnelles.

A côté de l'eau, et toujours au point de vue constitutif, se placent les SUBSTANCES MINÉRALES. Leur importance sous ce rapport est d'abord indiscutable en ce qui concerne celles qui entrent dans la composition du tissu osseux, et notamment la chaux et l'acide phosphorique. Pour ce tissu, c'est même la substance minérale qui occupe la première place, sinon au point de vue des phénomènes biologiques, au moins au point de vue de la quantité et de ses propriétés physiques.

La substance minérale, d'une manière générale, représente, en effet, de 60 à 70 % du poids total du tissu osseux ; et, en rapportant les matières minérales totales à 100 grammes, ces différentes substances sont représentées dans les proportions suivantes, d'après Heintz (1) : Ca,38.5 ; $Po^4 53,5$ ; $Co^5 5,6.$ ; Mg, 0,6 ; Fl et Cl,2. Ces proportions, du reste, se rapprochent autant que possible de celles données par Zalesky (1) : Ca,40.7 ; $Po^4$,55.5 ; $Co^5$,8.4 ; Mg,0,30 ; Fl et Cl, 0,7.

Comme on le voit, c'est l'acide phosphorique et la chaux qui l'emportent de beaucoup sur les autres substances. Une partie de la chaux est combinée avec l'acide carbonique, mais la plus grande partie l'est avec l'acide phosphorique, et leur combinaison, d'après A. Gauthier, formerait de 84 à 87 % du poids total des matières minérales.

D'après ce savant chimiste, la combinaison de ces différentes matières, dans la proportion où elles existent dans l'os, pourrait être représentée par la formule suivante :

$6(Po^4) 2Ca^2), 2CaCo^5 + 3 H^2O$ ou bien encore : $Ca^{20}P^{12}O^{48}$ $(2Co^5) + 3$ aq. — Telle serait la formule de la matière minérale osseuse qui entrerait en combinaison avec la substance albuminoïde.

D'autre part, dans ce même tissu, cette substance albumi-

_____________

(1) A. GAUTIER. *Chimie biologique*, p. 331.

noïde représente, même à l'état frais, celui qui nous intéresse ici, les 30-35 % du poids total dans les diaphyses compactes, et elle serait de 38 % dans le tissu spongieux. Dans ce dernier, et c'est forcément chez lui que la vie est plus active, cette proportion pourrait même atteindre 60 %.

Pour ce tissu, les deux catégories de substances, les albuminoïdes et les minérales, se partagent l'importance au point de vue de sa constitution. Ces dernières l'emportent en général comme proportion et comme propriétés physiques, et les premières, bien entendu, au point de vue biologique.

Mais ce n'est pas seulement dans le tissu osseux que les matières minérales jouent un rôle important et peut-être indispensable, dans la constitution de nos éléments anatomiques. Quoique dans des proportions beaucoup moindres, leur présence est nécessaire dans le protoplasma de tous nos éléments et aussi de tous nos liquides. Leur existence est indispensable pour donner à ces protoplasmas, à leur noyau, ou à ces liquides, la composition chimique qui convient à leur fonction.

Nous pouvons donc conclure que les substances minérales, parmi lesquelles il faut surtout citer : la soude, la potasse, la chaux, la magnésie, le fer, l'acide phosphorique, l'acide sulfurique et le chlore, doivent être considérées comme des substances constitutives nécessaires à notre organisme. En est-il de même des HYDRATES DE CARBONE? Du moins, d'une manière générale, leur rôle, à cet égard, me paraît beaucoup moins important. Le glycogène, il est vrai, existe toujours dans le foie, mais rien ne prouve qu'il soit indispensable à la constitution de la cellule hépatique; et il en est de même de la glucose pour le muscle. Celui-ci contient toujours de la glucose; mais si elle paraît être indispensable à sa fonction, il est probable qu'elle ne fait pas partie de ses matériaux réellement constitutifs.

Enfin, les CORPS GRAS doivent être considérés comme partie constitutive pour la cellule adipeuse. On ne saurait, en effet, concevoir cette dernière sans ce corps. Quoique dans des proportions moindres, il en est de même des divers éléments nerveux. A l'état frais, la substance grise du cerveau en contient 3 gr. 44 %, et la substance blanche, 16 gr. 64 %. Or, ces quantités paraîtront réellement élevées, si l'on veut tenir compte que la substance grise renferme 81 gr. 62 % d'eau et 10 gr. 19 de matières azotées; et la substance blanche 68,25 °/₀ d'eau, et seulement 7,80 de matières azotées. Pour les éléments des centres nerveux, et aussi pour les nerfs périphériques, la graisse est donc une partie constitutive.

Pouvons-nous attribuer le même rôle à l'OXYGÈNE? Il est incontestable qu'il existe normalement au moins dans la plupart de nos liquides et surtout dans le sang. Ce dernier ne saurait exercer ses fonctions sans lui. L'oxygène, tout au moins, fait partie constitutive du globule rouge; et ne serait-ce qu'eu égard à cet élément, il devrait être placé parmi les substances constitutives de notre organisme. Mais, de plus, sans que son rôle de substance constitutive soit aussi facile à établir que pour le globule rouge, il paraît au moins très probable qu'il doit remplir ce même rôle dans d'autres liquides et même dans certains éléments anatomiques. Souvent, il est vrai, son rôle dominant doit être comme substance fonctionnelle; mais il ne paraît pas impossible qu'il puisse exister dans notre organisme à ces deux titres.

Aussi, en résumé, si les substances albuminoïdes sont réellement celles qui jouent le rôle le plus important dans la constitution de nos éléments anatomiques, nous devons également placer à leur côté, pour tous ces éléments, l'eau et certaines matières salines; pour quelques-uns d'entre eux (cellules adipeuses, éléments nerveux), les matières grasses; et, enfin, pour d'autres, l'oxygène notamment pour les globules rouges.


### VALEUR FONCTIONNELLE DE NOS ALIMENTS

Certains de nos aliments sont utilisés par nos éléments anatomiques pour exercer leur fonction. Ces aliments ne font pas partie de leur constitution, mais ils leur sont indispensables pour remplir la fonction à laquelle ils sont destinés.

Les substances ALBUMINOÏDES sont indispensables aux cellules pepsinogènes de l'estomac et aux cellules trypsinogènes du pancréas pour produire la pepsine et la trypsine, deux ferments qui tous les deux sont azotés, et qui ne peuvent être formés par ces cellules qu'à la condition que la circulation leur apporte des produits albuminoïdes. Sans ces produits, ces

cellules pourraient bien vivre, au moins pendant un certain
temps, mais elles ne pourraient pas remplir leur fonction spéciale : les albuminoïdes transformés en pepsine et en trypsine
ont donc une valeur fonctionnelle. Il en est de même des
substances albuminoïdes transformées en mucine par les cellules à mucus et de celles qui passent dans les acides glyco-
colique et taurocholique provenant des cellules hépatiques.
Il est également probable que les sécrétions internes, dont
l'étude commence à peine, sont au moins en partie albuminoïdes; et que, par conséquent, les aliments de cette nature
sont indispensables aux éléments qui leur donnent naissance.
Enfin, dans certaines conditions, je l'ai dit, les substances
albuminoïdes peuvent être transformées en hydrates de carbone; et, sous cette forme, remplir, par conséquent, un rôle
fonctionnel pour le fibre musculaire.

Les HYDRATES DE CARBONE dont le rôle est des plus effacés,
quand il s'agit de la constitution des éléments anatomiques,
voient au contraire leur importance se relever, quand il s'agit
du pouvoirfonctionnel. Le muscle ne fonctionne que grâce eux ;
c'est leur véritable combustible. On peut donc dire que sans
la glucose, qui, du reste, résume tous les hydrates de carbone,
puisque tous sont dépensés sous cette forme, le mouvement
n'existerait pas. Le sucre est ainsi par excellence l'aliment
fonctionnel de la fibre musculaire, et par conséquent indispensable pour tout mouvement.

Les CORPS GRAS jouent également un certain rôle à ce point
de vue. D'abord, à défaut d'hydrates de carbone, l'organisme
les transformera en glucose pour en fournir au muscle auquel
celle-ci, je l'ai dit, est indispensable ; ensuite. ces corps sont
nécessaires à la cellule sébacée pour former sa sécrétion.

Quant aux MATIÈRES MINÉRALES, il est évident que l'eau et
aussi certaines matières salines sont indispensables à la fonction de nombreux éléments anatomiques et notamment à tous
ceux qui sont chargés d'une sécrétion. Nous trouvons ici les
cellules muqueuses, celles de l'appareil salivaire, des vaisseaux
biliaires, de l'appareil pulmonaire et surtout celles des reins.

Enfin, il est presque inutile de faire remarquer que si la
glucose joue un rôle si important comme aliment fonctionnel,
ce n'est qu'à la condition de s'oxyder ; et que, par conséquent, de nouveau l'oxygène auquel nous avons dû déjà accor-

der un rôle comme aliment de constitution, en joue un autre comme aliment fonctionnel.

De sorte qu'arrivé à la fin de cette étude, nous pouvons dire que chacun des quatre groupes d'aliments et en y comprenant l'oxygène, avec plus ou moins d'importance, peuvent être utilisés pour la fonction de quelques-uns de nos éléments anatomiques.

## VALEUR CALORIFIQUE DE NOS ALIMENTS

Tous nos aliments peuvent servir à faire du calorique ; c'est là une propriété qui leur est commune. Mais, d'une part, tous n'ont pas le même pouvoir calorifique; et ensuite, nous le verrons dans la suite, il n'est pas indifférent pour l'organisme de demander son calorique à un quelconque de ses aliments.

Quelle que soit l'alimentation, il y a toujours une certaine quantité d'ALBUMINOIDES utilisés à faire du calorique. Ce sont ceux qui résultent de l'usure des protoplasmas et des noyaux. Ces albuminoïdes usés, je l'ai déjà dit, peuvent être considérés comme donnant la même quantité de chaleur que ceux qui les ont remplacés. Une partie de notre calorique provient donc toujours des albuminoïdes usés. Mais, de plus, il est presque constant que les azotés transformés en peptones et en sérine, soient en plus grande quantité que ceux qui sont nécessaires au remplacement des usés ; et, dans ce cas, il peut se faire que l'excédant de ces azotés soit brûlé directement, sans avoir fait partie des éléments anatomiques, sans avoir passé par l'état d'albuminoïdes de constitution. Il me semble forcé qu'il en soit ainsi, lorsque l'animal se nourrit presque exclusivement d'azotés, ce qui a lieu, par exemple, pour les carnivores; ou, tout au moins, lorsque les autres aliments pouvant produire de la chaleur, hydrates de carbone et graisses, sont insuffisants, et que les azotés dépassent la quantité nécessitée pour le remplacement des usés.

Lorsque, au contraire, les hydrates de carbone et les graisses sont en quantité suffisante pour fournir le calorique nécessaire et que les azotés sont en excès, ceux-ci se transforment en graisse, pour constituer des aliments de réserve, qui, eux aussi, lorsqu'il y aura lieu, pourront fournir de la chaleur.

En tenant compte de nos habitudes, on peut donc admettre :
1° Qu'une partie de notre calorique provient toujours des albuminoïdes usés ; et 2' qu'une autre partie provient des substances azotées, qui, dans notre ration, dépassent la quantité nécessaire au remplacement des usés.

Nous verrons, dans la suite, dans quelle proportion ils concourent à notre calorification.

Mais si, d'une manière constante, les substances albuminoïdes entrent pour une part dans la production de notre calorique ; nous devons admettre, qu'au moins dans une alimentation normale, cette production appartient surtout aux hydrates de carbone et aux corps gras.

Les HYDRATES DE CARBONE, au moins en grande partie, se transforment en glucose ; et c'est sous cette forme ou après l'avoir prise qu'ils se combinent avec l'oxygène pour donner lieu à de l'acide carbonique et à de l'eau. Mais d'autres s'oxydent probablement sous d'autres formes. Ce ne sont que les aliments qui sont dépensés par la fibre musculaire qui paraissent devoir passer forcément par l'état de glucose.

Vu la facilité de l'oxydation de la glucose. il semble que c'est ce corps qui doit être utilisé le premier, de préférence aux azotés et aux corps gras. Toutefois, cette préférence de l'oxygène pour la glucose ne doit pas être exclusive. Il est probable que lorsque ces trois catégories d'aliments sont en présence de l'oxygène, celui-ci agit sur tous ces corps en même temps ; mais seulement d'une manière plus active sur la glucose que sur les deux autres. La gélatine paraît également s'oxyder très facilement ; quant aux autres substances albuminoïdes, il est difficile d'établir un ordre de préférence.

Les CORPS GRAS constituent également des agents puissants de calorification. Ce sont même eux, qui, à poids égal, donnent le plus grand nombre de calories. Une partie de ces corps est mise en réserve, si la quantité d'aliments dépasse celle qui est nécessaire à l'organisme ; ils deviennent alors, je l'ai dit, partie constituante des cellules adipeuses. Une autre partie est utilisée par les cellules sébacées ; et elle devient ainsi un aliment fonctionnel ; enfin, l'autre partie est immédiatement dépensée par l'organisme, qui d'abord l'hydrate et ensuite l'oxyde pour la transformer en dernière analyse, comme la glucose, en eau et en acide carbonique.

Parmi les SUBSTANCES MINÉRALES, figurent l'eau, l'oxygène et les matières salines.

L'eau qui joue un rôle important comme aliment de constitution et comme aliment fonctionnel, est sans action au point de vue de la calorification. Mais, au contraire, c'est dans ce rôle que l'*oxygène* trouve sa plus grande importance. D'une manière approximative, on peut dire que c'est à l'oxydation qu'est due la presque totalité de notre calorique. Certaines modifications autres que l'oxydation sont subies par nos aliments avant d'être minéralisés. La plupart de ces modifications se font avec absorption ou développement de calorique ; mais c'est surtout l'oxydation qui produit celui que notre organisme utilise réellement. Il en est tellement ainsi, que l'on peut calculer la quantité de calorique produit par un organisme, en sachant la quantité d'oxygène dépensé. Ce dernier est donc un aliment producteur de calorique par excellence. On peut dire que, sans lui, l'organisme n'en produirait pas.

Quant aux *matières salines* que nous avons vu jouer un rôle indispensable comme substances constitutives et comme aliments servant aux fonctions des éléments, elles sont tout à fait négligeables, au point de vue de la calorification. Il est évident que toutes leurs combinaisons donnent lieu à une absorption ou à une production de calorique ; mais, je le répète, les quantités ainsi produites ou bien sont trop faibles pour entrer sérieusement en ligne de compte ou bien elles se compensent.

Nous pouvons donc conclure, en ce qui concerne les aliments calorifiques :

1° Que les trois catégories d'aliments organiques peuvent produire du calorique ;

2° Mais que, des trois, ce sont les hydrates de carbone, auxquels ce rôle paraît revenir de préférence ;

3° Que les matières salines restent étrangères à ce rôle de nos aliments ;

4° Qu'enfin il en est de même de l'eau, mais qu'au contraire l'oxygène joue à cet égard un rôle prépondérant et indispensable.

# MODIFICATIONS DE NOS ALIMENTS
# DANS L'ORGANISME

## LEUR MINÉRALISATION

Tels sont les différents modes d'emploi des quatre catégories de nos aliments. J'ai tenu à les résumer rapidement au commencement de cette étude, pour que leur ensemble fût mieux compris et qu'on put ainsi suivre plus facilement les développements dans lesquels je vais entrer, en reprenant chacune des catégories de ces aliments, et en montrant, pour chacun d'eux, les modifications qu'ils présentent dans l'organisme, ainsi que la forme sous laquelle ils le quittent.

Je tiens à rappeler, au commencement de cette étude, qui touche au côté le plus intime, et par conséquent le plus intéressant de notre nutrition, un certain nombre de faits généraux, ou si l'on veut, de principes, dont tout ce qui va suivre ne sera que le développement. Ces faits généraux sont les suivants :

1° L'organisme animal est impuissant pour constituer la matière organique. Celle-ci ne peut être formée que par l'organisme végétal.

2° Toute la substance organique que reçoit notre organisme provient donc en dernière analyse du végétal. Il en est ainsi même de celle que nous trouvons chez les animaux herbivores ou autres. Ces animaux, en effet, ont eux-mêmes trouvé ces substances organiques toutes formées dans le végétal, et ils n'ont fait que se les assimiler et les mettre en réserve sous cet état.

3° Au contraire, l'organisme animal, en général. semble avoir pour mission, dans la nature, de rendre au monde inorganique et sous la forme minérale, les corps simples que le végétal lui a momentanément enlevé. Je l'ai dit et j'y reviendrai plusieurs fois encore : *le végétal organise et l'animal minéralise.*

4° Cela étant, nous devons nous attendre, dans l'étude des transformations successives que subissent les divers aliments, azotés, hydrates de carbone et corps gras, à les voir passer à des états de plus en plus rapprochés de l'état minéral ; et, pour la plus ·grande partie d'entre eux, y arriver d'une manière complète.

Nous pourrons bien voir parfois, au milieu des transformations que subissent ces diverses matières organiques, une partie d'entre elles rester dans un état stationnaire, comme celles qui sont constitutives de nos aliments anatomiques ; nous pourrons voir même parfois quelques-unes subir certaines modifications qui semblent, au contraire, les éloigner de la minéralisation, tels que la déshydratation des peptones pour revenir à l'état de sérine et celle de la glucose pour passer à l'état de glycogène ; mais les états, ainsi acquis, sont seulement passagers, et la marche vers la minéralisation, pour en être un peu retardée, n'en reprendra pas moins son cours sans que la loi qui la règle ait à subir la moindre exception.

Ces indications générales données, je vais passer à l'étude des diverses catégorie de nos aliments en indiquant rapidement leur origine, leur rôle dans notre organisme et le mode de leur élimination.

ALIMENTS AZOTÉS ET SUBSTANCES ALBUMINOÏDES

DANS L'ORGANISME. LEUR MINÉRALISATION.

ORIGINE. — J'ai déjà signalé, quand je me suis occupé de la formation des albuminoïdes chez l'herbivore à l'aide des azotés végétaux que les diverses surbstances azotées n'arrivent pas à l'organisme avec la composition exacte qu'elles recevront lorsqu'elles feront partie de sa constitution intime et qu'elles participeront activement à sa vie.

Quoique toutes ces substances soient azotées et probablement propres à devenir une des substances albuminoïdes quelconque de l'organisme, toutes présentent quelques particularités dans leur composition. Or, il en est de même, bien entendu, en ce qui nous concerne ; et cela aussi bien pour les azotés végétaux que pour ceux que nous demandons au règne animal. Pour le faire ressortir, je vais donner successivement l'analyse de quelques azotés des deux règnes, œufs, lait, gluten, légumines, conglutines ; et, après les avoir suivis dans leur peptonisation, je donnerai la composition des principales substances albuminoïdes qui peuvent en dériver.

## Aliments azotés.

*L'albumine de l'œuf*, d'après Lieberkhun, a la composition suivante :

$$C = 53.3 - H = 7.1 - Az = 15.7 - S = 1.8 - 0 = 22.1$$

La *caséine* diffère même dans les divers animaux. Voici, d'après Dumas et Cahours, les compositions de la caséine du lait de femme et de celle du lait de vache (1) :

| CORPS SIMPLES | CASÉINE du lait de femme. | CASÉINE du lait de vache précipitée par les acides. |
|---|---|---|
| Carbone.................... | 53 47 | 53.5 |
| Hydrogène................. | 7.15 | 7.05 |
| Azote..................... | 15.63 | 15.77 |
| Soufre.................... | » | » |
| Oxygène................... | 23.61 | 23.68 |

Ces différences de composition sont, il est vrai, peu marquées ; mais elles sont suffisantes cependant, pour faire varier certaines de leurs propriétés.

La plupart des substances albuminoïdes de nature végétale s'éloignent même davantage des précédentes. D'après Ritthausen (A. Gautier, page 135), le gluten-caséine et la légumine de la fève et du pois donneraient à l'analyse, pour cent parties :

| CORPS SIMPLES | GLUTEN, CASÉINE Blé. | LÉGUMININE Fèves. | LÉGUMININE Pois. |
|---|---|---|---|
| Carbone................... | 50.98 | 52.19 | 51.34 |
| Hydrogène................. | 6.71 | 7.06 | 6.98 |
| Azote..................... | 17.31 | 17.76 | 17.48 |
| Oxygène................... | 24.10 | 22.69 | 23.75 |
| Soufre.................... | 0.90 | 0.30 | 0.45 |
| $P^2O^5$.................. | » | » | 3.10 |

(1) A. GAUTIER, *Chimie biologique*, t. III, p. 132.

Les *vitellines végétales* ou *conglutines* diffèrent également de ces azotés. Elles diffèrent même entre elles. Voici, en effet, d'après Ritthausen, cité par A. Gautier (page 141), la composition de quatre conglutines :

| CORPS SIMPLES | COURGE | CHANVRE | RICIN | AMANDES AMÈRES |
|---|---|---|---|---|
| Carbone . . . . . . . . . . . . . . . . . | 51 52 | 50.98 | 50.88 | 50.57 |
| Hydrogène . . . . . . . . . . . . . . | 7.01 | 6.92 | 6.98 | 6.88 |
| Azote . . . . . . . . . . . . . . . . . | 19.22 | 18.73 | 18.57 | 18.63 |
| Soufre. . . . . . . . . . . . . . . . . | 1.07 | 0 82 | 0.77 | 0 51 |
| Oxygène. . . . . . . . . . . . . . . . | 21.00 | » | » | 23.41 |
| Cendres. . . . . . . . . . . . . . . . | 0.18 | » | » | » |

Enfin, la fibrine végétale du blé aurait pour composition : C = 54.3 — H = 7.18 — Az = 16.89 — S = 1.01, et le gluten-fibrine du maïs, la zéine, contiendrait 15.58 d'azote.

Telles sont les compositions des principales substances azotées contenues dans nos aliments les plus usuels ; et qui n'ont pas leurs analogues dans notre organisme, c'est-à-dire de l'œuf, du lait, du pain, des légumes secs, et de quelques légumes frais. La même différence de composition, du reste. je vais avoir à l'indiquer, existe dans les aliments azotés provenant des animaux, tissu musculaire, tissu conjonctif et liquides de l'organisme.

### *Substances albuminoïdes de l'organisme.*

Les différentes substances azotées, quelle que soit leur origine, une fois arrivées dans le tube digestif sous l'influence des acides ou des bases qu'ils y rencontrent et surtout sous l'influence des ferments propres au système glandulaire de cet appareil, s'ils y restent, se dédoublent et tendent à devenir dialysables, passant d'abord à l'état de syntonines et d'acides albumines. puis à l'état de propeptones ou d'albumoses, et, enfin à l'état de peptones, terme d'hydratation dans lequel elles sont absorbées. Mais ces peptones elles-mêmes, quoique étant le point aboutissant de toutes les substances azotées sous l'ensemble des influences digestives, conservent quelques traces de leur origine: et c'est ainsi que l'on a pu différencier les albuminpeptones, les caséin-peptones et les fibrin-peptones, toutes substances qui ont bien les propriétés des peptones, mais dans lesquelles on retrouve encore quelques-uns des caractères de l'albumine, de la caséine, de la fibrine. J'emprunte à M. Gautier le tableau suivant (page 180), qui contient la composition de ces divers corps :

| CORPS SIMPLES | FIBRINE PEPTONE — Henninger. | | ALBUMINE PEPTONE Heninger. | Herltz. | CASÉINE PEPTONE — Henninger. |
|---|---|---|---|---|---|
| Carbone......... | 51 58 | 51.29 | 52.31 | 52.53 | 52.15 |
| Hydrogène..... | 7 02 | 7.08 | 7.05 | 7.05 | 6.98 |
| Azote.......... | 16.66 | » | 16.38 | 16.72 | 16.14 |
| Cendres........ | » | » | 0.58 | 1.00 | 1.65 |

Ainsi, les diverses peptones diffèrent déjà d'après l'azoté d'où elles dérivent. Mais, de plus, la même substance azotée donnerait des peptones un peu différentes, selon que sa peptonisation aurait eu lieu sous l'influence de la pepsine ou de la trypsïne.

Tout en ayant une série de propriétés qui rapprochent tous ces corps les uns des autres et permettent d'en faire une famille des plus naturelles, ils conservent donc de légères différences de composition et de propriétés. Mais, cependant, il semble qu'au moins pour la plupart, ils puissent, une fois entrés dans le torrent circulatoire, devenir aptes à constituer tous les albuminoïdes existant dans notre organisme ; et, en effet, tout fait supposer que peu de temps après leur arrivée dans le système circulatoire, ils perdent leur individualité et qu'ils peuvent se transformer en sérine. Les autres substances albuminoïdes de nos liquides de constitution ne sont, en effet, que bien faiblement représentées comparativement à cette dernière. Celle-ci en représente la presque totalité. Or, d'une part, étant donné que ce sont le sang, la lymphe et le chyle qui reçoivent toutes les peptones, soit tous les azotés des aliments ; et, d'autre part, vu la grande prédominance de la sérine dans ces trois liquides, on peut en conclure que toutes les substances albuminoïdes que nous trouvons dans l'organisme ont passé, au moins momentanément, par cet état.

La *sérine,* je viens de le dire, représente donc la presque totalité des substances albuminoïdes du sang, de la lymphe et

du chyle. Mais, de plus, on la trouve encore et d'une manière
prédominante dans la plupart des grands épanchements, ascite,
pleurésie, péricardite, et enfin dans les liquides purulents.
Parmi ses caractères, deux nous intéressent plus particulièrement : elle est soluble dans l'eau et ne dialyse pas.

Sa composition qui se rapproche très sensiblement de l'albumine de l'œuf, d'après Mülder et Dumas et Cahours, est la
suivante :

| CORPS SIMPLES | MULDER | DUMAS ET CAHOURS |
|---|---|---|
| Carbone ............... | 53.4 | 53.4 |
| Hydrogène ............. | 7.1 | 7 2 |
| Azote.................. | 15.6 | 15.8 |
| Soufre................. | 1.3 | 1.3 |

C'est donc de cette substance que dérivent tous les albuminoïdes contenus dans l'organisme. C'est là une composition
qu'ils ont tous présentée avant d'avoir celle dans laquelle ils
font partie constitutive de nos divers éléments anatomiques.
Or, ces composés albuminoïdes étant nombreux, pour procéder
à leur étude avec ordre, j'étudierai successivement :

1° Ceux qui sont contenus dans les liquides de l'organisme
en même temps que la sérine ;

2° Ceux qui constituent les protoplasmas des divers éléments
anatomiques ;

3° Ceux qui sont plus spécialement contenus dans les noyaux
de ces éléments.

*Substances albuminoïdes contenues dans les liquides de
l'organisme.* — Parmi ces substances, je signalerai surtout le
*sérum globuline*, la *fibrine* et le *fibrinogène*.

Le *sérum globuline* de Weyl, d'après Gautier (page 143),
doit être confondu avec la paraglobuline de Khüne, la substance fibrinoplastique de A. Schmidt et avec l'hydropisine de
Gaunel. Elle existe dans le plasma et le sérum sanguin ainsi
que dans la plupart des épanchements pathologiques du péri-
toine, de la plèvre, du péricarde et aussi dans le liquide de
nombreux kystes.

La *fibrine* est la substance qui constitue les mailles du

caillot sanguin. On la trouve surtout dans le sang ; mais elle existe aussi dans la lymphe et très souvent dans les exsudats.

Elle ne préexiste dans le sang qu'en faibles proportions ; mais elle se forme très rapidement au détriment du fibrinogène en présence des sels de chaux, et sous l'influence d'un ferment contenu dans les leucocytes ainsi que probablement dans d'autres éléments anatomiques.

Gautier donne de la fibrine les compositions suivantes :

| CORPS SIMPLES | DUMAS ET CAHOURS | | MALY |
| | Sang veineux. | | Moyenne de plusieurs analyses |
| | Homme. | Bœuf. | |
|---|---|---|---|
| Carbone ................ | 52 8 | 52.7 | 52.51 |
| Hydrogène.............. | 7.0 | 7.0 | 6.98 |
| Azote.................. | 16 8 | 16.6 | 17.34 |
| Soufre............ ... ... | 23.4 | 1.6 | » |
| Oxygène.. ............ | | 22.1 | » |

D'après ce qui précède, sur le mode de formation de la fibrine, le *fibrinogène* doit donc se trouver dans tous les milieux où la fibrine peut apparaître, puisque cette dernière ne peut se former qu'au détriment du premier, dont elle n'est qu'une modification insoluble. On doit donc trouver le fibrinogène dans le sang, la lymphe et les divers épanchements.

*Substances albuminoïdes contenues dans les protoplasmas.* — Parmi les divers composés albuminoïdes contenus dans les protoplasmas, j'étudierai successivement : la *myosine*, l'*osséine*, la *cartilagéine*, la *chondrine*, la *chondromucoïde*, la *gélatine*, la *conjonctine*, l'*élastine* et la *kératine*.

La *myosine* ou *musculine* est la principale substance des diverses fibres musculaires. Liquide pendant la vie, elle se coagule après la mort et devient insoluble dans l'eau. Sa composition est la suivante :

$$C = 51,82 ; - H = 7,11 ; - Az = 16,77 ; - S = 1,27 ; - O = 22,03.$$

L'*osséine* forme la majeure partie de la trame organique des os et des tendons. Elle existe aussi dans le derme, dans les

membranes muqueuses et séreuses, ainsi que dans le tissu conjonctif, dans lequel elle est réunie avec la *conjonctine*. On la
trouve également dans les fibres élastiques ; et dans ces éléments elle est réunie à l'élastine.

L'osséine est une des principales substances collagènes.
J'emprunte à A. Gautier le tableau suivant donnant la composition de quelques osséines (page 150).

| CORPS SIMPLES | OSSÉINE du bœuf. | OSSÉINE de la carpe. | TENDONS purifiés. | SCLÉROTIQUE purifiée. | GÉLATINE dérivée de l'ichthyocole. |
|---|---|---|---|---|---|
| Carbone | 50.1 | 50.3 | 50.6 | 50 0 | 50.1 |
| Hydrogène | 7.1 | 7.2 | 7.2 | 7.0 | 6.6 |
| Azote | 18 5 | 18.4 | 18.4 | 18.7 | 18.3 |
| Oxygène | 24.4 | 24.2 | » | » | » |
| Soufre | | | » | » | » |

*Gélatine.* — La gélatine ou glutine est probablement un
produit d'hydratation de l'osséine. D'après une note de Gautier
(page 151), Hofmeister aurait pu faire passer la gélatine à
l'état d'osséine, en la chauffant à sec vers 130°.

La gélatine existe dans le tissu conjonctif sous-cutané et
interstitiel, dans le derme cutané et muqueux. Sa composition est la même que celle de l'osséine, sauf qu'elle contient
un peu moins de soufre.

La substance fondamentale du cartilage est la *cartilagéine*
qui existe également en notable quantité dans la cornée.

Sa composition est la suivante : Carbone = 50,5 ; — Hydrogène = 6,7 ; — Azote = 14,6 ; — Oxygène et Soufre = 28,2.

La *chondrine*, également contenue surtout dans les cartilages, se rapproche beaucoup de la précédente. On peut l'obtenir, du reste, en chauffant la cartilagéine, pendant quelques
heures à 120° dans la marmite de Papin. Voici quelques analyses de la chondrine prises dans Gautier (pages 153 et 156).

| CORPS SIMPLES | Gautier | Fischer et Bödeker. | Schutzemberger et Bourgeois. | Von Mering. |
|---|---|---|---|---|
| Carbone | 49 9 | 50.00 | 50.16 | 47.74 |
| Hydrogène | 6.6 | 6.6 | 5 58 | 6.76 |
| Azote | 14.5 | 14.4 | 14 18 | 13.87 |
| Soufre | 29 | 0.4 | » | 0.6 |
| Oxygène | | 28.6 | 29.08 | 31 04 |

*Chondromucoïde.* — D'après Mörner, ce serait la substance fondamentale du cartilage. Par ses réactions, elle se rapproche de la mucine. Le chondromucoïde est facilement modifié par les alcalis et les acides, qui le transforment, selon le cas, en alcalialbumine et en acidalbumine, en substances peptoniques et en acide chondroïtique dont la composition correspond à :

$$C = 47,30 ; — H = 6,42 ; — Az = 12,18 ; — S = 2,42.$$

*Élastine.* — L'élastine ou élasticine est la substance fondamentale de la fibre élastique. On la trouve abondamment dans les ligaments jaunes intervertébraux, dans le ligament cervical des quadrupèdes ; mais aussi, quoique en moindres proportions, dans les aponévroses, le derme et la tunique moyenne des artères, etc., c'est-à-dire partout où existe la fibre élastique. Elle est difficilement modifiée par les liquides digestifs, qui cependant arrivent à en faire passer une partie à l'état d'élastine-peptone et l'autre partie à l'état d'hemiélastine. La composition de l'élastine est la suivante (Ligament cervical.) :

| CORPS SIMPLES | MÜLLER | HORBACZEWSKI<br>—<br>Moyenne de neuf analyses |
|---|---|---|
| Carbone............... | 55.46 | 54.32 |
| Hydrogène............ | 7.41 | 6.99 |
| Azote.............. .... | 16 19 | 16.74 |
| Oxygène .. ........... | » | I |

Elle ne contient pas de soufre.

*Conjonctine.* — La conjonctine est contenue dans le tissu conjonctif. On la trouve partout où existe ce dernier tissu et dans les mêmes proportions. Ce tissu, il est vrai, est constitué, nous l'avons vu, surtout par de la gélatine ; mais, de plus, il contient une substance qui ne se dissout pas par la coction, même dans la marmite de Papin : c'est la conjonctine. Sa composition, qui la rapproche de la cartilagéine pour l'azote et de l'osséine pour le carbone, est la suivante :

$$C = 54,5 ; — H = 6,8 ; — Az = 14,4.$$

*Kératine.* — La kératine ou épidermose est contenue surtout dans les cellules superficielles de l'épiderme, dans les ongles ainsi que dans les cheveux et les poils. Mais, comme le montrent les analyses suivantes, sa composition varie beaucoup surtout en ce qui concerne la richesse en soufre. Voici, d'après Gautier (page 162) la composition de quelques-unes des kératines qui nous intéressent le plus :

| CORPS SIMPLES | ÉPIDERME de la plante des pieds. — Scherer. | CHEVEUX — Scherer. | ONGLES — Müller. |
|---|---|---|---|
| Carbone.............. | 51.0 | 50.0 | 50.5 |
| Hydrogène............ | 6.8 | 6.7 | 6.9 |
| Azote................ | 17.2 | 17.9 | 17.3 |
| Soufre............... | 0.74 | 5.0 | 3.2 |

*Substances albuminoïdes contenues surtout dans les noyaux.*

Je réunirai dans ce groupe les *nucléines*, les *nucléo-albumines*, la *globuline* et les *matières colorantes du globule rouge*.

Les *nucléines* se rencontrent surtout dans les noyaux des cellules végétales et animales ; mais aussi dans les bactéries et les levures qui n'ont pas de noyaux. Ces substances, ayant une réaction acide, sont combinées à deux alcaloïdes, la protamine $C^9H^{21}Az^5O^5$, et l'adénine $C^5H^5Az^5$.

On retire les nucléines : du pus, du jaune d'œuf, de la laitance de poisson, du sperme, du lait, du cerveau et de la levure. Voici, d'après Gautier (page 190), la composition de quelques-unes de ces nucléines qui sont particulièrement riches en phosphore.

| CORPS SIMPLES | LAITANCE — Miescler. | JAUN. D'ŒUF — Bunge. | LAIT — Lubavine. | LEVURE — Kossel | CERVEAU — Miescler. | SPERMATO-ZOÏDES — Miescler. |
|---|---|---|---|---|---|---|
| Carbone ......... | 31 6 | 42.11 | 48.5 | 40.8 | 50.5 | 29 |
| Hydrogène ....... | 5.1 | 6.08 | 7.1 | 5.4 | 7.8 | 49 |
| Azote........... | 13 1 | 14.33 | 13.3 | 16.0 | 13.2 | 9 |
| Oxygène ........ | » | » | » | » | » | 22 |
| Phosphore ....... | 9.6 | 5.19 | 4.6 | 6 2 | 2.1 | 3 |
| Soufre .......... | » | 0.55 | » | 0.38 | » | » |

Les *nucléo-albumines* sont contenues dans de nombreux éléments anatomiques et certains liquides, tels que les fibres musculaires, les épithéliums glandulaires, les éléments nerveux parmi les premiers, et le lait, le sperme, le mucus parmi les seconds. Quand on traite les caséines naturelles par des ferments digestifs, il reste après la digestion une substance inattaquable par les ferments et très riche en phosphore ; c'est la nucléine dont je viens de parler. Mais, de plus, dans la partie dissoute, il existe une autre substance de nature albuminoïde, qui semble être la combinaison de la nucléine avec une substance albuminoïde de nature alcaloïdique, et propre à chacun des éléments anatomiques ou liquides que je viens d'indiquer. Cette substance est une nucléo-albumine, qui, comme la nucléine, est très riche en phosphore. Les nucléo-albumines sont en même temps pauvres en soufre, et souvent contiennent un peu de fer.

A côté de ces substances qui paraissent être contenues surtout dans les noyaux, je place la *globuline* correspondant à la substance albuminoïde décolorée que Berzélius a retirée des globules rouges. Des travaux récents, en effet, et entr'autres ceux de Retterer, semblent confirmer l'opinion que j'ai émise en 1891, tendant à considérer le globule rouge comme le noyau des leucocytes mis en liberté par la désagrégation de ces derniers.

Depuis Berzélius on a étendu le nom de globuline à d'autres substances albuminoïdes ayant les mêmes propriétés, et dont une des principales est d'être insoluble dans l'eau pure, mais soluble dans une solution de chlorure de sodium de 2 à 10 p. 100.

L'*hémoglobine* est la matière colorante du globule rouge qu'elle contribue à constituer avec la globuline. Elle n'existe que dans ce globule. A l'état sec, elle entre dans la proportion de 11,9 à 13 p. 100 du sang pour l'homme, et de 10,5 à 11,4 p. 100 pour celui de la femme. Chez le vieillard, elle ne dépasse pas 10,5 et peut descendre à 8,9 p. 100.

J'emprunte à Gautier, les analyses suivantes :

| CORPS SIMPLES | CHIEN<br>A. Jacquet. | CHEVAL<br>—<br>Kossel. | CALCUL<br>pour<br>$C_{544}H_{825}O_{147}S_2Fe$ |
|---|---|---|---|
| Carbone ................. | 54.57 | 54.87 | 54.94 |
| Hydrogène ... ......... | 7.22 | 6.97 | 6.93 |
| Azote.... ............. | 16.38 | 17.31 | 17.32 |
| Oxygène ............... | 20.93 | 19.75 | 19.79 |
| Soufre................ | 0.568 | 0.65 | 0.55 |
| Fer................... | 0.336 | 0.47 | 0.47 |

Si maintenant nous jettons un coup d'œil d'ensemble sur ces diverses substances albuminoïdes, celles de nos aliments et celles de notre organisme, nous pourrons résumer tout ce qui précède dans les conclusions suivantes :

1º Ces substances sont principalement constituées par quatre corps simples : le carbone, l'hydrogène, l'azote et l'oxygène. Mais à ces corps, simples nous voyons se joindre souvent un ou plusieurs des trois suivants : le soufre, le phosphore et le fer ;

2º Parmi tous les composés, c'est le carbone qui l'emporte comme quantité : et cette quantité est en somme peu variable, puisqu'elle descend rarement au-dessous de 50 % et qu'elle ne dépasse pas 55 % :

3º Comme quantité, c'est l'oxygène qui vient après. Les proportions sont généralement comprises entre 20 et 25 % ;

4º L'azote, qui paraît jouer le rôle prépondérant dans ces substances, oscille entre 16 et 18 % ;

5º L'hydrogène, toujours en plus petite quantité que les précédents, ne descend pas au-dessous de 6 et n'atteint jamais 8 % ;

6º Le soufre, le plus souvent, n'arrive pas à 2 %, mais il peut atteindre 5 % dans certaines kératines ;

7º Le phosphore, qui fait souvent défaut, est au contraire en quantité notable dans les nucléines : chez elles, il descend rarement au-dessous de 2 et atteint presque à 10 %.

8º Enfin, le fer existe presque exclusivement dans la matière colorante de l'hématie et même dans cette matière ne dépasse pas 0,50 %.

*Quantités de substances azotées contenues dans les divers tissus animaux et quantités d'azote contenus dans les diverses substances azotées.*

Dans une étude précédente, j'ai déjà donné d'une manière assez complète les quantités de substances azotées contenues dans les animaux pris dans leur ensemble; mais, de plus, je vais donner ici la composition propre à quelques-uns de leurs tissus.

Ces quantités d'albuminoïdes pour 100 grammes sont les suivantes: muscles, 18 gr. 50; cartilages (homme) côte, 30 gr. 13; genou, 24 gr. 87; os (fémur, partie compacte), 29 gr. 7; partie spongieuse, 35,8 à 38,2; os plats, 29 gr. 9; cerveau en général, 11 gr. 6; foie, 13 gr.; sang, 18 gr. 20.

Telle est la richesse des principaux tissus en substances albuminoïdes. Ils présentent, nous le voyons, des différences notables. La masse cérébrale n'en contient que 11 gr. 6 et les os spongieux peuvent atteindre 38 gr 2. Mais si ces différences doivent nous intéresser au point de vue chimique et biologique, elles perdent beaucoup de leur importance au point de vue de notre alimentation... Nous utilisons, certes, l'osséine et la chondrine contenues dans les os et les cartilages; mais ce n'est là qu'une faible partie de nos azotés. Ceux-ci, pour ce qui concerne la viande, nous les demandons surtout aux muscles. Ce sont ces derniers qui nous fournissent presque exclusivement nos albuminoïdes de constitution. Or, les muscles donnent 18 gr. 50 de substance azotée. Quelques chairs musculaires, pauvres en matières grasses, telles que celles de certains gibiers, dépassent 20 %, de sorte que je pense que dans la *pratique courante,* on arrivera à une appréciation encore suffisante, en considérant nos aliments d'origine animale, le plus souvent, je le répète, constituée par le muscle, comme contenant approximativement 20 % de substances azotées, soit le cinquième de leur poids.

Quant à la quantité d'azote contenue dans les diverses substances azotées végétales ou animales, elle ne présente que de faibles différences, ainsi qu'il va résulter du tableau suivant pour 100 grammes :

AZOTÉS VÉGÉTAUX

| | | | |
|---|---|---|---|
| Gluten (blé)............ | 17.31 | Fibrine végétale......... | 16.89 |
| Légumineuses (fèves)..... | 17.46 | Zéine ................ | 15.58 |
| —        (pois)..... | 17.48 | | |

ALBUMINOÏDES ANIMAUX

| | | | | |
|---|---|---|---|---|
| Albumine (œuf)......... | 15.70 | Musculine............... | | 16.77 |
| Caséine (femme) ........ | 15.63 | Osséine... { bœuf....... | | 18.5 |
| —        (vache)......... | 15.77 | Osséine... { carpe....... | | 18.5 |
| Fibrine peptone......... | 16 66 | Osséine... { tendon...... | | 18.4 |
| Albumine peptone ...... { | 16.38 | Gélatine ............ ... | | 18.3 |
| Albumine peptone ...... { | 16.72 | Chondrine........ | 14.5 à | 13.87 |
| Caséine peptone ........ | 16.14 | Chondromucoïde........ | | 12.8 |
| Serine (Muelder)......... | 15.6 | Elastine........ | 16.19 à | 16.74 |
| —        (Dumas et Cahours) | 15.8 | Kératine........ | 17 2 à | 17.9 |
| Fibrine (homme ........ | 15.8 | Nucléine........ | 13.1 à | 16 |
| —        (bœuf)........... | 16 6 | Globuline ....... | 16.38 à | 17.32 |

On peut voir, par ce qui précède, quelles faibles différences présentent ces diverses substances pour leur richesse en azote. Pour aucune d'elles, cette richesse n'atteint 19 °/₀, et elle ne descend jamais à 15 %.

Ces écarts sont même beaucoup moins grands, si nous ne tenons compte que des substances azotées qui constituent presque en totalité notre alimentation, c'est-à-dire le gluten, 17,31, la musculine, 16,77, et la caséine de la vache, 15,77. Ces trois substances, en effet, ne présentent qu'un écart de 1 gr. 54 d'azote pour 100 gr. de leurs albuminoïdes : et, comme ces albuminoïdes eux-mêmes ne représentent guère que le cinquième des aliments azotés d'où ils proviennent, il en résulte qu'en admettant que leur richesse en substances azotées fut la même pour tous, la différence serait réduite à 0 gr. 30 d'azote pour 100 gr. de ces aliments. C'est là, on le voit, une quantité qui, dans la pratique, est tout à fait négligeable. On peut donc considérer ces trois substances comme ayant sensiblement la même valeur comme aliments azotés.

En tenant compte également que ces trois substances azotées sont celles qui nous fournissent la plus grande partie de nos albuminoïdes, pour établir le rapport entre la quantité d'aliments azotés ingérés et celle de l'azote ingéré avec eux, nous arrivons presque exactement au *sixième*. La moyenne de ces trois azotés, en effet, est 16 gr. 62 qui, rapportée à 100, donne 6,01. Si donc, en prenant l'ensemble des substances azotées et albuminoïdes, le rapport entre leur poids total et celui de l'azote qu'elles contiennent est de 6,25 ou de 6,50, comme le donnent la plupart des auteurs ; en nous plaçant dans les conditions pratiques de l'alimentation, je pense que l'on peut s'en tenir au rapport 6, qui, débarrassé de ses décimales, rend les calculs beaucoup plus rapides et plus faciles.

Tels sont les principaux composés albuminoïdes provenant de notre alimentation, et entrant, après leur transformation, dans la constitution des éléments anatomiques qui assurent toutes les fonctions de l'organisme.

C'est, en effet, je l'ai dit. presque exclusivement de ces albuminoïdes et de leurs échanges réguliers que dépend le jeu de tous les organes, et, par conséquent, la vie. Les autres parties constitutives des éléments anatomiques, l'eau et les matières salines, les corps gras, ne font que mettre ces substances albuminoïdes dans de bonnes conditions de fonctionnement; et, à cet égard, elles jouent encore, il est vrai, un rôle important ; mais ce ne sont pas elles qui vivent. Par leurs proportions plus ou moins bien appropriées aux besoins, elles permettent à la substance albuminoïde de vivre avec plus ou moins d'activité et de régularité. Elles la favorisent ou la gênent dans ses fonctions; mais elles ne vivent pas : La vie est l'apanage exclusif de la substance albuminoïde.

Ce que je viens de dire des substances constitutives, autres que les albuminoïdes, s'applique et à plus forte raison à celles qui remplissent seulement le rôle d'aliments fonctionnels, c'est-à-dire aux hydrates de carbone, aux graisses et à l'oxygène. Certes, toutes ces substances jouent un rôle important dans la vie de l'animal; elles lui sont même indispensables. Mais, je le dis de nouveau, ce ne sont pas elles qui vivent ; elles aident à la vie, elles participent à la vie qu'elles entretiennent; mais ce n'est pas en elles que la vie réside.

*Élimination. Désintégration.* — Les substances albuminoïdes constituent donc la partie la plus importante des éléments anatomiques aussi bien au point de vue de leur constitution que de leurs fonctions. C'est de leurs échanges que dépend la vie, c'est de la régularité de ces échanges que dépend la santé.

Or, cela étant, nous voyons tout l'intérêt qu'il y aurait à nous rendre compte de ces échanges; et cet intérêt, je l'espère, justifiera les considérations un peu longues dans lesquelles je vais entrer en cherchant à les saisir et à les exposer.

Nous avons vu les azotés de notre alimentation passer par l'hydratation à l'état de peptones sous l'influence des liquides digestifs ; puis, celles-ci, par déshydratation se transformer en sérine; et enfin, cette dernière, sous des influences qui nous échappent, se modifier selon les besoins de chaque élément anatomique qu'elle baigne, et devenir ici de l'osséine, là de la cartilagine, plus loin de la kératine, etc. Or. ces différents albuminoïdes, une fois constitués dans leurs éléments anatomiques respectifs, que vont-ils devenir? Leur existence, dans ce nouvel état, va-t-elle se prolonger pendant longfemps? Puisque la vie n'est que le résultat de ces échanges, quels sont ces échanges, enfin par quel mécanisme s'opèrent-ils et quelles sont les lois qui les régissent?

Je vais essayer de répondre, au moins autant que nos connaissances le permettent, à ces différentes questions.

Disons d'abord qu'une partie de la substance albuminoïde est éliminée avec les éléments qu'elle sert à constituer et sans subir aucune modification; c'est ce qui a lieu pour celle qui est contenue dans les cheveux, les poils, les ongles, les cellules épidermiques et l'épithelium intestinal. Nos ongles, nos cheveux, en effet, contiennent de la kératine ; et il en est de même de cellules épidermiques dont la desquamation, nous le savons, est des plus actives. Par la desquamation intestinale, nous perdons sûrement une quantité appréciable de substance albuminoïde contenue dans le protoplasma des cellules épithéliales. dont une partie doit être probablement à l'état de mucine. Enfin, nous perdons une certaine quantité de substance albuminoïde dans nos diverses sécrétions qui, toutes, contiennent la mucine encore assez riche en azote, ainsi qu'il résulte des analyses suivantes :

| CORPS SIMPLES | MUCINE de la bile. — Paykull. | MUCINE de la glande sous-maxillaire. — Hammarsten. |
|---|---|---|
| Carbone .............. | 50.89 | 48.84 |
| Hydrogène............ | 6.73 | 6.80 |
| Azote................ | 16.14 | 12.02 |
| Oxygène ............. | » | » |
| Soufre .............. | 1.66 | » |
| Cendres ............. | 1 | 0.843 |

En plus de la mucine, du reste, la salive contient une autre substance azotée, la ptyaline. Il en est de même du suc gastrique, qui, en outre de la mucine, contient la pepsine, dont la composition serait $C = 53.2$; — $H = 6.7$; et $Az = 17.8$, d'après Schmidt; et $C = 51.0$; — $H = 7.2$; $Az = 15.4$, d'après Chapoteaut.

Le mucus intestinal, réellement très abondant, est riche en mucine. Le liquide pancréatique contient plusieurs substances albuminoïdes : de l'albumine ordinaire, un peu de caséine, des peptones et la trypsine qui, d'après Lœv, aurait pour composition (Gautier, pag 562); Carbone $= 52.75$; — $H = 7.51$; — $Az = 16.55$; — oxygène et soufre 23.19. Il en est de même de la bile; qui, outre une forte quantité de mucine, contient environ 7 °/₀ de glycocholate et de taurocholate dont les acides $C^{26} H^{45} AzO^6$ et $C^{26} H^{45} AzSO^7$ contiennent une molécule d'azote; et les matières colorantes en sont encore plus riches.

Enfin les sécrétions nasale, bronchique, vésicale et vaginale contiennent toutes de la mucine et parfois en quantité notable.

Ainsi une quantité encore sensible, de subtances albuminoïdes est éliminée en nature et presque sans modification. Mais, nous le verrons dans la suite, ce n'est pas la plus importante. La plus grande partie de la substance albuminoïde s'élimine par la voie rénale, sous forme d'urée, d'acide urique ou d'autres produits moins avancés de minéralisation, tels que l'hypoxanthine la sarcine, etc.: et c'est de cette partie dont il nous reste à étudier les actions

A. Gautier, en s'inspirant des travaux de Schulzemberger et en s'appuyant sur les siens, est arrivé à une hypothèse que tous les faits acquis semblent confirmer et qui peut être résumée ainsi qu'il suit :

1° La désintégration de la substance albuminoïde constitutive se fait par une série de procédés, dont les deux principaux sont l'hydratation et l'oxydation.

2° D'une manière générale, c'est par l'hydratation qu'elle commence. L'oxydation opère sur les composés qui en résultent.

3° L'hydratation commence dans l'intérieur même de l'élément anatomique. Elle peut se continuer en dehors de cet élément ; mais, je le répète, elle commence par être intra-élémentaire.

4° C'est grâce à cette hydratation, qui la rend dyalisable, que la partie qui l'a subie peut sortir de cet élément pour arriver dans le liquide interstitiel, où elle est reprise et conduite dans le sang ;

5° L'hydratation, en effet, tend à rendre les albuminoïdes des éléments anatomiques dyalisables, comme nous avons vu rendre dyalisables les azotés des aliments, pour leur permettre de pénétrer dans le torrent sanguin.

6° Mais, tandis que dans l'intestin les azotés alimentaires s'hydratent sous l'influence des ferments digestifs. dans les éléments anatomiques l'hydratation des albuminoïdes se ferait par un autre procédé, dont la connaissance est due à Schulzemberger et à A. Gautier.

Le premier, en effet, a montré que par l'*hydratation* des albuminoïdes à l'abri de l'*oxygène* on arrive à produire certains corps tels que l'alanine, la leucine, la tyrosine et même l'urée ; et ces corps, nous le savons, ont des analogues se trouvant dans l'organisme.

D'autre part, A. Gautier en « se fondant sur l'insuffisance « de l'oxygène consommé, l'émission d'hydrogène et d'azote « par les poumons et la peau, et surtout sur l'analogie et « presque l'identité des produits de désassimilation des ma- « tières azotées et ceux qui se forment aux cours des fermen- « tations bactériennes. a montré qu'une partie très sensible « de la vie cellulaire est anaérobie même chez l'animal, et que « dans ces deux cas les transformations procèdent du même « mécanisme, suivent les mêmes lois et donnent naissance aux « mêmes produits ». (Page 750.)

Ainsi l'hydratation des albuminoïdes protoplasmiques aurait lieu par défaut d'oxygénation ; et, comme le dit Gautier, sous l'influence d'une vie anaérobie ou du moins insuffisamment aérobie. Sous l'influence de cette hydratation, les albuminoïdes suffisamment hydratés dyaliseraient ; et ce n'est qu'après être sortis des éléments que commenceraient les phénomènes d'oxydation. A l'appui de cette hypothèse, Gautier donne une formule expliquant, par la simple hydratation des albuminoïdes, la formation de l'urée, d'un corps gras et d'un hydrate de carbone :

« Nous pensons, dit A. Gautier, (page 751), que dans
« beaucoup de cellules des phénomènes d'hydratation presque
« identiques précèdent toute oxydation. Si l'on considère, en
« effet, que tout ou presque tout l'azote des albuminoïdes est
« excrété à l'état d'urée ; que les matières grasses se pro-
« duisent au dépens des albuminoïdes dans toute cellule en
« état de régression vitale imparfaitement irriguée par le
» sang ; qu'à côté d'elles apparaissent toujours les hydrates de
« carbone ; que l'acide carbonique lui-même est un produit de
« la destruction bactérienne à l'abri de l'air des subtances
« albuminoïdes ; que le soufre de ces dernières passe à l'état de
« soufre libre ou d'hydrogène sulfuré, avant d'être brûlé dans
« l'économie et rejeté sous forme d'acide sulfurique conjugué,
« on sera sans doute frappé de l'équation suivante, qui résume
« et explique, par une simple hydratation, la formation des
« substances fondamentales qui dérivent du premier mode de
« la désassimilation des albuminoïdes.

$$C^{72} H^{112} Az^{18} O^{25} S + 14 H^2 O = 9 COAz^2 H^4 + C^{51} H^{28} O^6$$

$$\text{Albumine} \qquad\qquad \text{Urée} \qquad\qquad \text{Tripalmitine}$$

$$+ C^3 H^6 O^3 + 9 CO^2 + S$$

$$\text{A. lactique}$$

« Cette équation suffit, ajoute Gautier, à expliquer, par une
« simple hydratation de la molécule protéique, l'apparition de
« ses principaux produits de désassimilation. Il nous paraît
« que dans bien des cas, elle traduit le mécanisme qui lui donne
« naissance et que *dans beaucoup de cellules ce n'est que pos-*
« *térieurement au phénomène d'hydratation de la molécule*
« *protéique que commence celui de l'oxydation des graisses*
« *et des hydrates de carbone qui en résultent.* »

Ainsi, d'après l'hypothèse ingénieuse d'A. Gautier, hypothèse à laquelle le conduisaient des résultats chimiques et qui

servait à les expliquer, les phénomènes de régression de la
substance organique commençaient par l'hydratation ; et cette
hydratation était due à la trop faible oxigénation de nos éléments anatomiques, à leur vie anaérobie. *Par un rapprochement des plus intéressants au point de vue biologique, nos
éléments anatomiques vivraient comme les bactéries chargées
de la destruction de la matière azotée hors de l'organisme.*
Sous l'influence de nos éléments, comme sous celle des microbes anaérobies, ces substances seraient transformées en corps
gras et en d'autres produits facilement oxydables, comme les
hydrates de carbone, ou solubles comme l'urée et les matières
salines. Enfin ces corps gras eux-mêmes, sous l'influence de
nouvelles hydratations ou sous celle d'une oxydation incomplète donneraient naissance à d'autres corps d'une oxydation
facile. C'est, en effet, ce que tendent à expliquer les formules
suivantes que j'ai déjà données :

$$3 (C^4H^8O^2) + 6\,O = 2 (C^6H^{12}O^6)$$

Acide butyrique        glucose

$$\text{et } 2 (C^6H^{10}O^5) + H^2O = C^{12}H^{22}O^{11}$$

Glycérine        Lactose

C'est-à-dire que ces molécules d'acide butyrique qui auraient
exigé 36 molécules d'oxygène pour passer, d'une manière complète, à l'état d'eau et d'acide carbonique, n'en trouvant que 6 à
leur disposition, se combinent avec ces dernières pour donner
lieu à deux molécules de glucose.

D'autre part, deux atomes de glycérine, en s'unissant à une
molécule d'eau, donnent lieu à une molécule de lactose qui, par
une nouvelle hydratation, peut donnner lieu à deux molécules
de glucose : $C^{12}H^{22}O^{11} + H^3O = 2 (C^6A^{12}O^6)$.

Ce fait général de l'hydration des albuminoïdes sous l'influence d'une oxydation insuffisante pourrait avoir une autre
application dans le domaine pathologique. Il expliquerait la
transformation des protoplasmas en corps gras, toutes les fois
que l'oxydation fait défaut, comme le nous voyons souvent au
cours de certaines maladies.

Quoique ne donnant que le terme final des échanges, l'hypothèse de Gautier et l'équation qui la resume, indiquaient au
moins la voie dans laquelle devaient se faire les recherches. Or,
ces recherches, c'est Gautier lui-même qui les a faites, et il

nous les a fait connaître dans son traité des toxines (1896).
Dans ce nouvel exposé de ses idées, l'auteur approche la question d'aussi près que possible.

L'élément anatomique se compose d'une enveloppe protéique, d'un protoplasma albuminoïde et différencié selon sa fonction ; d'un noyau riche en phosphore, d'un réseau amiboïde, limitant des vacuoles ayant forcément des dimensions et des formes différentes, et enfin, au milieu de la masse protoplasmique, des granulations représentant la partie la plus active de l'élément, des plastidules. « Ces granulations, ou plasti-
« dules, dit A. Gautier (page 198), de la masse protoplasmique
« jouissent de la propriété de travailler, modifier, chacune
« suivant son espèce, les matières fournies au protoplasma ;
« véritables petits organites, mélangés dans les cellules em-
« bryonnaires, spécialisés dans les cellules de l'individu parfait,
« définitif et complet, ces plastidules transforment la matière
« du protoplasma et la résolvent en produits spécifiques de
« leur activité, produits de leur activité qui vont s'emmaga-
« siner dans les vacuoles du réseau protoplasmique dont nous
« parlerons plus tard.

« Le travail de ces plastidules, travail auquel le protoplasma
« fournit les matériaux, *se fait en milieu réducteur essentiel-
« lement oxydable, et non en milieu oxydant.* L'oxygène
« libre, celui qui est amené par le sang autour des tissus, n'a
« pas d'accès dans la profondeur du protoplasma de la cellule
« baignée, il est vrai, d'une atmosphère oxygénée, mais dont
« les couches superficielles et les *produits* formés arrêtent en
« l'absorbant, l'oxygène diffusé autour d'elle. Il est facile,
« ajoute Gautier, de démontrer, en effet, que *tous ou presque
« tous les phénomènes qui se passent dans le protoplasma
« cellulaire sont des phénomènes d'hydratation ou de dédou-
« blements fermentatifs* se produisant en milieu réducteur et
« sans intervention aucune d'oxygène libre ou emprunté à
« l'oxyhémaglobine du sang. »

A l'appui de cette idée, Gautier rappelle d'abord les faits suivants dont quelques-uns ont déjà été cités :

1° La formation, par l'économie, de produits très oxydables, tels que les matières extractives des urines, les leucomaïnes, et d'autre part la réduction dans l'économie de certaines sels fortement oxygénés, comme les bromates, tendent à prouver qu'il existe dans l'organisme au moins certaines cellules douées d'un pouvoir réducteur.

2° L'analogie entre certains produits que nous excrétons, tels que les substances amidées, les composés alcaloïdiques, les sels ammoniacaux, l'acide carbonique, etc., avec ceux qui sont produits par les microbes anaérobies de la putréfaction agissant sur les azotés, et tendant, par conséquent, à faire admettre qu'au moins certaines de nos cellules agissent comme ces microbes et dans les mêmes conditions.

3° Enfin, la formation forcée dans l'organisme d'une quantité notable d'oxygène, puisque la quantité excrétée dépasse de 19 p. 100 celle qui est prise par la surface pulmonaire, formation d'oxygène qui rapproche de nouveau la fonction de certains de nos éléments des bactéries putréfactives, qui, dans les modifications qu'elles font subir à la matière azotée, donnent également toujours lieu à de l'acide carbonique sans demander son oxygène au milieu extérieur.

Comme on le voit, ce sont là des arguments qui plaidaient fortement en faveur de l'idée de Gautier, c'est-à-dire de la vie anaérobie au moins de certains de nos tissus. Si, en effet, certains sels perdent de leur oxygène dans notre organisme, il faut en conclure que quelques-uns de nos tissus en manquent. Si notre organisme, opérant sur les albuminoïdes donnent les mêmes produits que les microbes anaérobies, opérant sur les azotés, il devient probable que quelques-uns de nos tissus opèrent dans les mêmes conditions que les bactéries : enfin, si notre organisme émet plus d'oxygène qu'il en reçoit, par la voie pulmonaire, c'est qu'il en forme dans ses tissus ; et s'il en forme, on peut en conclure, que l'oxygène pulmonaire ne lui suffit pas.

Ces preuves réunies, je le répète, pouvaient déjà apporter la conviction; mais, à ces preuves, Gautier ajoute la suivante qu'il tire des expériences si intéressantes d'Ehrlich et en même temps irrévocablement démonstratives.

On sait que les bleus de céruléine et d'alizarine se décolorent, quand ils se combinent à l'hydrogène naissant. Or, utilisant cette propriété, Ehrlich injecte dans le système veineux une solution de céruléine sodique, et peu de temps après il sacrifie l'animal. Les résultats sont des plus démonstratifs ; sur de nombreux points, les tissus, quoique ayant été pénétrés par la matière colorante, n'en conservent plus la trace. Il faut donc conclure que ces tissus avides d'oxygène ont décomposé l'eau et que c'est l'hydrogène ainsi mis en liberté qui, en se combinant avec la matière colorante, l'a rendue incolore.

Les expériences d'Ehrlich ont ainsi démontré que la substance blanche du cerveau et de la moëlle, une partie des nerfs périphériques, les muscles lisses et striés, les cartilages, certaines parties osseuses, la plupart des épithéliums, le foie, la partie corticale des reins et enfin le parenchyme pulmonaire sont, pendant la vie, des milieux essentiellement réducteurs. Par contre, les substances grises du cerveau et de la moëlle, les synoviales, les glandes salivaires, pancréatiques, mucigènes et mammaires le sont peu.

Après la mort, on le conçoit, le pouvoir réducteur de ces tissus ne fait qu'augmenter au moins pendant un certain temps ; c'est qu'en effet, d'une part, les tissus conservent encore pendant ce temps leur action réductrice ; et, d'autre part, que l'oxygène de l'air n'arrivant plus, les tissus doivent suppléer à cet oxygène, en augmentant celui qu'ils demandent à la décomposition de l'eau.

De tout ce qui précède, il résulte donc :

1° Qu'on ne saurait mettre en doute qu'une grande partie de nos éléments anatomiques, et parmi eux certains des plus actifs, sont des appareils réducteurs ; et qu'ils vivent d'une vie anaréobie ;

2° Qu'il est probable, qu'ainsi que le pense Gautier, c'est dans la partie centrale du protoplasma que cette vie anaérobie se fait le mieux sentir ;

3° Enfin, que, d'après le même auteur, il est également probable que c'est aux plastidules qu'il faut attribuer la plus large part de la réduction de l'oxygène et de l'hydratation.

Mais ce n'est pas brusquement et dans l'intérieur même des éléments anatomiques que s'opèrent la transformation des albumines en corps gras, urée, glycose, etc., ainsi que l'indique A. Gautier dans la formule que je reproduis ici :

$$4\ C^{72}H^{112}Az^{18}S\ O^{22} + 68\ H^2O = 36\ COAz^2H^4$$

albumine      eau      urée

$$+ 3\ C^{55}H^{104}O^5 + 12\ C^6H^{10}O^5 + 4\ SO^2H^2 + 15\ CO^2$$

oléo-stéaro-margarine   glycérine   acide   acide<br>sulfureux   carbonique

Ces modifications se font lentement, graduellement. Elles commencent dans l'intérieur de l'élément, se continuent dans le liquide interstitiel qui le baigne et s'achève dans le sang et peut-être même dans le rein. Or, en nous basant sur les lois de l'hydratation d'une part, et, d'autre part, sur les composés que nous trouvons dans l'organisme, nous pouvons considérer les faits suivants comme probables.

La première modification que subit la substance albuminoïde protoplasmique doit consister à la faire passer à l'état d'alcali-albumine ou d'acidalbumine selon la réaction de ce protoplasma.

Dans un degré d'hydratation de plus, nous arrivons à l'état de *propeptones* dont la composition se rapproche sensiblement de celle des toxines, telles que celle de la tuberculose ou celle du venin du serpent.

Quoique les propeptones, pouvant provenir de l'hydratation de nos albuminoïdes, varient un peu comme composition, et cela même pour celles qui proviennent de la même substance albuminoïde, on pourra cependant se rendre compte du rapprochement de ses divers corps. D'après Gautier la mucinalbumose (page 178) aurait la composition suivante :

$$C = 49,79 \; - \; ; H = 6,96 - ; Az. = 11,42$$

Pour la tuberculine, nous trouvons :

$$C = 47,02 \text{ à } 48,10 : - H = 7,06 \text{ à } 7,5 ; - Az. = 14,43 \text{ à } 14,73 ; - S = 1,14 \text{ à } 1,17.$$

Et pour le venin du cobra :

$$C = 45,76 ; - H = 6,60 : Az. = 14,30 ; - S = 2,5 ; - P = \text{traces}.$$

Ainsi donc ces propeptones se rapprochent beaucoup par la composition de substances nuisibles ; et il se pourrait bien qu'elles en eussent certaines propriétés, leur innocuité n'étant due qu'à la faible quantité que l'organisme en contient à l'état normal ou à son accoutumance.

Un pas de plus dans la voie de l'hydratation, et nous arrivons aux peptones, qui, nous le savons, sont nettement dialysables ; et qui, par conséquent, pourront facilement abandonner l'élément anatomique et passer dans le torrent circulatoire. Mais, nous le savons aussi, ces substances sont toxiques, et ce ne sera pas impunément qu'elles resteraient en circulation dans cet état. Elles devront donc ou bien être éliminées ou être transformées. soit que de nouveau elles soient déshydratées, soit que, de nouvelles hydratations se produisent, elles continuent à marcher vers la minéralisation.

La composition des principales peptones serait la suivante (Gautier, page 180).

| CORPS SIMPLES | FIBRINE-PEPTONE | | ALBUMINE-PEPTONE | | CASÉINE PEPTONE |
|---|---|---|---|---|---|
| | Henninger. | Henninger. | Henninger. | Herth. | Henninger. |
| Carbone............. | 51.58 | 51.29 | 52.31 | 52.53 | 52 13 |
| Hydrogène ......... | 7.02 | 7.08 | 7.05 | 7.05 | 6 98 |
| Azote............. | 16.66 | » | 16.38 | 16.72 | 16.14 |
| Cendres........... | » | » | 0.58 | 1.00 | 1.15 |

Jusque-là, les substances albuminoïdes hydratées ont conservé le caractère nettement albuminoïde, si bien que ces peptones, grâce à leur déshydratation peuvent de nouveau reprendre la composition des albuminoïdes de constitution et jouir de toutes leurs propriétés. C'est un caractère des plus importants au point de vue biologique.

Mais si l'hydratation continue, elles vont perdre ce caractère et passer à l'état de substance alcaloïdique, ce qui constitue un pas marqué vers la minéralisation; puisque dès leur constitution, d'une part, ces azotés participent à quelques-unes des propriétés de la matière minérale, et que, d'autre part, je viens de le dire, elles sont désormais impuissantes à repasser à l'état de sérine.

Les substances alcaloïdiques constituent le groupe des *leucomaïnes*, si bien étudiés par Gautier ; et parmi lesquelles nous trouvons la névrine $C^3H^{13}AzO$, la créatine $C^4H^9Az^nO^2$, la xantine $C^5H^4Az^4O^2$ et le glycocole $C^2H^5AzO^2$. C'est, du reste, dans le même groupe chimique que se placent les *ptomaïnes*, qui, comme les leucomaïnes, sont des corps chimiques à composition définie et alcaloïdiques ; mais qui diffèrent des leucomaïnes, en ce qu'elles proviennent des bactéries anaérobies, opérant sur les matières azotées en décomposition. Je peux citer parmi ces corps la bétaïne $C^5H^{13}AzO^2$ et la muscarine $C^5H^{15}AzO^5$, la gadinine $C^7H^{17}AzO$, provenant du poisson putréfié, la cadavérine $C^3H^{14}Az$, provenant de la putréfaction peu avancée des viandes, la butalamine $C^3H^{11}AzO^2$ ; la leucaïne $C^6H^{12}AzO^2$ provenant des mêmes substances, mais à un degré plus avancé de putréfaction ; et enfin l'amylamine $C^5H^{13}Az$, l'aseline $C^{22}H^{51}Az^4$ et la butylanine $C^3H^{11}Az$ qui toutes les trois proviennent de l'huile de foie de morue.

Ces divers corps, on le conçoit, peuvent se former dans notre tube digestif ; et, par conséquent, il nous intéresse au point de vue de la pathologie ; mais pour le moment, revenons aux leucomaïnes, qui, elles, se forment d'une manière constante dans l'organisme sain.

Jusqu'à elles, il semble que les différentes modifications que nous venons d'énumérer, ne dépendent que de l'hydratation ; mais à partir de ce moment, l'oxydation peut intervenir et avec le même résultat. C'est ainsi que la xanthine $C^5H^4Az^4O^2$ additionnée d'un équivalent d'eau, $H^2O$, nous donnera l'acide urique $C^5H^4Az^4O^3$ en mettant en liberté deux molécules d'hydrogène, $C^5H^4Az^4O^2 + H^2O = C^5O^3Az^4H^4 + 2\,H$ ; et qu'il en sera de même du glycocole en s'oxydant, ainsi que l'indique la formule suivante :

$$4\,(C^2H^5AzO^2) + 16\,0 = C^5H^2Az^4O^5 + 3\,CO^2 + 8\,H^2O$$

glycocole                 acide urique

A partir des leucomaïnes, le processus de régression de la matière albuminoïde est donc double. Elle peut avoir lieu par *hydratation* et par *oxydation*.

Le corps le plus fréquent qui résulte de ces deux processus, l'acide urique, s'éloigne déjà sensiblement de son origine organique et se rapproche au contraire du règne minéral : il cristallise. Ce acide urique peut être éliminé en nature ; mais le plus souvent il se transforme en urée de nouveau, soit par hydratation soit par oxydation.

Ainsi, nous le voyons, par de simples hydratations successives, la substance albuminoïde a pu passer d'une manière graduelle à l'état d'albuminoses ou de syntonides, puis à celui de propeptones, ayant toutes les qualités des toxines, corps franchement albuminoïdes, à composition mal définie, peu dialysables, puis à l'état de peptones pouvant dès lors dialyser et pouvant peut-être, par des caractères spéciaux, rappeler leur origine.

Jusque-là, les matières en régression restent albuminoïdes et peuvent revenir à l'état de sérine. Mais dès l'hydratation suivante, leur nature change, elles deviennent alcaloïdiques ; le retour vers l'état albuminoïde leur est interdit ; et, dès lors, les oxydations se réunissent souvent aux hydratations pour compléter l'œuvre de minéralisation, et conduire ces substances alcaloïdiques à l'état d'acide urique, d'urée, d'acide carbonique et d'eau.

Si le processus de régression a marché plus vite et qu'il se soit formé des corps gras, l'hydratation décomposera la molécule de ces corps ; et les composés qui en résulteront seront désormais minéralisés par la voie d'oxydation.

Nous venons de voir que ce n'est que par l'hydratation que commence la régression des matières albuminoïdes vers l'état minéral, et que cette hydratation a lieu sous l'influence de l'insuffisance de l'oxygène, insuffisance qui se ferait surtout sentir, d'après A. Gautier, dans la partie centrale des éléments anatomiques. Mais il nous reste à savoir quelles sont les conditions qui règlent cette hydratation, ou, si l'on veut, l'insuffisance de l'oxygénation. Nous ne pouvons à cet égard que faire des hypothèses. Mais cependant ne peut on pas admettre que la substance protoplasmique, même en n'exécutant que la fonction pour laquelle elle est destinée, finit cependant par perdre de ses qualités premières, et qu'après avoir rempli ses fonctions pendant un certain temps, elle finit par s'user ? Cette matière protoplasmique n'est pas un ferment dont le propre, on le sait, est de servir sans perdre ses propriétés. Il est donc probable que la fonction, l'usage, le travail, en un mot, use le protoplasma ; et que, dès lors, la propriété réductrice de ce dernier étant moins active, il résiste moins aux conditions hydratantes au milieu desquelles il vit.

Ne pourrait-on pas admettre également, et cette hypothèse ne contredirait pas la précédente, que chaque élément anatomique contient certains ferments spéciaux réglant sa propre nutrition, hydratant pour les besoins de sa fonction une certaine quantité du protoplasma ; et, par contre, deshydratant les albuminoïdes nouvellement endosmosés et destinés à remplacer ceux qui usés se sont au contraire exosmosés ? N'est-ce pas là une de ces fonctions fermentatives que Gautier, qui s'est si heureusement occupé des ferments solubles, attribuerait à ces granulations, les plastidules, qu'il considère comme devant être spécifiées, différenciées chez l'adulte ? L'existence de certains ferments au moins dans quelques éléments anatomiques n'est plus maintenant une hypothèse. Ces ferments sont démontrés pour les leucocytes chez lesquels on en a même déjà reconnu plusieurs, tel que celui qui précipite la fibrine, et aussi les ferments digestifs pouvant exercer leur action également sur les trois catégories de substances : albuminoïdes, amidon et corps gras. Le ferment précipitant la fibrine existe aussi très probablement dans d'autres éléments, tels que les cellules endothéliales.

Ainsi, l'existence des ferments protoplasmiques intra-élémentaires et le restant ne saurait plus être mise en doute au moins pour certains éléments et rien ne prouve qu'ils ne soient constatés dans d'autres.

Quant aux granulations, aux plastidules, ne pourrait-on pas rapprocher d'elles les granulations de nos leucocytes et sur lesquelles les travaux d'Ehrlich ont si fortement appelé l'attention ? Peut-être ces granulations sont-elles de nature différente, quelques-unes n'étant que des déchets digestifs ; mais il est bien possible que quelques-unes d'entre elles soient les vrais éléments fermentatifs du globule blanc.

Nous pouvons donc admettre, au moins sous forme d'hypothèse :

1° Que chaque élément anatomique contient une ou plusieurs substances fermentatives, assurant sa nutrition et sa fonction ;

2° Qu'il est possible qu'au moins pour certains éléments, ces ferments sont représentés par certaines granulations ;

3° Que, pour assurer l'entretien et la fonction de leur élément, ces ferments, sous quelque forme qu'ils se présentent, utilisent le protoplasma ;

4° Enfin, que c'est la partie du protoplasma ainsi utilisée par les ferments qui, devenant moins réductrice, s'hydrate par défaut d'oxygène, et finalement s'exosmose.

L'élément anatomique ne vit donc et ne fonctionne qu'en usant sa propre substance, c'est-à-dire en la rendant désormais impropre à la vie. Certes, cette substance n'est pas détruite. Aucun des corps simples qui la composent ne l'est. Aucun d'eux ne diminue de nombre ou de poids ; mais le groupement auquel il devait la propriété spéciale de pouvoir participer à la vie animale est modifié ; et, dès lors, ne pouvant plus récupérer cette propriété, au moins dans le même organisme animal, toutes ses modifications ne pourront que tendre vers le retour à l'état minéral.

Or cette obligation de s'user pour vivre et remplir sa fonction existe pour l'élément anatomique, même dans l'état de complet repos de son organisme. En supposant, en effet, que nous puissions nous immobiliser, chacun de nos éléments anatomiques ne devra pas moins continuer à dépenser une partie de son protoplasma pour faire face au moins à sa nutrition, sans compter que pour beaucoup d'entre eux, tels que les fibres cardiaques, les fibres lisses des vaisseaux et de l'intestin, les fibres striés des muscles de la respiration, etc., etc., devront en même temps suffire aux frais de leur fonction.

Mais, de plus, il me paraît également aussi probable que possible que ces dépenses seront augmentées par un surcroît d'activité ; et, bien entendu, je n'envisage ici que les substances protoplasmiques que j'ai désignées sous le nom de constitutives, et non celles rangées sous le nom de fonctionnelles. Une fibre musculaire qui se contracte souvent et fortement, non seulement dépensera plus de glucose, son aliment fonctionnel, qu'une autre fibre qui fonctionne beaucoup moins ; mais en même temps la première usera une plus grande quantité de sa propre substance constitutive. Il en sera de même de la cellule hépatique dont l'activité sera augmentée par la nécessité d'emmagasiner une plus grande quantité de glucose à l'état de glycogène et de le faire repasser à l'état de glucose, son aliment fonctionnel. Elle dépensera également une plus grande quantité de la substance constitutive de son protoplasma.

Cela étant, on conçoit que toute augmentation de l'activité d'un élément anatomique augmente ses dépenses en substance constitutive, et qu'elle rende plus rapide le renouvellement complet de cette substance : c'est là un activement de la vie. N'est-ce pas ainsi qu'agissent les exercices physiques ? N'est-ce pas en cela que réside leur précieux avantage ?

Du reste, il me paraît également probable que l'exagération de cette activité peut conduire non seulement à un renouvellement complet plus rapide de l'élément anatomique, mais aussi, au moins pour quelques-uns d'entre eux à leur disparition, disons le mot, à leur mort plus rapide. Si, en effet, quelques-uns de nos éléments anatomiques ont une durée très longue, s'il semble même que, pour quelques-uns, il leur suffit de leurs échanges pour leur éviter de se renouveler, si, une fois constitués, ils peuvent durer autant que l'organisme ; il en est d'autres dont la durée est au contraire limitée et que l'organisme est obligé de remplacer au fur et à mesure de leur rapide disparition. Parmi ces derniers figurent surtout les leucocytes. Or, j'ai pu constater que pour cet élément, il s'établit une compensation entre l'activité et la longévité. Ce sont les températures sous-normales qui leur donnent les mouvements les moins actifs, mais qui leur permettent de prolonger le plus longtemps leur existence ; tandis que les températures sous fébriles qui leur assurent le maximum d'activité, leur font achever leur évolution dans quelques heures. Or, je tiens à bien le préciser, dans ce dernier cas, il ne s'agit pas d'une mort arrêtant le leucocyte au milieu de son évolution, mais bien d'une évolution complète s'achevant dans un temps qui peut être dix fois moins long (1).

Concluons donc de tout ce qui précède :

1° Que la substance constitutive des éléments anatomiques s'use par leur entretien et par leur fonction ;

2° Que cette usure est en proportion de l'activité de cet élément ;

3° Qu'une diminution de son activité peut prolonger l'évolution d'un élément anatomique, et qu'au contraire l'exagération de cette activité peut accélérer cette évolution.

*Rapport entre la quantité de matières albuminoïdes minéralisées et la quantité d'azote éliminé.*

Toute la substance albuminoïde de constitution usée pour l'entretien ou la fonction de l'élément anatomique commence toujours, je l'ai dit, par s'hydrater ; et cette hydratation la conduit successivement à l'état d'alcali-albumine, de propeptone, de peptone, et de leucomaïne ; puis, soit toujours sous l'in-

(1) *Recherches expérimentales sur les leucocytes*, 4ᵉ fascicule, Din, Paris.

fluence de l'hydratation soit sous celle de l'oxydation, ces leucomaïnes passent à l'état d'acide urique et d'urée, une autre
partie s'éliminant encore sous les formes alcaloïdiques précédentes, xanthine, sarcine, etc.

Pendant ces modifications, hydratations, dédoublements,
oxydations, etc., il s'est également formé, ou du moins il a
pu se former, outre l'acide carbonique et l'eau, d'autres produits analogues soit aux hydrates de carbone soit aux corps
gras, qui eux-mêmes, surtout par oxydation, passent à une de
ces deux premières formes, l'eau et l'acide carbonique; et
s'éliminent par la voie pulmonaire, par la peau ou par la voie
rénale.

Mais ces divers corps ne contiennent pas d'azote, de sorte
que tout l'azote des albuminoïdes est éliminé soit en petites quantités avec quelques substances alcaloïdiques, hypoxanthine, sarcine, etc., soit à l'état d'acide urique, soit surtout à l'état d'urée.
Si les aliments ne contiennent que la quantité d'azotés nécessaires au remplacement des albuminoïdes usés, la quantité d'azote,
qui s'éliminera par des composés autres que l'urée, sera tout à
fait négligeable : et l'azote uréique représentera sensiblement
la totalité de l'azote urinaire, celui-ci, on le sait, représentant
également la presque totalité de l'azote réellement usé par
l'organisme. Or, cela étant, voyons comment, par l'azote uréique, on peut, dans les conditions ci-dessus, connaître la quantité des substances albuminoïdes usées.

Pour se mettre dans les meilleures conditions pour évaluer
ces dépenses, il faut éliminer l'azote pouvant provenir des
aliments azotés, qui, pris en quantité dépassant celle qui est
nécessaire au remplacement des usés, sont utilisés par l'organisme, soit pour faire du calorique, soit pour faire des réserves.
Dans ce dernier cas, en effet, nous trouverions dans l'urine, outre
l'azote provenant des albuminoïdes usés, celui des aliments
ayant servi à la calorification ou ayant été dédoublés pour faire
des corps gras. Or, comme il est difficile de ne prendre exactement que la quantité d'azotés nécessaires au remplacement des
albuminoïdes usés, il vaut mieux rester au-dessous de ces
quantités, et s'en tenir franchement à une alimentation azotée
sûrement insuffisante.

Dans ces conditions, on est sûr de ne voir arriver dans
l'urine que l'azote des albuminoïdes usés, puisque les azotés

des aliments sont insuffisants pour les remplacer. Or, m'étant
soumis, après P. Bert et Bouchard, à cette expérience, j'ai pu
constater, comme mes deux savants devanciers, que la quantité
d'urée éliminée par les reins est d'environ 0 gr. 18 par kilogramme vivant; et comme l'urée contient 46 % d'azote, c'est
donc une dépense d'environ 0 gr. 083 d'azote par kilogramme
vivant. Or, si maintenant nous cherchons quelle est la quantité
de substances albuminoïdes de constitution, sérine, myosine,
osséine, etc., qu'il faut pour contenir 0 gr. 083 d'azote, ces
différentes substances contenant de 16 à 18 % d'azote, nous
trouvons très sensiblement 0 gr. 50.

Ainsi, par kilogramme d'homme adulte, ne faisant aucun
travail manuel et ne prenant qu'une quantité d'azotés inférieure
à ses dépenses, il y a 0 gr. 50 de substances albuminoïdes de
constitution, qui sont soumis à l'hydratation et à l'oxydation,
et qui s'éliminent par les reins. C'est donc déjà cette quantité
d'azotés que devront contenir nos aliments; mais, de plus, je
l'ai dit, une partie de nos albuminoïdes de constitution s'éliminent en nature avec les éléments ou les liquides qui les contiennent, tels que les cheveux, les ongles, les cellules épidermiques
et les divers mucus. Enfin, il faut tenir compte de la quantité
qui, étant ingérée, n'est pas absorbée. Or, des recherches sur
lesquelles je reviendrai plus tard, m'ont montré que la quantité
ainsi perdue peut descendre à 0 gr. 07 d'azote par kilogramme,
mais qu'elle atteint souvent 0 gr. 10, et même que par l'exagération des azotés et probablement par l'augmentation du
déchet intestinal elle peut s'élever à 0 gr. 14. En prenant une
moyenne de 0 gr. 10, on arriverait à une dépense de 0 gr. 60
de substances albuminoïdes ainsi éliminées, qui, jointes aux
0 gr. 50 précédents, porteraient nos dépenses totales en albuminoïdes à 1 gr. 10 par kilogramme.

Il résulte donc de ce qui précède, que si l'on veut que nos
aliments azotés remplacent les albuminoïdes perdus par l'organisme, soit en nature, soit sous forme d'urée, ils devront contenir environ 0 gr. 18 d'azote; et, comme la richesse en azote de
nos albuminoïdes de constitution est sensiblement la même que
celle de nos aliments azotés, il faudra donner de ceux-ci 1 gr. 10
par kilogramme. Sur les 0 gr. 18 d'azote qu'ils contiennent,
0 gr. 08 provenant des albuminoïdes hydratés et oxydés s'éliminent par les reins, et les 0 gr. 10, en moyenne, seront contenus dans les albuminoïdes s'éliminant en nature.

Cela étant, et d'autre part la composition moyenne de notre organisme étant connue, nous pourrons apprécier approximativement la durée moyenne du séjour de nos substances albuminoïdes; et, par conséquent, le temps moyen nécessaire à son renouvellement.

Pour Bischoff, la quantité de matières protéiques contenues dans les animaux en général est de 16 °/°, et pour Gautier de 17 °/₀, soit comme moyenne 165 grammes par kilogramme.

Or, étant donné que chaque jour ce kilogramme perd 1 gr. 10 de cette substance protéique, si nous supposons que toutes les substances protéiques se dépensent également, il faudrait pour le renouvellement total de l'organisme 150 jours, soit environ six mois.

Mais, évidemment, les différents éléments anatomiques n'ont pas tous la même durée. L'observation semble prouver, par exemple, que les cellules épidermiques sont loin de mettre six mois pour se former et s'éliminer, et qu'il en est de même de l'épithélium intestinal.

Parmi les éléments qui renouvellent leur protoplasma, sans s'éliminer eux-mêmes, il me paraît probable que certains d'entre eux, comme la fibre musculaire, ont des échanges plus rapides que d'autres, comme l'os et le cartilage. Nous n'avons encore que fort peu de données à cet égard. Toutefois, la durée moyenne que je viens d'indiquer, prise dans son ensemble, n'en a pas moins une certaine importance; elle tend à nous montrer, en effet, avec quelle activité s'accomplissent les échanges dans notre organisme, puisque la partie, réellement vivante, la substance albuminoïde, pourrait, si les échanges de toutes ses formes avaient la même activité, se renouveler d'une manière complète deux fois par an.

Quelques-unes des indications qui précèdent, vont nous permettre de jeter un certain jour sur une question encore assez obscure, celle de la quantité d'urée et d'azote éliminé. Je rappelle d'abord :

1° Qu'en dehors de l'azote éliminé avec les éléments anatomiques uxe-mêmes, cheveux, ongles, cellules épidermiques et intestinales, et celui éliminé avec les mucus, tout le reste s'élimine par la voie rénale ;

2° Que tout l'azote entrant dans la constitution des albuminoïdes de l'organisme provient d'une manière exclusive de nos aliments azotés, végétaux ou animaux ;

3° Enfin que la quantité d'azote qui s'élimine avec les éléments anatomiques et le mucus qui reste dans le bol fécal peut être évaluée pour l'adulte à une moyenne de 0,10 par kilogramme.

Ces données étant connues, voici les règles qui nous permettront de nous rendre compte de l'évolution de la substance azotée ingérée, en la rapportant à un kilogramme du poids normal :

1° Tout l'azote *absorbé*, sauf ces 0,10 environ éliminés avec les éléments anatomiques eux-mêmes et les mucus, doit se trouver daus l'urine, sous forme d'urée, d'acide urique ou d'azotés alcaloïdiques.

2° Si, en ajoutant l'azote urinaire aux 0,10 précédents, on n'a pas tout l'azote *ingéré*, c'est que la différence n'a pas été absorbée.

Je prends un exemple : En admettant que la quantité d'aliments azotés *ingérés* soit de 3 grammes pour un kilog., quantité que l'on donne parfois dans la ration de surnutrition azotée des tuberculeux. ces 3 grammes d'azotés contenant environ 0 gr. 50 d'azote, si nous retranchons 0 gr. 10, il nous reste 0 gr. 40 d'azote. Or, ces 0 gr. 40 d'azote, nous devrons les trouver dans l'urine surtout sous forme d'urée, soit environ 0 gr. 80, et pour une faible quantité à l'état d'acide urique ou d'azotés alcaloïdiques. Et, fait important, si l'azote urinaire total reste sensiblement au-dessous de 0 gr. 40, nous devrons en conclure que la quantité d'azotés ingérés n'est pas absorbée. Or, n'étant pas absorbée, non seulement elle n'est pas utile à l'organisme, mais elle constitue une menace pour lui, parce qu'elle l'expose à une infection intestinale.

3° Cette loi reste pratiquement vraie, même pendant la période de croissance. au moins à partir de deux ans ; et aussi pendant la convalescence, sauf peut-être quelques cas exceptionnels dans lesquels l'organisme récupère les albuminoïdes perdus avec une extrême avidité.

Mais, le plus souvent, dans les cas de croissance régulière, et à partir de deux ans, l'accroissement total ne dépasse pas 0,30 par jour et par kilog, sur lesquels il y a 75 % d'eau. Or, ces 0 gr. 075, qui restent, représentent en même temps, l'accroissement en albuminoïdes, en graisse et en matière minérale. On voit donc que pendant cette période, la quantité de substances albuminoïdes immobilisées, ne saurait dépasser 0,05 par kilog. Ce n'est donc même pas 0,01 d'azote, qui est immobilisé, c'est-à-dire une quantité réellement négligeable.

4º Je ne crois pas non plus que l'accroissement ordinaire des convalescences, de même que celui qui est dû à l'exercice physique, dépasse de beaucoup cette proportion.

Un accroissement de 0 gr. 05 de substances albuminoïdes par kilogramme et par jour donnerait 3 gr. 25 pour un homme de 65 kilogrammes, soit 1186 gr. 25 pour une année : Or, la totalité des substances protéiques pour cet homme de 65 kilogrammes étant de 10 kil. 425, cette augmentation de 0 gr. 05 par jour et par kilogramme conduirait à une augmentation qui dépasserait 1/9 de la totalité des albuminoïdes dans un an !

On sait, du reste, que les accroissements de poids chez l'adulte se produisent surtout en faveur de la substance adipeuse ; et, dans ce cas, tout l'azote des azotés ayant servi à la constitution des corps gras, devra se trouver dans l'azote urinaire.

Ainsi donc, en résumé, nous pouvons poser cette loi générale, s'appliquant aux conditions d'équilibre de l'organisme, à la surnutrition azotée et à la croissance que : *d'une manière approximative, tout l'azote alimentaire, sauf environ 0 gr. 10 par kilogramme de poids, doit se trouver dans les urines et autant que possible à l'état d'urée.*

A ces indications, réglant les rapports entre les azotés ingérés et l'azote urinaire, je dois ajouter les suivantes, qui concernent les produits ultimes de la désintégration des albuminoïdes et la quantité d'oxygène nécessaire pour conduire ces produits à leur complète minéralisation.

J'ai indiqué combien les divers azotés alimentaires, qu'ils soient d'origine végétale ou animale, se rapprochent les uns des autres au point de vue de leur rôle nutritif, fonctionnel et calorifique; si bien, je l'ai dit, qu'ils peuvent tous pratiquement se remplacer, à poids égal, les uns les autres. Cela étant, si nous prenons, comme formule générale de ces corps, celle de l'albumine rapportée à une molécule de soufre, $C^{72}H^{112}Az^{18}O^{22}S$, nous trouverons pour la composition d'un gramme de cette albumine à l'état sec : Carbone, 0 gr. 536 ; hydrogène, 0 gr. 070 ; azote, 0 gr. 156 ; oxygène, 0 gr. 218 et soufre, 0 gr. 020.

Or, pour ramener cette molécule d'albumine, ainsi composée, à l'état d'eau, d'acide carbonique, d'acide sulfurique et d'urée, qui sont les produits ultimes de sa minéralisation la plus avancée, il faudra 1 gr. 748 d'oxygène. Mais, comme cette molécule, nous venons de le voir, en contient déjà 0 gr. 218, c'est seulement 1 gr. 530 qui devra être fourni par l'oxygène extérieur, que celui-ci soit d'origine pulmonaire ou qu'il provienne de la décomposition d'autres corps sous l'influence des substances réductrices, qui, nous le savons. existent en grandes proportions dans l'organisme.

Or, la réunion de cette quantité d'oxygène extérieur. 1 gr. 530, à ce gramme d'albumine sèche, quelles que soient les transformations intermédiaires, et aussi quel que soit le temps employé à cette désintégration complète, donnera :

1" 0 gr. 336 d'urée, $COAz^2H^4$, contenant tout l'azote de ce gramme d'albumine, soit 0 gr. 156, qui représente ainsi les 46 % du poids total de l'urée. En même temps que deux molécules de cet azote, nous trouverons dans la molécule d'urée, une molécule de carbone, une d'oxygène et quatre d'hydrogène :

2° 1 gr. 721 d'acide carbonique, $CO^2$ ;

3° 0 gr. 424 d'eau, $H^2O$ ;

4° 0 gr. 049 d'acide sulfurique, $So^4H^2$.

Si, maintenant, nous totalisons ces produits ultimes $0,336 + 1$ gr. $721 + 0,424 + 0,49 = 2$ gr. 530, nous trouvons 2 gr. 530, qui représentent exactement 1 gramme d'albumine réuni à 1 gr. 530 d'oxygène.

Enfin, je dois ajouter que, pendant cette désintégration, ce gramme d'albumine, ramené à ces divers états, aura cédé à l'organisme, au fur et à mesure de ses progrès vers la minéralisation, un peu moins de cinq calories, ainsi qu'on l'a vu précédemment.

De tout ce qui précède, nous pouvons donc conclure :

1° Que chez l'adulte à l'état d'équilibre, les rapports entre les quantités d'azotés ingérés et l'azote urinaire sont soumis à des lois constantes et faciles à saisir ;

2° Que ces rapports restent sensiblement les mêmes pendant la croissance, à partir de l'âge de deux ans ;

3° Que, pendant les deux premières années, les lois qui ré gissent ces rapports sont un peu modifiées, mais qu'elles n'en sont pas moins constantes pour cette période de la vie ;

4° Que les lois qui règlent les rapports de l'organisme, à l'état d'équilibre, s'appliquent également d'une manière pratique aux accroissements pendant les convalescences, et à ceux qui se produisent sous l'influence des exercices physiques ;

5° Que les mêmes lois s'appliquent aussi à l'accroissement dû à l'augmentation des corps gras. Dans ces cas, en effet, tout l'azote des albuminoïdes utilisés doit se retrouver dans l'urine ;

6° Que ces rapports, entre les azotés utilisés et l'azote uri-naire, restent soumis à ces lois, même quand les azotés sont employés à faire du calorique ;

7° Enfin que les rapports, d'une part, entre la molécule albu-minoïde et ses divers produits de désintégration complète, et, d'autre part, entre cette même molécule et la quantité d'oxy-gène nécessaire pour la conduire à cette désintégration, ainsi, du reste, que la quantité de calorique qu'elle a cédé à l'orga-nisme en arrivant à cette désintégration, sont régis par des lois constantes qui les rendent réguliers et faciles à prévoir.


### HYDRATES DE CARBONE DE NOS ALIMENTS DANS L'ORGANISME, LEUR MINÉRALISATION

On doit admettre que la presque totalité des hydrates de carbone de nos aliments pénètre dans le torrent circulatoire, vaisseaux sanguins ou lymphatiques, à l'état de glucose, $C^6H^{12}O^6$. Il est bien possible que certains d'entr'eux, solubles par leur nature, puissent y pénétrer sous une autre forme, mais sûrement, c'est la plus faible partie.

Il est également probable que la presque totalité de ces subs-tances, glucose ou autres hydrates de carbone solubles, dès leur arrivée dans le foie, sont modifiés, surtout deshydratés et con-servés dans cet organe à l'état de glycogène :

$$C^6H^{12}O^6 - H^2O = C^6H^{10}O^5$$

Glucose.                    Glycogène.

Ce n'est que dans le cas d'exagération des hydrates de carbone ou d'insuffisance du foie, qu'une partie notable traverse cet organe ; et, dans ce cas, nous le savons, nous voyons rapidement la glucose traverser, le rein. Mais en dehors de ces cas exceptionnels, les hydrates de carbone sont donc arrêtés au moins momentanément dans le foie à l'état de glycogène ; et, ce n'est qu'après avoir subi cet arrêt et cette modification, qu'ils sont utilisés par l'organisme. C'est là ce qui a lieu, au moins pour la plus grande partie de ces aliments.

Mais, à partir de ce moment, les modifications qu'ils doivent subir, varient selon les conditions suivantes :

Le glycogène, une fois constitué, est de nouveau hydraté et ramené à l'état de glucose dans le foie ; puis, versé par les veines sus-hépatiques dans le torrent sanguin, il va servir soit d'aliment fonctionnel à la fibre musculaire, dans le protoplasma de laquelle il s'oxyde, soit d'aliment de calorification en s'oxydant peut-être dans divers protoplasmas, ou peut-être encore en dehors des éléments. La chaleur produite par cette oxydation, dans le premier cas, est transformée en mouvement ; et, dans le second, elle contribue à maintenir dans l'organisme la température qui est la plus avantageuse pour le jeu régulier des tissus et des organes. Les transformations que subit la glucose dans ces deux conditions, probablement, ne sont pas exactement les mêmes ; mais, quelles que soient ces modifications, le résultat final de l'oxydation, quel que soit le point où elle ait lieu, reste le même : la glucose se transforme en eau et en acide carbonique, d'après la formule suivante, qui, bien entendu, ne représente que le résultat final :

$$C^6 H^{12} O^6 + 12\, O = 6\, CO^2 + 6\, H^2 O.$$

L'oxydation de cette molécule de glucose exige donc dix-huit molécules d'oxygène, dont six existent déjà dans sa constitution.

Lorsque les hydrates de carbone sont fournis à l'organisme dans les proportions voulues, et qu'il en est de même des autres aliments, il est probable que le foie, sous l'influence des besoins de l'organisme, transforme en glucose une partie du glycogène en réserve, tandis qu'il ramène à l'état de glycogène la glucose de la dernière digestion ; et, c'est ainsi, par un fonctionnement régulier et grâce à une certaine quantité de glycogène qu'il tient en réserve, que le foie distribue avec régularité à l'organisme la glucose nécessaire à ses fonctions et surtout à ses mouvements et à sa calorification.

Dans ce cas, je l'ai dit, les hydrates de carbone quittent l'organisme d'une manière complète, sous forme d'eau et d'acide carbonique.

Dans un autre cas, il est vrai particulier à la femme, les hydrates de carbone sont éliminés sous forme de produits de sécrétion. C'est ce qui a lieu pendant la lactation. Le lait de femme ne contient pas moins de 55 grammes de lactose par litre, $C^{12}H^{22}O^{11}$; et comme elle peut fournir facilement de 600 à 800 grammes de lait. souvent bien davantage, on voit que 35 à 50 grammes d'hydrates de carbone seront employés par la sécrétion lactée :

$$2(C^6H^{12}O^6) = C^{12}H^{22}O^{11} + H^2O.$$

Sont-ce bien les hydrates de carbone de l'alimentation qui vont constituer la lactose ? Il y a lieu de croire que si l'organisme reçoit les hydrates de carbone en quantité suffisante, c'est au moins en partie avec ces aliments qu'il fera la lactose dont il a besoin. Il est vrai que la nature lui a permis, par une de ces suppléances si utiles, de faire également la lactose avec des graisses ou des azotés. Des expériences que j'ai rapportées, ont même prouvé que l'augmentation des azotés et des corps gras dans la ration de la chienne, élève d'une manière très marquée la quantité de la lactose; mais, la pratique courante ne nous indique pas moins que l'élévation des féculents conduit également à cette augmentation. On peut même se demander, si, dans certains cas, dans lesquels l'augmentation des corps gras augmente la lactose, si ces corps gras n'agissent pas surtout en économisant les hydrates de carbone, que l'organisme garderait pour sa lactose, tant la transformation est facile, ainsi que je viens de l'indiquer, pendant qu'il utiliserait les corps gras pour les besoins de la calorification.

Mais, quoi qu'il en soit de cette hypothèse, il me semble qu'il doit rester acquis, que, dans les conditions d'une alimentation bien dosée pour le nourrissage, la femme doit utiliser une partie de ses hydrates de carbone pour faire sa lactose; et que, par conséquent, ceux-ci quittent l'organisme, on peut le dire, en nature.

Lorsque les azotés et les corps gras arrivent dans l'orga-

nisme en quantités correspondant à ses besoins en ce qui
concerne ces aliments, et que les hydrates de carbone y arrivent eux-mêmes en quantités trop considérables relativement
aux besoins auxquels ils doivent faire face normalement,
l'excédant des apports sur les besoins subit d'autres modifications.

Ainsi que je l'ai expliqué en parlant de la transformation de
ces aliments chez l'animal en général, nous les voyons chez
nous se transformer en corps gras, selon les formules que j'ai
déjà données d'après A. Gautier :

$$C^6H^{12}O^6 + 2\,O = C^4H^8O^2 + 2CO^2 + 2\,H^2O$$
Glucose            Acide<br>butyrique

et $$2\,(C^6H^{12}O^6) + 4\,H^2O = 4\,(C^3H^8O^3) + 4\,0$$
Glucose            Glycérine

et aussi $$11\,(C^6H^{14}O^6) = C^{54}H^{94}O^6 + 30\,H^2O + 15\,CO^2$$
Mannite       Margaro-oléine

Ces corps gras sont ensuite mis en réserve dans le tissu
conjonctif, passant à l'état de tissu adipeux. C'est donc là,
sous une autre forme, une seconde réserve provenant des
hydrates de carbone : la première constituée par le glycogène
contenu dans le foie, mais que l'on peut considérer comme
un simple régulateur chargé de permettre une dépense
quotidienne uniforme, malgré les variations forcées de l'alimentation ; et ensuite une véritable réserve, celle sous forme
de corps gras, ayant, bien entendu, également un rôle régulateur, mais ayant encore, davantage le rôle d'une *réserve* dans
le véritable sens attaché à ce mot.

Enfin, cette même transformation des hydrates de carbone
en corps gras peut encore avoir lieu lorsque les corps gras
nécessaires à l'organisme font défaut et que les hydrates de
carbone sont en excès. C'est en partie ce qui a lieu dans les
cas de lactation. Dans ces cas, les azotés peuvent aussi former
une partie de ces corps gras, mais leur participation à cette formation n'exclut pas celle des hydrates de carbone, ainsi que
l'indiquent les premières formules que je viens de donner.
Mais en dehors des hydrates de carbone, qui font partie de la
sécrétion lactée, et qui quittent l'organisme en nature, que ces
aliments soient dépensés pour faire du mouvement ou du calo-

21

rique, ou bien qu'ils soient mis en réserve sous forme de corps gras, leur sort n'est pas moins de quitter l'organisme après une oxydation le plus souvent complète, et qui les conduit toujours à une de ces deux formes minérales, l'eau et l'acide carbonique. Tout au plus, parfois, lorsque l'oxydation est peu active, voit-on apparaître quelques autres formes parmi lesquelles l'acide oxalique est une des plus fréquentes.

De même que pour les albuminoïdes, les rapports entre les hydrates de carbone et leurs produits de minéralisation sont réglés par des lois constantes. Si, en effet, nous prenons un gramme de glucose, forme sous laquelle sont dépensés tous les hydrates de carbone, nous voyons qu'il est composé par : 0 gr. 400 de carbone, 0 gr. 067 d'hydrogène, et 0 gr. 533 d'oxygène. Ce gramme de glucose, comme tous les hydrates de carbone, je l'ai dit, sera transformé en eau et en acide carbonique. Or, pour qu'il retourne ainsi à ces états minéraux, il lui faut 1 gr. 603 d'oxygène. Mais, comme il en contient luimême 0 gr. 533, qui sont mis en liberté par sa désagrégation, ce n'est donc que 1 gr. 070 qu'il devra trouver à l'extérieur pour que son carbone passe à l'état d'acide carbonique et son hydrogène à l'état d'eau.

De plus, la quantité de $CO^2$ ainsi formée s'élèvera à 1 gr. 470 et la quantité de $H^2O$ à 0 gr. 600, qui réunis donnent un total de 2 gr. 070, exactement égal à celui de la glucose. 1 gramme, et de l'oxygène extérieur. 1 gr. 070. Enfin, en passant par les divers états intermédiaires qui le conduisent à la minéralisation complète, ce gramme de glucose aura cédé à l'organisme environ quatre calories.

Nous pouvons donc résumer tout ce qui précède dans les quelques propositions suivantes :

1° Les hydrates de carbone pénètrent dans le système circulatoire sous forme de glucose.

2° Celle-ci est immédiatement transformée par déshydratation en glycogène dans le foie, qui, ensuite, la fait repasser de nouveau par hydratation à l'état de glucose au fur et à mesure des besoins de l'organisme.

3° La glucose hépatique peut fournir du calorique au muscle qui le transforme en mouvement. Elle peut s'oxyder pour fournir une partie du calorique qui nous maintient à notre température constante, et qui est perdu en grande partie par le rayonnement pulmonaire et surtout cutané.

4° Elle peut quitter l'organisme en nature après avoir passé à l'état de lactose.

5° Elle peut également, à titre exceptionnel et dans les cas pathologiques, être éliminé en nature par la voie rénale (Glycosurie, diabète).

6° Elle peut être transformée en corps gras et éliminée dans cet état pendant la lactation ou rester dans l'organisme comme aliment de réserve.

7° Mais, sauf les cas où ils sont éliminés en nature, les hydrates de carbone quittent l'organisme sous les formes minérales d'eau et d'acide carbonique, ou exceptionnellement sous la forme d'acide oxalique.

8° Enfin, les rapports des hydrates de carbone alimentaires et leurs produits de minéralisation, ainsi qu'avec l'oxygène nécessaire à cette minéralisation, sont réglés par des lois constantes dont on peut facilement prévoir les résultats.

### *Alcool de nos aliments dans notre organisme et sa minéralisation.*

A côté des hydrates de carbone se place tout naturellement l'alcool, $C^2H^6O$, qui, le plus souvent, est un de leurs dérivés. En solution plus ou moins étendue, dans les diverses boissons de table, vin, bière, cidre, poirée, etc., l'alcool, nous allons le voir, joue chez tous les peuples civilisés un rôle important dans l'alimentation.

Son utilisation, comme aliment, en effet, me parait désormais hors de contestation. Il est bien démontré que l'alcool ingéré dans de justes proportions est utilisé par l'organisme; et cela avec les résultats que sa composition et sa valeur calorifique permettent de prévoir. Les travaux de d'Atwater et Benedict 1889 et ceux de Gréhant, d'Abelous, Bardier et Ribaud (1903), auxquels je me permets de joindre les miens 1902, l'ont définitivement établi. Il résulte de l'ensemble de ces recherches qu'un kilogramme d'animal peut utiliser d'une manière complète 1 centimètre cube d'alcool dans environ quatre heures. Pendant ce temps, ce n'est qu'une partie négligeable qui a été éliminée en nature et on n'en trouve que des traces dans l'organisme. Or, cela étant, il est forcé que la partie non éliminée ait été transformée ; et elle ne peut guère l'être qu'en s'oxydant, c'est-à-dire en se transformant en acide carbonique et en eau.

L'utilisation de l'alcool dans ces proportions étant admise, il faut en conclure que notre organisme peut en utiliser, au moins en grande partie, deux fois dans vingt-quatre heures, un centimètre cube, soit en tout 1 gr. 60 environ par kilogramme de notre poids normal. Pour l'adulte moyen de 65 kilogrammes, c'est donc environ 100 grammes d'alcool pour les vingt-quatre heures.

Sans que je veuille discuter ici quelles peuvent être les conséquences, au point de vue de l'hygiène, de l'ingestion prolongée de cette quantité d'alcool en solution étendue, cette conclusion découle forcément de ce qui précède, qu'un organisme moyen peut ramener à l'état d'acide carbonique et d'eau environ 100 grammes d'alcool par jour. Or, chaque gramme d'alcool, produisant, par son oxydation, 7 calories, ces 100 grammes d'alcool oxydés dans l'organisme lui en fourniraient 700, c'est-à-dire presque le tiers du total fourni par la ration moyenne d'entretien.

D'autre part, si nous tenons compte que nos populations du Midi ingèrent souvent un litre de vin par jour et que ce vin contient environ 8 à 10 % d'alcool en volume, soit environ de 64 à 80 gr. d'alcool, on verra que ce vin leur fournit de 448 à 560 calories, c'est-à-dire sensiblement encore le quart de la ration d'entretien. Du reste, la quantité d'alcool prise avec les boissons de table dans les autres parties de la France usant surtout du cidre ou de la bière n'est pas éloignée de la précédente. Ces deux dernières boissons contiennent moins d'alcool ; mais les populations qui en font usage en boivent davantage, de sorte que la quantité d'alcool ingérée reste sensiblement la même.

Je reviendrai, du reste, sur cette question avec plus de précision dans une autre partie de ce traité. Mais ce qui précède doit suffire pour bien montrer le rôle important que joue l'alcool dans notre alimentation.

ORIGINE. — L'alcool que nous consommons provient surtout, je viens de le dire, de nos boissons de table. De toutes, c'est le vin qui le contient dans les plus grandes proportions. Peu de vins descendent au-dessous de 7 %; la plupart arrivent entre 8 et 10 %; et ce n'est que les exceptions qui, pour l'usage courant, dépassent le 11 %. Mais les vins doux et surtout certains vins d'Espagne peuvent atteindre le 20 %.

La bière fabriquée pour être bue sur place contient entre 3 et 6°. Ce n'est que celles qui doivent être transportées qui sont plus riches en alcool; quelques-unes, dans ces conditions, dépassent 8 %.

La proportion de l'alcool dans les divers cidres est en général un peu plus élevée; mais, de nouveau, quand il doit être bu sur place, il ne dépasse guère le 6 %. Toutefois, les cidres mousseux arrivent à une proportion plus élevée.

La quantité d'alcool prise avec ces boissons de table, je viens de le montrer, arrive souvent à 100 grammes par jour. Or, ce n'est que rarement que cette quantité est prise sous forme de liqueurs. Dans ces dernières, en effet, l'alcool est toujours étendu d'une quantité d'eau qui varie de 50 à 70 %; et il est rare que la quantité de ces mélanges absorbée dépasse une centaine de grammes dans les vingt-quatre heures, soit en réalité de 50 à 30 grammes d'alcool.

On le voit donc, quoique au point de vue de l'alimentation, ces 50 à 70 grammes d'alcool ne soient pas à négliger, puisqu'ils fournissent encore à l'organisme de 200 à 400 calories, soit autant que 100 et 200 grammes de viande, la partie la plus importante de cet aliment, nous est fournie par les boissons de table prises pendant les repas.

Role dans l'organisme. — L'alcool est sûrement oxydé et on peut ajouter rapidement oxydé. C'est peut-être même de tous nos aliments celui qui l'est le plus rapidement; puisque, je l'ai dit, quatre heures suffisent à 1 kilogramme de matières animales vivantes pour en minéraliser 1 centimètre cube, soit 0 gr. 80. Or, chaque gramme minéralisé produisant 7 calories, l'alcool partage forcément avec tous les ternaires la propriété d'être un aliment calorifique; et il l'est à un plus haut degré que les autres hydrates de carbone, puisque le gramme de ces derniers ne donne guère que 4 calories, tandis que le gramme d'alcool en donne 7, ne le cédant ainsi à ce point de vue qu'aux corps gras, dont le gramme en donne 9. Mais à cette propriété calorifique s'arrête son rôle dans l'organisme. Je ne crois pas, en effet, qu'il puisse être utilisé soit comme aliment de constitution, soit comme aliment fonctionnel, au moins à l'état d'alcool. Toutefois, on peut se demander si l'organisme ne pourrait pas faire passer cet alcool à l'état de glucose ou de corps gras ; et si, dès lors, il ne pourrait pas d'une manière indirecte servir à l'un de ces derniers rôles. L'obésité est assez fréquemment observée chez les buveurs pour que l'on soit tenté d'accepter cette hypothèse qui pourrait à la rigueur être expliquée par la formule suivante :

$$C^2H^6O + C^6H^{10}O^5 = 2\,(C^4H^8O^2) + 2\,O.$$
$$\text{Alcool} \qquad \text{Glycogène} \qquad \text{Ac. butyrique}$$

Une molécule d'alcool et une molécule de glycogène, en se combinant, donneraient lieu à 2 molécules d'acide butyrique, et deux molécules d'oxygène seraient mises en liberté ; d'autre part, nous savons que l'organisme fait facilement ses propres corps gras avec toutes les graisses alimentaires. Cette hypothèse aurait encore pour elle, que pour se réaliser la combinaison de l'alcool et du glycogène semblerait exiger que ces deux substances fussent en excès ; or, c'est bien ce qui a lieu dans les cas dont il s'agit.

L'avenir nous dira ce que vaut cette explication. Mais la fréquence de l'obésité chez les buveurs peut en recevoir d'autres. Vu la facilité avec laquelle est comburé l'alcool et sachant d'autre part que les dépenses de l'organisme en calories ne peuvent pas dépasser une certaine limite, on est en droit d'admettre que l'alcool fournissant une partie de ces calories, les autres aliments ne pourront pas être oxydés, et que dès lors ils seront transformés en corps gras, Nous arrivons ainsi au même résultat, mais par une explication qui nous laisse dans le domaine des faits connus et bien démontrés. L'alcool, dans ces cas, économiserait les autres en s'oxydant à leur place. Dans un travail antérieur, c'est seulement sous cette forme que j'ai admis les aliments d'épargne (1).

Enfin, pour expliquer la fréquence de l'obésité chez les buveurs, il faut aussi tenir compte d'abord de la fréquence de la surnutrition chez ces mêmes buveurs. Beaucoup ne se contentent pas de boire trop ; mais aussi ils mangent trop. De

_______

(1) Congrès français de médecine de Toulouse.

plus, ils vivent dans les cercles, les cafés, c'est-à-dire à des températures assez élevées pour diminuer les dépenses dues à la radiation cutanée ; enfin, au moins un certain nombre ont une vie sédentaire qui diminue encore leurs dépenses totales.

Ces dernières conditions se trouvent sûrement au moins dans un certain nombre de cas, et l'on ne saurait douter de leur influence. On ne saurait douter, non plus, que l'alcool en fournissant son calorifique à l'organisme ne le dispense de recourir à celui des autres aliments ; et, dès lors, ces deux influences agissant sûrement, il est possible qu'à elles seules elles puissent suffire pour expliquer le rapport fréquent entre l'usage exagéré des alcools et l'obésité, sans qu'il soit nécessaire de revenir à la première hypothèse.

Tout en faisant quelques réserves à ce sujet, nous pouvons donc conclure que l'alcool ne remplit probablement dans l'organisme que le rôle d'aliment de calorification ; et, qu'en outre, s'il intervient comme aliment fonctionnel ou constitutif, ce n'est que d'une manière indirecte et dans de faibles proportions.

MINÉRALISATION. — La molécule d'alcool, en prenant, comme exemple, celui qui provient du vin, $C^2H^6O$, exige pour se minéraliser sept molécules d'oxygène d'après cette formule : $C^2H^6O + 6\,O = 2\,CO^2 + 3\,H^2O$ dont une fait partie de sa propre constitution. C'est donc six molécules d'oxygène qu'une molécule d'alcool devra trouver dans son milieu pour passer d'une manière complète à l'état d'eau et d'acide carbonique.

D'autre part, 1 gramme de ce même alcool contient 0 gr. 521 de carbone, 0 gr. 131 d'hydrogène et 0 gr. 348 d'oxygène. Pour s'oxyder, ce gramme d'alcool met en jeu 2 gr. 428 d'oxygène; mais comme la désagrégation de sa molécule en met en liberté 0 gr. 348, ce n'est que 2 gr. 080 qu'il devra demander au milieu extérieur. Le poids total de cet oxygène extérieur et de l'alcool sera donc de 3 gr. 080. Or, leur combinaison donnera lieu à 1 gr. 910 d'acide carbonique et à 1 gr. 170 d'eau, soit également un total de 3 gr. 080.

Enfin, je dois ajouter qu'ainsi que je l'ai déjà dit, ce gramme d'alcool de vin, en se minéralisant, fournira à l'organisme 7 calories.

De tout ce qui précède, on peut donc conclure :

1º Que l'alcool est sûrement un aliment;

2º Qu'à la condition de l'ingérer en solution ne dépassant pas le 10 ou 15 °/₀ et dans une proportion qui ne dépasse pas également un centimètre cube par kilogramme du poids normal, même en répétant cette dose deux fois par jour, il est complètement utilisé ;

3º Que probablement c'est un des aliments ternaires les plus facilement oxydés, l'étant peut-être même avant les autres ;

4º Qu'il ne semble pouvoir être utilisé par l'organisme que comme aliment de calorification ; et que s'il l'est autrement, ce n'est que faiblement et après s'être transformé en glucose ou en corps gras ;

5º Que de même que les autres ternaires, arrivé au terme de sa minéralisation, il est complètement transformé en. eau et en acide carbonique ;

6º Qu'il ne peut subir cette transformation dans l'organisme sans lui céder une quantité de calorique, dans les environs de 7 calories par gramme ;

7º Enfin, que toutes les transformations qu'il subit dans l'organisme sont soumises à des lois scientifiques invariables et confirmées par la pratique.


## CORPS GRAS DE NOS ALIMENTS DANS NOTRE ORGANISME ET LEUR MINÉRALISATION.


ORIGINE. — Les corps gras. qu'ils soient d'origine végétale ou animale, arrivent dans le système circulatoire après avoir été émulsionnés ou saponifiés dans l'intestin ; et, de même que les hydrates de carbone, ils sont arrêtés par le foie. C'est là une nouvelle réserve, notamment pour les besoins de la calorification. Le foie peut ainsi en conserver une quantité qui n'est pas éloignée de notre dépense quotidienne. La quantité de corps gras, en effet, contenue dans le foie serait en moyenne, d'après Gautier, de 35 grammes par kilogramme, soit environ 55 grammes pour un foie de 1500 à 1600 grammes. Or, on verra, dans la suite, que c'est là sensiblement la quantité de corps gras que nous dépensons tous les jours.

Ces corps gras une fois arrivés dans le foie et peut-être déjà un peu modifiés dans leur constitution intime par cet organe qui rapproche leur composition de celle de nos corps gras, sont ensuite confiés au sang sus-hépatique pour être dépensés selon les besoins du moment de l'organisme.

RÔLE. — Une partie de ces corps gras, je l'ai déjà dit, va pénétrer dans les cellules conjonctives devenues ou devenant cellules adipeuses ; et, pour ces éléments, ils peuvent être considérés comme des substances constitutives.

Une partie s'éliminera en nature. C'est celle qui entre dans la composition de la matière sébacée des diverses régions, de la bile, et surtout celle qui, chez la femme, va constituer la matière grasse du lait. Celle-ci, pendant cette période de la lactation, est secretée en quantité réellement considérable. La femme qui fournit 600 à 800 grammes de lait, et c'est là une quantité que la femme peut facilement donner, perd dans son lait de 25 à 35 grammes de corps gras, soit sensiblement la moitié de celle qui est contenue dans sa ration habituelle en dehors de la période de lactation. Dans ce cas, soit le foie, soit la glande mammaire, transforme toujours les corps gras alimentaires pour leur donner la composition propre à la matière grasse du lait. Il en est de même, du reste, que les corps gras soient mis en réserve dans les cellules conjonctives ou qu'ils soient éliminés par le foie ou les glandes sébacées.

La formule suivante peut servir à expliquer la formation des corps gras du lait par les autres corps gras alimentaires :

$$C^{88}H^{104}O^6 + 26\ O = 13\ (C^4H^8O^2) + 3\ Co^2$$
Oléo-stéaro-margarine.      Acide butyrique.

et

$$C^{87}H^{110}O^6 + 33\ O = 13\ C^4H^8O^2 + 5\ Co^2 + 3\ H^2O.$$
Tristéarine.      Acide butyrique.

D'autre part, la formation de la glycérine, devant compléter les corps gras neutres provenant de la glucose, pourrait s'expliquer d'après cette formule :

$$2\ (C^6H^{12}O^6) + 4\ H^2O = 4\ (C^3H^8O^5) + 4\ O.$$
Glucose.      Glycérine.

Enfin, la formule suivante expliquerait la formation d'un

corps gras se rapprochant le plus de celui de notre tissu adipeux :

$$C^{37}H^{110}O^6 + 15\,O = C^{31}H^{104}O^6 + 6\,CO^2 + 3\,H^2O.$$
Tristéarine.        Oléo-stéaro-margarine

Mais, outre ces utilisations, et celle-ci est probablement la plus large, ces corps servent d'une manière plus ou moins directe à la calorification.

Tout fait supposer que ce n'est pas dans leur forme qu'ils se combinent avec l'oxygène, et que tout d'abord leur utilisation commence par leur hydratation, suivie rapidement d'une oxydation incomplète, ainsi qu'en rendrait compte la formule hypothétique suivante :

$$3\,(C^4H^8O^2) + H^2O + 6\,O = 2\,(C^6H^{12}O^6) + H^2O.$$
Acide butyrique.                Glucose.

Ainsi, au moins une partie des corps gras, après leur hydratation, pourrait par les produits dédoublés de cette hydratation, fournir une certaine quantité de la chaleur nécessaire à notre organisme pour le maintenir à sa température normale. Ces corps gras finiraient par se minéraliser sous forme d'eau et d'acide carbonique ; exceptionnellement d'acide oxalique, comme les hydrates de carbone ; et la chaleur produite rayonnerait également par la voie pulmonaire et cutanée.

Mais, en outre, nous savons que la fibre musculaire, pour assurer sa fonction, a besoin de la glucose. Or, si l'organisme ne reçoit pas celle-ci en quantité suffisante pour assurer la fonction de la fibre musculaire, il peut obtenir cette glucose avec les corps gras, soit après hydratation, comme dans la formule ci-dessus, soit d'une manière plus directe, comme l'indique la suivante :

$$3\,(C^4H^8O^2) + 6\,O = 2\,(C^6H^{12}O^6).$$
Acide butyrique.        Glucose.

Dans ce cas, la glucose est fournie par l'acide butyrique, mais nous venons de voir que cet acide peut lui-même provenir de l'oléo-stéaro-margarine et de la tristéarine, et probablement de tous les autres corps gras.

Mais, dans ces conditions, il est évident que seule une partie des corps gras servant à faire de la glucose est utilisée par le muscle. C'est le fait important qu'ont bien établi les remarquables travaux de Chauveau. 1 gramme de corps gras, d'une manière moyenne, donne 9 calories, et 1 gramme de glucose, sensiblement 4. Cela étant, 1 gramme de corps gras équivaudrait à 2 gr. 25 de glucose.

Cette prévision se vérifie au point de vue purement calorifique, mais non au point de vue des dépenses musculaires. Pour celles-ci, 1 gramme de corps gras ne donnant que 1 gr. 62 de glucose, ne fournira que 6 cal. 480, au lieu de 9.

Enfin, lorsque les autres aliments, azotés et hydrates de carbone, seront en quantités suffisantes pour couvrir les dépenses de l'organisme qui leur correspondent et que les corps gras seront en quantité trop considérable, nous les verrons, après avoir subi les premières modifications préalablement dans le foie, s'accumuler dans les cellules conjonctives pour constituer les réserves exagérées de l'obésité, en subissant les modifications que les formules précédentes servent à expliquer.

Les rapports entre les corps gras alimentaires et les produits ultimes de leur minéralisation, comme pour les azotés et les hydrates de carbone, sont fixés par des lois constantes.

Ces corps ternaires, de même que les hydrates de carbone, sont éliminés en totalité à l'état d'eau et d'acide carbonique ; il est donc d'abord facile de savoir quelle est la quantité de molécules d'oxygène nécessaires pour les faire passer à ces deux états. Si nous prenons, par exemple, la tripalmitine, dont la formule, est $C^{51}H^{98}O^{6}$, nous trouverons qu'il faut 151 molécules d'oxygène sur lesquelles 6 font déjà partie de ce corps gras. C'est donc 145 molécules d'oxygène à emprunter au milieu extérieur, et le résultat final sera :

$$C^{51}H^{98}O^{6} + 145\ O = 51\ Co^{2} + 49\ H^{2}O.$$

La question peut être envisagée autrement et d'une manière plus pratique.

Un gramme de cette tripalmitine contient 0 gr. 760 de carbone, 0 gr. 121 d'hydrogène et 0 gr. 119 d'oxygène ; et pour faire passer les deux premiers à l'état d'acide carbonique et d'eau, il faut 2 gr. 999 d'oxygène. Mais 0 gr. 119 d'oxygène entrant dans la composition de ce corps gras, c'est donc seulement 2 gr. 880 qu'ils devront être demandés au milieu extérieur ; et la combinaison de cet oxygène au carbone et à l'hydrogène fournira 2 gr. 780 d'acide carbonique et 1 gr. 140 d'eau. C'est donc un poids total de 3 gr. 880 de produits de minéralisation, qui est égal à celui de 1 gramme de tripalmitine et de 2 gr. 880 d'oxygène extérieur.

Enfin, en passant par les divers états intermédiaires jusqu'à sa minéralisation complète, ce gramme de tripalmitine aura cédé à l'organisme environ 9 calories.

Comme on le voit, les corps gras, en ce qui concerne leur évolution dans l'organisme, ont de nombreux points communs avec les hydrates de carbone. Comme eux, ils sont momentanément arrêtés dans le foie et y subissent certaines modifications ; comme eux, une partie quitte l'organisme en nature ; beurre et matière sébacée ; comme eux, la plus grande partie s'élimine après une minéralisation complète sous forme d'eau, d'acide carbonique ; et, comme eux, en cas d'exagération, ils se déposent dans les cellules conjonctives pour constituer les réserves des tissus adipeux. De plus, de même que les hydrates de carbone peuvent donner des corps gras, les corps gras peuvent fournir des hydrates de carbone.

Enfin, les rapports entre les corps gras absorbés et leurs produits ultimes de minéralisation, de même que pour les deux catégories d'aliments précédents, sont réglés par des lois constantes.

## SUBSTANCES MINÉRALES DE NOS ALIMENTS DANS L'ORGANISME. LEUR ÉLIMINATION.

ORIGINE. — Ces substances entrent dans l'organisme sous deux états ; les unes sont déjà nettement minérales, telles sont l'eau, l'oxygène et une certaine quantité de matières salines, et entr'autres le chlorure de sodium ; et les autres, au contraire, y entrent probablement à l'état de composés organiques. C'est ce qui a lieu au moins pour une partie du fer, du phosphore, du soufre, et même probablement une partie des sels. Nous savons, en effet, d'une part, que le soufre fait partie de la molécule albuminoïde, que le fer fait partie constituante de l'hémoglobine, que le phosphore entre largement dans la composition des nucléines ; et, d'autre part, j'ai déjà fait remarquer qu'il est probbale que certains acides et certaines bases sont dans quelques cas associés à des substances organiques qui jouent vis-à-vis d'eux des rôles inverses pour constituer des sels.

Or, que deviennent ces diverses substances minérales dans l'organisme ? Je laisse de côté, pour un moment, l'eau et l'oxygène. Pour les autres, ceux qui arrivent dans nos organes digestifs à l'état nettement minéral, comme le chlorure de sodium, sont pris par endosmose, et arrivent directement dans le torrent sanguin. Mais, vu la forte tendance qu'a ce liquide à conserver la même composition en matières salines, ce n'est que pour un temps relativement court que le taux de ces matières minérales est dépassé ; et les matières en excès s'éliminent rapidement par toutes les sécrétions et notamment par la sueur et les urines. J'ai pu éliminer, en deux jours, 25 grammes de chlorure de sodium que j'avais pris en un jour, en plus de celui contenu dans mes aliments. Le plus souvent, ces matières salines sont éliminées sous la forme de leur ingestion. Il en est probablement de même des matières salines prises avec nos aliments, mais qui ne sont pas combinées avec eux. Quant aux autres, tout fait supposer que ces combinaisons sont détruites ou modifiées par la peptonisation, et dans le passage à l'état de sérine.

Cette substance, par laquelle passent probablement tous les albuminoïdes, a sa composition propre, au point de vue des substances minérales comme pour les autres corps simples qui la composent ; et quand elle se transforme, pour devenir un autre albuminoïde, musculine, osséine, nucléine, hémoglobine, etc., il est probable que chacune de ces substances se complète en prenant, dans le sérum sanguin, les matières salines qui lui sont nécessaires, et qu'elle doit y trouver plus souvent à l'état libre de simple dissolution.

Rôle dans l'organisme. — Ces matières minérales jouent donc en grande partie le rôle d'aliments de constitution. Elles font partie intégrante et d'une manière indispensable des protoplasmas et des liquides. Une autre partie, tout au moins, joue également le rôle d'aliments fonctionnels. Il me parait, en effet, probable que certains éléments anatomiques doivent avoir besoin de ces substances minérales, en dehors de celles qui entrent dans leur constitution, pour assurer leurs fonctions. La plupart des éléments sécrétoires doivent être dans ce cas. Leurs produits, en effet, en contiennent souvent, j'ai déjà cité la bile et le lait, et je puis y ajouter le sperme. Enfin leurs combinaisons avec les matières organiques et leurs mises en liberté doivent également donner lieu à l'absorption ou au dégagement d'une certaine quantité de calorique, et il doit en être de même de leurs combinaisons entr'elles. Mais, soit que le calorique ainsi produit soit peu considérable, soit qu'il y ait compensation entre son dégagement et son absorption, au point de vue du bilan de l'organisme, le calorique ayant cette origine est négligeable, en ce sens qu'on peut calculer les dépenses en calories de l'organisme et les équilibrer avec celles produites par les aliments organiques seuls, sans faire intervenir celles produites ou absorbées par les substances minérales.

Tout en reconnaissant que les combinaisons des matières minérales, et leurs modifications s'opérant dans l'organisme, participent aux phénomènes de sa calorification, on doit donc conclure qu'on peut les négliger au point de vue pratique.

ÉLIMINATION. — Ces matières quittent l'organisme dans des conditions différentes. Il est possible d'abord que la quantité absorbée par l'organisme dépasse celle qui lui est nécessaire; et, dans ce cas, vu la tendance qu'ont les liquides et les protoplasmas à conserver une composition toujours identique, l'excès de ces matières est éliminé soit par la sueur, soit surtout par la voie rénale. Celles qui ont servi à la fonction des éléments anatomiques sont le plus souvent éliminées avec les produits de ces éléments. C'est ce qui a lieu tout spécialement pour la bile et surtout pour le lait. Quant à celles qui ont fait partie constitutive des protoplasmas, une partie est éliminée avec les éléments anatomiques qui abandonnent l'organisme dans leurs formes, comme les cellules épidermiques, celles de l'intestin, etc. Une autre partie, mise en liberté, par la désagrégation des protoplasmas, après être revenue dans le sérum sanguin sous sa forme minérale, peut y être reprise par d'autres éléments anatomiques, et faire de nouveau partie de leur protoplasma sans avoir quitté l'organisme. Enfin, une autre partie est éliminée soit en constituant les divers mucus, et alors parfois en combinaison avec des produits organiques, soit à l'état minéral, ce qui a lieu le plus souvent par la sueur et par l'urine.

En résumé :

1° Toutes les matières minérales qui pénètrent dans le torrent circulatoire, même celles qui étaient contenues dans nos aliments en combinaison avec des matières organiques, n'y arrivent qu'à l'état de matières salines.

2° C'est dans cet état qu'elles sont au moins momentanément dans le sérum sanguin.

3° Celles qui y sont en excès sont rapidement éliminées.

4° Celles qui sont nécessaires à l'organisme sont prises par les différents éléments qui en ont besoin, soit au point de vue de leur constitution, soit à celui de leur fonction.

5° Ces substances quittent l'organisme soit avec les éléments anatomiques dont elles font partie, soit avec les produits de sécrétion et d'excrétion.

6° Leur rôle, comme agents de calorification, est négligeable au point de vue de la pratique.

Eau. — L'eau de l'organisme, d'après ce qui précède, a deux origines. Une partie provient de l'alimentation et elle comprend en même temps celle prise avec les boissons, avec la préparation des aliments et enfin celle contenue dans les aliments eux-mêmes ; et nous savons dans quelles proportions considérables la plupart en renferment. La moyenne des aliments animaux en contient 60 $\%$ d'après Bischoff et 70 $\%$ d'après Gautier. Les légumes frais et les fruits arrivent souvent à 85 et 90 $\%$.

Mais, de plus, une autre partie importante se forme dans l'intérieur même de notre organisme par la combustion de l'hydrogène, qui représente le corps simple dominant par le nombre dans les trois catégories d'aliments, ainsi que l'indiquent les formules suivantes : Hydrates de carbone $C^6H^{12}O^6$ (glucose), les corps gras, $C^{57}H^{110}O^6$ (stéarine), l'albumine $C^{72}H^{112}Az^{18}O^{23}S$. Or, l'hydrogène des trois catégories d'aliments ne s'éliminant que sous forme d'eau, $H^2O$, on voit que la quantité d'eau ainsi produite doit être encore assez importante.

D'après C. Voit, (Munk, p. 82), cette quantité atteindrait le sixième de la dépense totale en eau, et cela, aussi bien pendant le travail. qui pourtant exagère ces pertes, que pendant le repos.

Or, ces pertes, d'après Pettenkoffer et Voit, étant de 2.290 grammes pendant le repos et de 2.700 grammes pendant le travail, la quantité d'eau provenant de la combustion de l'hydrogène serait donc environ de 380 dans le premier cas et de 450 dans le second.

Cette quantité, du reste, peut être facilement calculée et d'une manière exacte d'après les indications que j'ai données. Il suffit, en effet, de se rappeler qu'un gramme de glucose, en s'oxydant, en donne 0 gr.600; un gramme de corps gras, 1 gr.100; un gramme d'alcool, 1 gr. 170; et un gramme d'albuminoïde, 0 gr. 424. Si donc nous prenons la ration moyenne d'entretien, comprenant, pour un kilogramme du poids normal, 1 gr. 50 d'azotés, 1 gramme de corps gras, 0,50 d'alcool et 4 gr. 50 d'hydrates de carbone, nous trouverons que l'entretien de ce kilogramme d'adulte entraine la formation de 2 gr. 700 d'eau pour les hydrates de carbone; de 1 gr. 100, pour les corps gras; de 0,585, pour l'alcool; de 0,636 pour les albuminoïdes. C'est donc un total de 5 gr. 021 par kilogramme, et 326 grammes pour un homme de 65 kilogrammes.

On voit par ces chiffres, 1° qu'à poids égal, l'aliment qui donne le plus d'eau est l'alcool, et que ce sont les azotés qui en donnent le moins ; et 2° que les quantités auxquelles conduisent ces calculs, se rapprochent sensiblement de celles déduites des recherches de Voit.

Je dois également signaler qu'au moins pour un certain temps, une petite quantité d'eau doit être cédée à l'organisme par la déshydratation de la glucose $C^6H^{12}O^6$, passant à l'état de glycogène, $C^6H^{10}O^5$, et celle des peptones passant à l'état de sérine. Mais ce n'est là qu'une action momentanée ; car, cette eau doit être reprise d'une part par le glycogène pour revenir à l'état de glucose, forme sous laquelle le glycogène est dépensé ; et, d'autre part par les albuminoïdes usés pour passer à l'état d'hydroalbumines dialysables. Les déshydratations et les hydratations provoquent donc bien un changement momentané dans la quantité d'eau libre dont peut disposer l'organisme : mais on peut admettre qu'il y a entre elles une suffisante compensation.

En réalité, l'eau n'a donc que deux origines, environ les 5/6 sont ingérés avec les boissons ou avec les aliments. et l'autre sixième est formé dans l'organisme par l'oxydation de l'hydrogène contenu dans les matières organiques.

*Quantité d'eau contenue dans l'organisme et les divers tissus de l'organisme.* — La quantité d'eau contenue dans l'organisme est considérable. Même en s'en tenant à la proportion de Bischoff, 60 %, un homme de 65 kilogrammes en contiendrait encore 39 kilogrammes; et, d'après Gautier, ce poids s'élèverait à 45 kil. 500. Mais ce liquide n'est pas répandu d'une manière uniforme dans les divers tissus. Ce sont d'abord les liquides de l'organisme qui en contiennent le plus. Pour le sang, l'eau represente les 78 %; pour la lymphe, 95 %; pour les liquides digestifs au moins 90 %; et sa proportion arrive à 99 % pour la salive.

Parmi les tissus, les muscles en contiennent en moyenne 75 %; et comme ils représentent en moyenne les 43 % du poids total, on voit que sur les 42 kilogrammes d'eau contenus en moyenne dans l'organisme, la moitié, 21 kilogrammes, appartient aux muscles. Dans la plupart des organes, l'eau arrive à 70 % et parfois au-delà. Les cartilages en contiennent encore 57 %; mais la proportion descend à 27 % dans les os et pour les dents jusqu'à 6 %. Enfin, le tissu graisseux, qui prend parfois une place si importante au point de vue du poids dans l'organisme, n'en contient que 10 %.

On comprend donc que la prédominance de ce tissu diminue la richesse en eau, et qu'au contraire cette dernière soit augmentée par la prédominance des muscles. On en trouvera la preuve dans le tableau que j'ai donné dans la première partie; mais, en outre, je donne les quelques chiffres suivants que j'emprunte à Munk et Ewald.

D'après Lawes et Gilbert (Munk, p. 84), le corps du bœuf pris en masse contient 51,50 % d'eau lorsque la graisse représente le 19 %; et seulement le 45,5 % quand la graisse arrive à 30 %. Enfin, le bœuf maigre arrive à 60 % d'eau.

La diminution de l'eau, au fur et à mesure que l'animal engraisse, se produit surtout dans le muscle. Sur un bœuf ayant 17 % de graisse, Siegest (Munk, p. 81) trouva 63 % d'eau dans les muscles; et avec 31 % de graisse, l'eau n'était plus que le 55,5 %. On sait que chez le bœuf maigre, ayant entre 5 et 10 % de graisse, l'eau du muscle arrive à 75 %.

Ces faits permettaient déjà de supposer que la même loi devait se vérifier pour l'homme ; mais, de plus, deux analyses sont venues confirmer cette hypothèse. Bischoff a trouvé qu'un homme ayant 19 °/₀ de graisse contenait une proportion de 60 °/₀ d'eau ; et, de son côté, Volkmann, chez un autre sujet n'ayant que 13 °/₀ de graisse, a vu l'eau s'élever à 66 °/₀.

La loi établissant le rapport inverse entre la graisse et l'eau et que j'avais déjà signalée à propos de la viande des divers animaux, se vérifie donc pour l'homme ; et c'est là, on le conçoit, un point important, et sur lequel, du reste, j'ai déjà insisté à propos de l'obésité (1).

La quantité d'eau contenue dans l'organisme dépendant forcément du rapport entre la quantité qu'il reçoit et celle qu'il élimine, et ces deux quantités étant soumises à de grandes variations, on pourrait supposer que la teneur des divers tissus est elle aussi des plus variables, ce qui enlèverait une grande partie de leur intérêt aux analyses précédentes. Or, il n'en est rien ; et, comme nous allons le voir, la proportion de l'eau pour les divers organes et même pour les divers liquides prend une grande constance. C'est qu'en effet, d'une manière générale, pour l'eau, comme pour les autres substances, d'une part, l'élimination est fonction de l'ingestion ; et que, d'autre part, les liquides et tissus ont une grande tendance à conserver la composition qui est le plus favorable à leur fonction.

L'absorption d'une quantité d'eau dépassant celle des besoins de l'organisme, que cette eau soit prise comme boisson ou dans les aliments, ne peut modifier que momentanément la quantité qu'il contient. Vu la grande tendance qu'ont les liquides et les tissus à se maintenir à leur composition, une plus grande absorption est compensée par une élimination proportionnelle.

Il en est de même, quand la quantité d'eau livrée à l'organisme est insuffisante. Celui-ci diminue la quantité éliminée. Pendant l'inanition, la sécrétion urinaire, après quelques jours, est fortement diminuée ; elle peut même être presque supprimée ; et cependant, la richesse en eau des divers tissus et liquides est encore peu modifiée. Sa diminution dans le sang ne dépasse guère 3 °/₀. Elle atteint son maximum dans les muscles, dans lesquels elle arrive à 5 ou 6 °/₀. Mais, bien avant,

_______

(1) *Rapport sur l'obésité*. Congrès français de médecine de 1904.

elle a provoqué des contractions, des crampes douloureuses, une diminution de leur activité; et celle-ci s'accentuant, la mort arrive par la faiblesse des muscles respiratoires et par celle du cœur.

Certaines autres causes qui paraissent devoir agir puissamment n'ont également qu'une action faible et passagère. De ce nombre sont la sudation et le froid. La première augmente les sécrétions cutanées, mais, comme compensation, les urines diminuent. Le froid favorise la fonction urinaire, mais il restreint la sécrétion cutanée. De sorte que tant que l'organisme reste à l'état normal, il s'établit une balance d'une part entre l'eau absorbée et celle éliminée, et d'autre part entre les diverses voies d'élimination.

Toutefois, il en est autrement sous les influences pathologiques, telles que les hémorragies abondantes, les diarrhées profuses, en y comprenant le choléra, les accès paludéens dysentériques et sudoraux et enfin l'obésité. Dans beaucoup de ces cas, la diminution de l'eau de l'organisme prend une importance telle que c'est d'elle que découlent les principales indications du traitement.

RÔLE DE L'EAU DANS L'ORGANISME. — L'eau entre non seulement, et dans de très grandes proportions, dans la composition des divers liquides de l'organisme, mais aussi dans la constitution de tous nos éléments anatomiques. Elle est donc d'abord incontestablement un aliment de constitution. Mais, en outre, elle est aussi un aliment fonctionnel des plus important, et, de nouveau, pour les tissus comme pour les liquides; les uns et les autres en ont besoin. Il en est surtout ainsi pour les organes sécrétants, tels que le foie, le pancréas et la glande mammaire.

L'eau peut-elle en même temps devenir un aliment de calorification ? Certaines considérations tendraient à le faire croire. On sait, en effet, que vu leur propriété réductrice une partie de nos tissus décomposent l'eau pour avoir son oxygène ; or, l'hydrogène restant libre doit forcément s'oxyder de nouveau, et l'on sait que cette oxydation se fait avec une production considérable de chaleur. Un gramme d'hydrogène en s'oxydant, donne 34 cal. 500, tandis qu'un gramme de carbone ne donne que 7 cal. 850. Il semblerait donc, je le répète, que la reconstitution de l'eau par l'hydrogène devenu libre doit être une source importante de calorique pour l'organisme. Cette production de chaleur doit bien avoir lieu ; mais il faut tenir compte que cet hydrogène ne devient libre que par la décomposition de l'eau, et que cette décomposition doit entraîner une absorption de calorique égal à celui produit par la reconstitution de ce liquide. Il y a donc une compensation exacte entre l'absorption et le dégagement du calorique, de sorte que pratiquement on doit conclure que l'eau n'a dans l'organisme aucune valeur calorifique.

C'est, du reste, à ces mêmes conclusions que m'ont conduit les expériences faites dans le but spécial d'étudier cette question (1). L'eau qui, au point de vue de l'alimentation, joue un rôle si important comme aliment constitutif et comme aliment fonctionnel, peut être négligée comme aliment de calorification, puisqu'en somme le calorique qu'elle peut produire ou absorber au sein de l'organisme arrive toujours forcément à se compenser.

Nous avons vu aussi quel rôle important joue l'eau dans la transformation, et surtout dans la mise en mouvement de la désagrégation des divers aliments. C'est elle qui, par sa combinaison avec la molécule albuminoïde ayant perdu par l'usage une partie de sa propriété réductrice, diminue sa résistance déjà affaiblie et commence sa destruction. Nous l'avons vue également se combiner avec les corps gras, quand ceux-ci ont dû se dédoubler pour constituer la glucose dont l'organisme avait besoin. Enfin, nous l'avons vue se combiner avec le glycogène hépatique pour le faire passer à l'état de glucose et le rendre ainsi soluble et dialysable pour le livrer ensuite à la consommation. De sorte que, nous le voyons, l'eau, est un des agents les plus puissants de la minéralisation. Elle doit être placée à cet égard au moins à côté de l'oxygène, sinon avant lui. Sans elle, il n'aurait que peu d'action sur les albuminoïdes de constitution, c'est-à-dire sur la partie réellement vivante de l'organisme, ainsi, du reste, que sur les corps gras. C'est elle, qu'on me permette l'expression, qui lézarde l'édifice et

_______________

(1) *Rapport sur l'obésité.* Congrès français de médecine et Société de Biologie.

le fait s'écrouler, tandis que l'oxygène ne peut opérer que sur ses débris.

L'eau sert également à transporter les substances solubles, organiques et minérales, au contact des éléments anatomiques et à mettre ainsi ces substances à leur disposition.

Enfin, et ce n'est pas là un de ses rôles les moins importants, elle reçoit de ces éléments, pour les emmener au dehors, leurs produits en voie de désagrégation ou définitivement minéralisés.

SON ÉLIMINATION. — Comment cette eau va-t-elle quitter l'organisme ? Nous trouvons ici de nouveau deux principales voies d'élimination. Une partie, et probablement la plus considérable, s'élimine, dans sa forme, soit avec les éléments anatomiques en nature, soit surtout avec les diverses secrétions : mucus divers, sueurs et surtout l'urine ; et nous verrons que j'ai été conduit à admettre que par cette voie seule notre organisme, pour assurer le départ de ses divers déchets, doit en perdre environ 20 grammes par kilogramme et par jour..

Mais à ces diverses excrétions dans lesquelles l'eau est éliminée à l'état liquide, il faut joindre l'évaporation pulmonaire qui en débarrasse l'organisme à l'état de vapeur. D'après Pettenhofer et Voit, un ouvrier de 71 kilogrammes, avec un régime mixte, élimine les quantités d'eau suivantes :

| VOIES DIVERSES | REPOS | TRAVAIL |
|---|---|---|
| Urine ............... | 1 280 | 1.200 |
| Fèces............... | 40 | 90 |
| Respiration ... ..... | 830 | 1.410 |
| TOTAUX........ | 2.190 | 2.700 |

Il est vrai que pour A. Gautier l'exhalation pulmonaire ne serait que 300 à 700 grammes, soit toujours d'après son appréciation une moyenne de 400 grammes. C'est également à cette quantité de 400 grammes qu'était arrivé Valentin en opérant sur lui-même. Mais Valentin ne pesait que 54 kilogrammes ; et il est probable que cette quantité, toutes conditions égales d'ailleurs, doit augmenter avec la surface pulmonaire ; et qu'il faudrait, par conséquent, arriver vers 500 grammes et 600 grammes pour les poids normaux de 65 et 70 kilogrammes. D'après ces physiologistes, elle serait de 1000 grammes environ, et d'après Laulanié elle pourrait atteindre 2000 grammes. Mais, même en nous en tenant au premier de ces deux chiffres et à 500 grammes pour l'exhalation pulmonaire pour un homme de 65 kilogrammes, chiffre auquel s'arrête Laulanié comme moyenne approximative, nous arrivons encore à un total de 2800 à 3000 grammes par jour.

Mais, de plus, à la quantité d'eau s'éliminant par les voies précédentes, urinaire, intestinale et pulmonaire, il faut ajouter celle assez importante qui s'élimine par la peau même en dehors de la sudation. Enfin, cette quantité doit encore être augmentée pendant la lactation. La femme donne facilement 600 à 800 grammes de lait ; il est évident qu'elle ne peut trouver l'eau de ce lait que dans son alimentation.

Dans tous ces cas, l'eau est éliminée en nature quoique sous deux formes différentes : mais, de plus, une autre partie est décomposée dans l'intérieur même de l'organisme. Nous savons que la plupart de nos tissus vivent dans un milieu insuffisamment oxygéné par l'oxygène de la respiration; et que leur protoplasma, sollicité d'une manière incessante par ses besoins, décompose l'eau pour absorber son oxygène. Or, vu la quantité de nos tissus qui jouissent de la propriété réductrice, il est à supposer que la quantité d'eau ainsi décomposée est encore importante. Mais il me parait évident que l'hydrogène ainsi mis en liberté doit se combiner de nouveau avec un autre oxygène, pour reconstituer une autre molécule d'eau. Cette décomposition de l'eau par nos tissus serait donc également suivie par la reconstitution d'une quantité égale. Ce n'est donc pas là une cause de dépense en eau de l'organisme; mais il n'est pas moins vrai que le rôle de ce liquide dans les échanges, se passant au sein de nos tissus, se trouve ainsi encore augmenté.

RÉSUMÉ. — 1º L'eau a donc, en réalité, deux origines : L'une provient de nos aliments, et l'autre de l'oxydation de l'hydrogène de ceux de nature organique?

2º Cette dernière, facile à calculer, est sensiblement le sixième de la quantité qui semble nécessaire à l'organisme pour la totalité de ses besoins.

3º Cette quantité est comprise entre 30 et 40 grammes par kilogramme du poids normal.

4' La quantité contenue dans l'organisme est sensiblement constante. Pour maintenir cette constance, l'organisme augmente l'élimination, quand les quantités absorbées sont en excès, et diminue les quantités éliminées dans le cas contraire.

6º Le rôle de l'eau dans l'organisme est considérable. Elle est en même temps un aliment de constitution et un aliment fonctionnel.

7' Par sa décomposition et sa reconstitution dans l'intérieur de l'organisme, elle doit donner lieu à des dégagements et à des absorptions de chaleur encore assez considérables; mais tout fait supposer que ces dégagements et ces absorptions de calorique se compensent, de sorte que dans la pratique on peut ne pas en tenir compte.

8º L'eau joue également un rôle considérable dans la désagrégation de la molécule albuminoïde et de celle des corps gras; sans leur hydratation, ces deux substances resteraient probablement à l'abri de l'oxygène.

9º Elle favorise l'élimination des produits usés et des matières minérales existant en excès dans l'organisme.

10' L'eau, enfin, s'élimine par trois voies principales : par la voie rénale, par la voie cutanée et par la voie pulmonaire ; et il y a une relation constante d'abord entre les quantités éliminées par ces trois voies et les quantités absorbées; et ensuite entre les quantités éliminées par chacune de ces trois voies, dont le total reste sensiblement constant.

OXYGÈNE. — L'oxygène contenu dans notre organisme a trois origines. Une partie, et c'est de beaucoup la plus importante, lui arrive par la voie pulmonaire. Pris d'abord dans le poumon par l'hémoglobine de l'hématie, il est transporté avec cet élément dans toutes les parties de l'organisme. Mais, évidemment, l'hématie qui lui sert de véhicule ne sort pas du torrent circulatoire; et, par conséquent, ainsi maintenu dans les vaisseaux, il reste à une certaine distance de l'élément anatomique. Il y a donc lieu de supposer qu'après être ainsi arrivé dans les dernières divisions des capillaires, l'oxygène, sous une influence que nous ne connaissons pas, quitte l'hématie, traverse la paroi capillaire, entre en solution dans le liquide interstitiel et s'endosmose à travers l'enveloppe de l'élément anatomique pour se mettre enfin, en contact avec son protoplasma. Il est probable, du reste, qu'une partie de l'oxygène hémoglobique est utilisée, avant même d'arriver à l'élément anatomique, à oxyder les déchets provenant de la molécule albuminoïde ou de celle des corps gras.

Toute cette partie de la nutrition est encore des plus obscures. Nous savons que le sang veineux est moins riche en oxygène et plus riche en acide carbonique que le sang artériel; mais nous ignorons complètement quel est le point précis où l'oxygène se combine avec le carbone, et d'une manière précise sous quelle influence.

Une autre partie provient de la désagrégation des diverses substances organiques, et celle ci est encore assez importante. A poids égal, c'est la glucose qui en contient le plus et la graisse qui en contient le moins.

Cet oxygène ne doit rester libre que fort peu de temps. Tout fait supposer qu'il doit entrer en combinaison avec d'autres corps simples provenant de cette désagrégation, au moment où cette dernière a lieu.

Enfin, une troisième partie doit pouvoir résulter de la décomposition de l'eau par nos tissus réducteurs. Nous savons, en effet, qu'un nombre assez important de nos éléments anatomiques jouissent de cette propriété, qu'ils partagent avec les microbes même anaérobies.

Ainsi donc l'oxygène a trois origines, que je viens de donner, je crois, dans l'ordre de leur importance ; et, sans que nous puissions dire d'une manière exacte quelle est la part des oxydations qui revient à chacune d'elles, nous pouvons cependant avoir sur ce point certaines données qui nous permettront d'évaluer ces quantités au moins d'une manière approximative.

Je rappelle d'abord que le gramme de glucose, pour être complètement minéralisé, a besoin de 1 gr. 603 d'oxygène et qu'elle-même en contient 0 gr. 533; c'est donc 1 gr. 070 qu'il faudra demander à l'oxygène extérieur. Le gramme d'alcool éthylique exige 2 gr. 428 d'oxygène pour être complètement oxydé, et il en contient 0 gr. 348; c'est donc 2 gr. 080 qui devront provenir de l'oxygène extérieur. Le gramme de corps gras (tripalmitine) a besoin de 2 gr. 999 d'oxygène pour retour-

ner à l'état minéral. et il en renferme seulement 0 gr. 119;
c'est donc 2 gr. 880 qui devront être demandés à l'oxygène
extérieur. Enfin, le gramme d'albuminoïde exige 1 gr. 748 pour
être ramené à l'état d'urée (0 gr. 336), et il en contient 0 gr. 218,
c'est donc 1 gr. 530 que devra fournir l'oxygène extérieur.

Ces indications nous permettent donc déjà de séparer l'oxygène intérieur de l'extérieur ; et elles nous montrent que l'oxygène intérieur est toujours inférieur à celui qui doit le compléter ; il n'est cependant pas négligeable. Si sa proportion est
très faible pour les graisses, pour lesquelles il ne représente
que 1/25 de l'extérieur, il arrive à être le 1/3 de ce dernier pour
la glucose ; et nous savons que c'est elle qui est l'aliment le plus
largement représenté parmi ceux que l'oxygène doit oxyder.

Nous pouvons, du reste, nous rendre facilement compte de
cette importance en calculant les deux oxygènes pour la ration
moyenne d'entretien. Celle-ci, nous le savons, est composée
pour 1 kilogramme d'adulte normal, par 1 gr. 50 d'albuminoïdes, 1 gramme de corps gras, 0 gr. 50 d'alcool et 4 gr. 50
de glucose ; or, voyons la quantité d'oxygène intérieur contenue dans ces aliments, et celle qu'il faudra leur ajouter pour les
minéraliser d'une manière complète.

Nous trouvons les quantités suivantes que je réunis dans ce
tableau :

| ALIMENTS | QUANTITÉS | OXYGÈNE TOTAL | OXYGÈNE INTÉRIEUR | OXYGÈNE EXTÉRIEUR |
|---|---|---|---|---|
| Albuminoïdes .............. | 1ᵍ50 | 2ᵍ622 | 0ᵍ327 | 2ᵍ295 |
| Corps gras (tripalmitine) .... | 1 | 2.999 | 0.119 | 2.880 |
| Alcool de vin.............. | 0.50 | 1.214 | 0.174 | 1.040 |
| Glucose... ............ .... | 4.50 | 7.2135 | 2.3985 | 4.815 |
| Totaux................ | | 14.0485 | 3.0185 | 11.030 |

Ainsi, pour oxyder la ration moyenne d'entretien d'un kilogramme d'adulte, il faut 14 gr. 048 d'oxygène, sur lesquels
3 gr. 018 sont contenus dans ces aliments eux-mêmes, et dont
11 gr. 030 doivent être demandés à l'oxygène extérieur.
L'oxygène intérieur représente donc sensiblement le quart de
l'oxygène total nécessaire à cette minéralisation. Comme on le
voit, c'est une quantité qui n'est pas négligeable.

Nous sommes donc fixés sur ce premier point que sur ces 14 grammes d'oxygène nécessaire, 11 doivent provenir de l'oxygène extérieur. Mais celui-ci, nous le savons, peut avoir deux origines. Il peut provenir de l'oxygène pulmonaire ou de la décomposition de l'eau. Or, quelle est la part qui revient à chacune de ces deux origines ? Les données suivantes vont nous permettre de l'évaluer d'une manière suffisamment exacte.

L'adulte moyen de 65 kilogrammes, respirant 18 fois par minute, et faisant pénétrer à chaque inspiration un demi-litre d'air, il met ainsi en contact avec sa surface pulmonaire, 12.960 litres d'air ; et comme il prend à cet air 3, 9 % d'oxygène, c'est 505 litres de ce gaz qui sont absorbés par cette surface, ce qui nous donne 7 litres 776 par kilog. Enfin, le litre d'oxygène pesant 1 gr. 43, c'est donc 11 gr. 11 d'oxygène absorbé par kilogramme de cet adulte, quantité qui se rapproche, autant que les faits biologiques le permettent, de celle qu'il doit demander à l'oxygène extérieur, pour compléter les 14 gr. 048 qui lui sont nécessaires pour minéraliser la totalité des aliments composant sa ration.

Ces données semblent donc conduire à cette conclusion que l'oxygène provenant de la décomposition de l'eau par nos tissus réducteurs doit être peu considérable. puisque celui d'origine pulmonaire suffit à lui seul, pour compléter la quantité nécessaire. Mais, d'autre part, l'existence et même l'importance de cette réduction étant bien établies, il est possible que les phénomènes se passant dans l'organisme soient moins simples que l'on aurait pu le supposer ; et que la quantité d'oxygène, ainsi réellement mise en liberté par la décomposition de l'eau, soit encore assez considérable ; mais que, ou bien cet oxygène soit utilisé à d'autres réactions et notamment à la reconstitution de l'eau, ou bien encore qu'il soit réellement utilisé par nos tissus tandis que c'est une partie de l'oxygène pulmonaire qui sert à cette reconstitution. Mais, quoi qu'il en soit, il ne doit pas moins rester établi qu'au point de vue de la minéralisation des aliments organiques, l'oxygène pulmonaire et l'oxygène intérieur suffisent pour l'accomplir d'une manière complète ; et que l'oxygène de réduction ou une quantité équivalente des deux précédentes est employée à d'autres fins.

Rôle de l'oxygène. — L'oxygène est un des aliments le plus prochainement indispensable à la vie. Celle-ci ne peut exister sans lui ; et il en est si bien ainsi que la matière vivante, qui dans les prévisions de la nature ne devait pas le trouver dans son milieu, a reçu d'elle le pouvoir de se le procurer en décomposant les substances qui le contiennent. Toute matière vivante, végétale ou animale, vivant d'une vie anaérobie jouit de cette propriété.

En ce qui concerne les animaux supérieurs et l'homme, l'oxygène joue dans l'organisme, en même temps le rôle d'aliment de constitution, d'aliment fonctionnel et de calorification.

Il entre d'abord sûrement dans la constitution de l'hématie ; c'est un des éléments indispensables de cette dernière. Il en est de même du plasma sanguin ; on ne peut guère le concevoir sans oxygène. Il est même probable qu'il entre dans la constitution, à l'état de liberté, de divers protoplasmas.

Son rôle comme aliment fonctionnel est encore plus étendu. Nos divers tissus ne peuvent vivre que dans un milieu oxygéné. Un certain nombre se suffient avec celui qu'ils trouvent dans les divers milieux de notre organisme ; mais pour d'autres, cette quantité, je l'ai dit, est insuffisante et ils ont reçu la propriété de l'obtenir de certaines substances qui les contiennent. Or je crois utile de le faire remarquer, cet oxygène n'est pas utilisé à faire du calorique, nous venons de le voir ; et, s'il s'en produit, il sert à compenser celui absorbé dans d'autres combinaisons. Mais son but est de favoriser la fonction de divers protoplasmas. Il n'est dans ce cas qu'un aliment fonctionnel.

Enfin, et c'est surtout à cet égard que se révèle son importance, il est l'agent principal de la calorification, si bien que l'on peut dire que c'est lui qui la règle. On peut connaître le calorique produit, en connaissant l'oxygène dépensé ; et cela presque quel que soit l'aliment organique sur lequel il ait agi.

Un gramme d'oxygène, en effet, transforme en acide carbonique et en eau 0 gr. 839 de glucose, 0 gr. 341 de corps gras, et jusqu'à l'état d'urée 0 gr. 655, d'azotés ; or, si nous prenons les coefficients calorifiques que j'ai adoptés, qui sont respectivement 4, 9 et 5, les quantités de ces aliments donnent : pour la glucose, 3 cal. 275 ; pour les corps gras 3 cal. 069, et pour les azotés 3 cal. 356 ; c'est-à-dire des quantités se rapprochant sensiblement les unes des autres. On peut donc dire, que c'est la quantité d'oxygène dépensé, qui règle la quantité de calorique produit.

Son action ne s'exerce, je le rappelle, sur les divers aliments qu'après que leur molécule a été modifiée par l hydratation ; cette dernière est indispensable à l'action de l'oxygène. Mais ces hydratations, quels que soient leurs résultats au point de vue de la chaleur, qu'elles en produisent ou qu'elles en absorbent, n'influencent pas la totalité de celle qui est nécessaire à l'organisme. La chaleur produite et celle absorbée par les hydratations doivent se compenser. Elles ne se retrouvent pas dans le bilan des dépenses de l'organisme. Ces dépenses s'équilibrent en totalité avec la chaleur produite par les oxydations. Je l'ai déjà dit et je crois inutile d'insister. Qu'il me suffise de rappeler que tout le calorique nécessaire à l'organisme lui est fourni par l'oxydation des composés résultant de l'hydratation de ses aliments organiques.

ÉLIMINATION. — D'après tout ce qui précède, nous voyons donc que tout l'oxygène reçu par l'organisme aussi bien celui qui fait partie des éléments organiques que celui qu'il absorbe par la surface pulmonaire, s'élimine à l'état d'acide carbonique et d'eau ; et je reproduis ici les quantités de ces deux corps fournis par un gramme de chacun de nos aliments. Ces quantités sont les suivantes : Glucose, $CO_2$, 1 gr. 470, et $H_2O$, 0 gr. 600 ; corps gras, $CO_2$, 2 gr. 780 et $H_2O$, 1 gr. 10 ; alcool, $CO_2$, 1 gr. 910 et $H_2O$, 1 gr. 170 ; enfin, azotés, $CO_2$, 1 gr. 72 et $H_2O$, 0 gr. 424.

En prenant, comme point de départ, un gramme d'oxygène extérieur, si nous calculons la quantité de $CO_2$ et de $H_2O$ qu'il donnerait, en se combinant avec ces divers aliments, nous trouvons : Avec la glucose, 1 gr. 37 de $CO_2$ et 0 gr. 56 de $H_2O$ ; avec le corps gras : 0 gr. 38 et $H_2O$ ; avec l'alcool : 0 gr. 92 de $C_2O$ et 0 gr. 55 de $H_2O$ ; et enfin avec les azotés jusqu'à l'urée ; 1 gr. 12 de $CO_2$ et 0 gr. 27 de $H_2O$.

Quant aux produits de cette oxydation, à l'eau et à l'acide carbonique, la première s'élimine par les voies que j'ai déjà indiquées ; et l'acide carbonique, en presque totalité par la surface pulmonaire et une faible partie à l'état de carbonates.

En résumé :

1° L'oxygène nécessaire à l'organisme et utilisé par lui a trois origines. Une partie, environ les 21 %, de ce qui lui est nécessaire, fait partie de ces aliments organiques sous forme d'oxygène intérieur. Il semble que tout le reste, lui arrive par la voie pulmonaire.

2° Enfin une autre partie, dont l'importance est difficile à apprécier, provient de la décomposition de l'eau par les tissus réducteurs. Mais cette partie parait peu importante, ou mieux elle semble avoir une autre utilisation que celle de la production du calorique.

3° L'oxygène remplit dans l'organisme le triple rôle d'aliment de constitution, d'aliment fonctionnel et de calorification.

4° Il partage ces deux premiers rôles avec de nombreux autres aliments ; mais pour ce dernier, sa présence est indispensable; il ne peut être suppléé par aucun autre.

5° Son rôle est tel, au point de vue de la calorification, que la quantité totale de calorique produit par l'organisme peut être évaluée d'après la quantité d'oxygène dépensé.

6° L'action de l'oxygène sur ces divers aliments : azotés, corps gras, hydrates de carbone et alcool ne parait pouvoir s'exercer que lorsque la molécule de ces divers corps a été modifiée par l'hydratation. Ce ne sont donc que les composés résultant de la désagrégation de ces molécules qui sont oxydés.

7° L'oxygène utilisé par l'organisme s'élimine en totalité à l'état d'eau et d'acide carbonique. L'eau s'élimine elle-même par les diverses voies que j'ai indiquées en m'occupant d'elle ; et quant à l'acide carbonique, il s'élimine en presque totalité par la surface pulmonaire à l'état gazeux et une faible quantité à l'état de carbonates,

8° Enfin, tout ce qui a trait à l'oxygène, notamment ce qui concerne les quantités nécessaires pour oxyder les aliments organiques, et tout ce qui a trait aux produits de ces oxydations, est soumis à des lois scientifiques invariables que la pratique peut vérifier et qu'elle doit utiliser.

# TRAVAUX DE L'AUTEUR

## AYANT TRAIT A L'ALIMENTATION ET A LA NUTRITION

1881   Du régime lacté et du régime mixte gradué dans le traitement de la diarrhée et de la dysenterie chroniques (*Société clinique des Hôpitaux de Paris* et *Bulletin général de thérapeutique*, 15 mars 1881).

1884   Hygiène alimentaire dans les pays chauds (*Congrès de Blois pour l'avancement des sciences, section d'Hygiène*, septembre 1884).

  De l'influence d'un régime fortement azoté sur le foie des herbivores (*Société de Biologie*, novembre 1884).

1885   Géographie médicale des Guyanes.

1887   Note sur la désinfection des selles dans les affections intestinales par l'eau sulfo-carbonée (*Bulletin général de thérapeutique*, 15 mars 1887).

1888   Note sur le lavage de l'estomac dans le traitement de l'entero-colite chronique (*Bulletin général de thérapeutique*, 30 septembre 1888).

1894   Note sur l'étiologie et le traitement de la dysenterie des pays chauds (*Société de Médecine de Toulouse*, 2 avril 1894).

1895   Conditions d'une bonne nutrition et moyens cliniques de la reconnaître (*Congrès pour l'avancement des sciences de Bordeaux, section de médecine*, août 1895).

  Influence des mariages inféconds sur la dépopulation de la France (*Congrès pour l'avancement des sciences de Bordeaux, section anthrop.*, 1895).

**1896**  Influence de l'arthritisme sur la dépopulation de la France (*Académie des sciences de Toulouse*, 25 février 1896).

Traitement du diabète arthritique par le dosage de l'alimentation (*Congrès français de médecine de Nancy*, août 1896).

De l'albuminurie arthritique (*Congrès français de médecine de Nancy*, août 1896).

De la dépopulation de la France. Etude sur la natalité (*Doin*, Paris 1896).

**1897**  Conclusions générales sur le chlorure de sodium (*Société de Biologie*, 23 février 1897).

Du régime lacté dans le traitement du diabète arthritique *Société de médecine de Toulouse*, 21 avril 1897).

Traitement du diabète arthritique par le dosage de l'alimentation et notamment par le régime lacté (*Société de thérapeutique de Paris*, juin 1897, et *Bulletin général de thérapeutique*, 15 et 30 juillet, 15 et 30 août et 15 septembre 1897).

**1898**  Régime alimentaire dans la zone intertropicale (*Archives médicales de Toulouse*, pp. 275-311 et *Société de médecine de Toulouse*).

Arthritisme et surnutrition (*Congrès français de médecine de Montpellier*, 15 avril 1898).

Dangers de la surnutrition et moyens de l'éviter (*Congrès français de médecine*, 15 mars 1898).

**1899**  Influence des saisons sur les dépenses de l'organisme (*Société de médecine de Toulouse*, 11 février 1899, et *Académie des Sciences de Toulouse*, 23 février 1899).

**1899**  Influence des saisons sur les dépenses de l'organisme chez le cobaye (*Société de Biologie*, 25 février 1899, p. 169).

Influence des saisons dans les dépenses de l'organisme chez le hérisson (*Société de Biologie*, 23 mars 1899, p. 229).

Note sur les albumines urinaires modifiées dans le sens de la peptonisation ou hydroalbumines et leurs divers modes de formation dans l'organisme (*Société de médecine de Toulouse*, 21 novembre 1899).

Étude sur la ration d'entretien (*Académie des sciences de Toulouse*, décembre 1899).

Étude clinique de l'hydroalbuminurie (*Société de médecine de Toulouse*, 22 décembre 1899 et janvier 1900).

Influence des saisons sur les dépenses de l'organisme chez le cobaye. Troisième série d'expériences (*Société de Biologie*,

**1900**   22 décembre 1899. *Archives médicales de Toulouse*, janvier et février 1900).

Etude sur la ration de croissance (*Académie des sciences de Toulouse*, 1900).

Influence de l'alimentation sur l'excrétion de l'urée (*Archives de médecine expérimentale et d'anatomie pathologique*, janvier 1900).

Etude sur la ration de la grossesse (*Académie des sciences de Toulouse*, février 1900).

Des diverses origines de l'urée (*Société de médecine de Toulouse*, février 1900).

Influence d'une alimentation insuffisante sur l'excrétion de l'urée (*Société de Biologie*, 3 février 1900).

Utilisation du dosage de l'urée pour le dosage de l'alimentation et de la suralimentation azotées (*Société de médecine de Toulouse*, 4 mars 1900).

Influence d'un régime fortement azoté sur le volume du foie (*Société d'Histoire naturelle de Toulouse*, 4 mars 1900).

Influence des saisons sur les dépenses de l'organisme chez le hérisson. Quatrième série d'expériences (*Société de Biologie*, 25 avril 1900 et *Languedoc médico-chirurgical*, janvier et février 1900).

Pathogénie et traitement de l'obésité (*Société de médecine de Toulouse*, 21 novembre 1900 et 2 janvier 1901).

Influence des climats et des saisons sur les dépenses de l'organisme chez l'homme (*Archives de médecine navale*, novembre 1900, janvier et février 1901 ; *Doin*, Paris 1901.

Rapports du poids du foie et du cœur au poids total chez le poulet (*Société d'Histoire naturelle*, juillet 1901).

Diarrhée expérimentale de suralimentation (*Congrès pour l'avancement des sciences de Paris*. 2 août 1900. et *Archives de médecine navale*, août 1901).

Rôle de la suralimentation dans la production des diarrhées des saisons chaudes et des pays chauds (*Congrès pour l'avancement des sciences de Paris*. 8 août 1900, et *Archives de médecine navale*, septembre 1901).

De l'alimentation insuffisante comme méthode pour apprécier les besoins de l'organisme (*Congrès international de médecine, section de pathologie générale*, 7 août 1900).

1900    Influence de la température ambiante sur les dépenses de l'organisme chez les animaux à températures variables pendant l'hibernation (*Société de Biologie*, 6 octobre 1900).

Rapport du poids des différents organes au poids total chez le hérisson (*Société d'Histoire naturelle de Toulouse*, 1900, Maurel et Lagriffe).

Rapport du poids des différents organes au poids total chez le lapin (*Société d'Histoire naturelle de Toulouse*, 2 mars 1900).

Evaluation approximative du volume et de la surface des tortues et fixation de leur rayon moyen et de leur poids (*Société d'Histoire naturelle de Toulouse*, avril 1900, en collaboration avec le D<sup>r</sup> de Rey-Pailhade).

Influence des surfaces sur la dépense de l'organisme chez les animaux à températures variables pendant l'hibernation (*Société de Biologie*, 8 décembre 1900).

1901    Etude sur la ration de travail (*Académie des sciences de Toulouse*, 7 février 1901).

Influence des variations des azotés de l'alimentation sur l'excrétion de l'acide urique (*Société de Biologie*, 29 avril 1900).

Influence des variations de l'alimentation sur les quantités d'acide phosphorique et de chlorure contenues dans l'urine (*Société de Biologie*, 20 avril 1901).

1902    Rapport probable entre le nombre des hématies et les variations des dépenses de l'organisme dues aux différences de la température ambiante (*Société de Biologie*, 15 février 1902).

Etude de la mortalité dans l'année qui suit la naissance (*Société de médecine de Toulouse*, février 1902).

Etude de la ration pendant l'année qui suit la naissance (*Société de médecine de Toulouse*, 21 février 1902).

Contribution à l'étude de l'insuffisance hépatique. (*Congrès français de médecine de Toulouse*, avril 1902).

Evaluation de la dépense d'un kilogramme de nourrisson normal (*Société de médecine de Toulouse*, 11 avril 1902).

Peut-on fixer approximativement la ration du nourrisson et doit-on utiliser cette ration ? (*Société de médecine de Toulouse*, 21 avril 1902).

Contribution à l'étude des aliments d'épargne (*Congrès français de médecine de Toulouse*, avril 1902).

Comparaison du lait de femme avec celui des divers animaux servant à notre alimentation (*Société de médecine de Toulouse*, 22 mars 1902).

**1902**  Observations sur les selles du nourrisson (*Société de médecine*, 21 juillet 1902.

Pathogénie de l'obésité et du diabète (*Congrès pour l'avancement des sciences de Montauban*, 1902).

Rapport du poids du foie au poids total et à la surface totale de l'animal (*Congrès français de médecine de Toulouse*, 1902).

Traitement de l'obésité et du diabète (*Congrès pour l'avancement des sciences de Montauban, section de médecine*, 13 août 1002).

**1903**  Rapport du poids du foie au poids total de l'animal (*Société de Biologie*, 10 janvier 1903; *Académie des sciences de Paris*, janvier 1903).

Rapport du poids du foie à la surface totale de l'animal (*Société de Biologie*, 10 janvier 1903; *Académie des sciences de Paris* janvier 1903).

Notes sur la ration de l'adulte et du nourrisson (*Société de thérapeutique*, 28 janvier 1903).

Rapport du poids du foie au poids total et à la surface totale de l'animal ; déductions théoriques et pratiques (*Société de Biologie*, 7 février 1903).

Rapport du poids de la rate et des reins au poids total et à la surface totale de l'animal (*Société de médecine de Toulouse*, 1er février 1903).

Ration de la croissance de 2 à 20 ans (*Académie des sciences de Toulouse*, 13 février 1903).

Aperçu général sur la ration d'entretien pendant la saison intermédiaire des pays tempérés (*Archives générales de médecine*. 12 et 26 mai 1903, pp 1153 et 1291).

Lois qui doivent présider à l'alimentation des nourrissons (*Congrès international d'Hygiène de Bruxelles*, 6e sect., 2 sept., 1903).

Régime alimentaire des pays chauds (*Congrès international d'Hygiène de Bruxelles*, 7e section, 1903).

Nécessité de fixer la composition minima du lait (*2e section du Congrès international d'Hygiène de Bruxelles*, 1903).

Évaluation approximative de nos dépenses en substances minérales (*Congrès international d'Hygiène de Bruxelles*. 1903).

Hygiène alimentaire du nourrisson ; allaitement, sevrage (Doin, Paris, 1903).

Nouvelles recherches sur l'excrétion minima d'urée et sur les quantités d'azotés nécessaires à notre organisme (*Société de Biologie*, 7 novembre 1903, p. 1279).

1903  Évaluation approximative de la quantité minima de potasse
urinaire et de la quantité minima de cette substance nécessaire
à l'organisme dans les conditions de la ration moyenne d'entretien (*Société de Biologie*, 7 novembre 1903).

Temps nécessaire à nos aliments pour parcourir le tube digestif
*Société de médecine de Toulouse*, 3 novembre 1903, et *Société
de Biologie*, 21 novembre 1903, p. 1429).

Action inattendue du vêtement sur le cobaye (*Société de Biologie*,
15 décembre 1903).

1904  Nécessité de comprendre une certaine quantité de substances indi-
gestibles dans l'alimentation (*Société de médecine de Toulouse*,
11 février 1904).

Adaptation de la section thoracique à la surface cutanée par
rapport au poids, depuis la naissance jusqu'à l'âge adulte
(*Société de médecine de Toulouse*, 25 mai 1904 et *Société de
Biologie*, 11 juin 1904, p. 980).

Rapport de l'azote uréique à l'azote alimentaire avec la ration
moyenne d'entretien et ses variations (*Société de Biologie*,
23 avril 1904, p. 669).

Evaluation approximative des quantités minima de chaux et de
magnésie urinaires et des quantités minima de ces substances
nécessaires à l'organisme dans les conditions de la ration
moyenne d'entretien (*Société de Biologie*. 30 avril 1904, p. 706).

Evaluation approximative de la quantité minima d'acide phosphorique urinaire et de la quantité minima de cette substance
nécessaire à l'organisme dans la condition de la ration moyenne
d'entretien (*Société de Biologie*, 7 mai 1904, p. 751).

Evaluation approximative de la quantité de soufre urinaire et de
la quantité de cette substance nécessaire à l'organisme dans la
condition de la ration moyenne d'entretien (*Société de Biologie*,
14 mai 1904, p. 796).

Nouvelles recherches sur l'action du vêtement sur le cobaye
(*Société de Biologie*, 28 mai 1904, p. 886.

Action du vêtement sur le cobaye tondu (*Société de Biologie*,
11 juin 1904, p. 978).

Action du vêtement sur les fonctions digestives chez le cobaye
(*Société de Biologie*. 18 juin 1904, p. 1618).

De l'eau comme aliment (*Société de Biologie*. 22 oct. 1904, p. 256).

Rapport sur l'obésité (*Congrès français de médecine de Paris*,
26 octobre 1904).

1904    Influence du régime sec sur le poids de l'animal et sur les quantités d'aliments ingérés (*Société de Biologie*, 29 octobre 1904).

Influence du régime sec sur le poids de l'animal et sur l'alimentation. Deuxième série d'expériences (12 novembre 1904, p. 363).

Influence du régime sec sur la diurèse (*Société de Biologie*, 19 novembre 1904, p. 420 .

Conclusions générales sur le régime sec. Considérations pratiques (*Société de Biologie*, 26 novembre 1904, p. 455).

Influence d'une alimentation surazotée sur une affection cutanée chez le cobaye (*Société de Biologie*, 10 décembre 1904, p. 533).

Action du vêtement sur les fonctions digestives chez le cobaye (*Société de Biologie*, 24 décembre 1904, p. 638).

1905    Action du vêtement sur les fonctions digestives chez le cobaye (*Société de Biologie*, 24 janvier 1905, p. 24).

Influence du vêtement sur l'urée et sur les matières sèches des matières fécales chez le cobaye (*Société de Biologie*, 21 janvier 1905, p. 106).

Influence du vêtement sur l'azote fécal chez le cobaye. Conclusions générales sur ces expériences (*Société de Biologie*, 18 janvier 1905, p. 178).

# 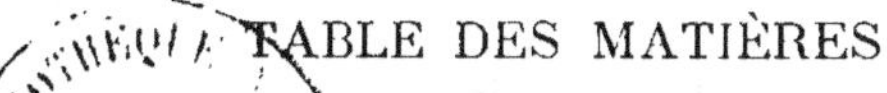 TABLE DES MATIÈRES

TOULOUSE. — IMP. LAGARDE ET SEBILLE, RUE ROMIGUIÈRES, 2.

9 782329 497433